El poder secreto del yoga

NISCHALA JOY DEVI

El poder secreto del yoga

Una visión femenina de la esencia
y el espíritu de los Yoga sutras

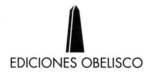

EDICIONES OBELISCO

Colección Salud y Vida natural
EL PODER SECRETO DEL YOGA
Nischala Joy Devi

Título original: *The secret power of yoga*

1.ª edición: octubre de 2023

Traducción: *Alejandro Arrese*
Maquetación: *Juan Bejarano*
Corrección: *Sara Moreno*
Diseño de cubierta: *Coline Piel*

© 2007, 2022, Nischala Joy Devi
Libro publicado por acuerdo con Harmony Books, sello editorial
de Random House, división de Penguin Random House LLC.
(Reservados todos los derechos)
© 2023, Ediciones Obelisco, S. L.
(Reservados los derechos para la presente edición)

Edita: Ediciones Obelisco, S. L.
Collita, 23-25. Pol. Ind. Molí de la Bastida
08191 Rubí - Barcelona - España
Tel. 93 309 85 25
E-mail: info@edicionesobelisco.com

ISBN: 978-84-1172-050-2
DL B 16952-2023

Impreso en los talleres gráficos de Romanyà/Valls S. A.
Verdaguer, 1 - 08786 Capellades - Barcelona

Printed in Spain

Para todas la generaciones futuras
de hombres y mujeres que ya nunca
se preguntarán si las escrituras
sirven también para las mujeres.

La piedra de la mujer sabia

Iba caminando por la montaña una mujer sabia cuando, de repente, encontró una piedra preciosa en un riachuelo y, con gran respeto, la cogió y se la guardó en la bolsa.

Al día siguiente, se cruzó con un hombre que también andaba viajando por el monte y que tenía hambre. Al abrir la mujer su bolsa para compartir su comida con él, el hombre hambriento se fijó en la piedra preciosa que guardaba en ella y, después de mirarla con gran admiración, le pidió a la mujer que se la diera. Sin dudarlo ni un momento, ella se la entregó.

Entonces, el viajero se marchó, regocijándose por su buena suerte, porque sabía que esa joya valía tanto como para poder vivir tranquilo y seguro el resto de su vida.

Sin embargo, a los pocos días, regresó a las montañas en busca de aquella mujer sabia y, al encontrarla, le devolvió la gema y le dijo: «Después de pensármelo mucho, como sé que esto es una joya de gran valor, quisiera devolvérsela a cambio de que usted me dé algo mucho más valioso. Si le es posible, enséñeme el secreto de los poderes que usted tiene, de esa fuerza que le hizo capaz de regalarme esta maravillosa gema sin pensárselo dos veces».

Sabiduría práctica de los *Yoga sutras* para alcanzar la liberación

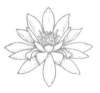

Por mucho que queramos que la vida sea un viaje placentero y a una velocidad constante, las cosas no dejan de cambiar y, con los virajes que da el mundo, es como si nuestra vida quisiera imitarlos o, incluso, exagerarlos, algunos los recibimos con alegría mientras que otros quisiéramos poder evitarlos. Por todo ello, nos pasamos mucho tiempo buscando soluciones para alcanzar una sensación de estabilidad, calma y significado que nos sirva para sobrellevar todo eso o, incluso, para superarlo. Puede que el yoga sea ese camino que andamos buscando.

Al observar cómo el yoga ha cambiado el mundo, no puedo evitar plantearme también cómo el mundo ha cambiado el yoga. Cuando comenzó a crearse la plétora de academias y comunidades de yoga que hay ahora, se enfocaron principalmente en trabajar el cuerpo físico y eso atrajo a mucha gente, porque conseguir un cuerpo fuerte y equilibrado era algo que no les costaba comprender y que le venía bien a la mayoría. Por ello, se promocionaron todos sus beneficios y los cambios a nivel físico que producía, y a las academias de yoga se les llenaron las clases.

Sin embargo, aunque tenía un gran respeto y admiración por el cuerpo físico, lo que realmente me encantaban eran las sagradas enseñanzas y la sabiduría del yoga, y esa conexión que yo sentía fue lo que me llevó a plantearme si la gente que se apuntaba a yoga era realmente *consciente* de los tesoros que escondía ese camino que acababa de escoger, los cuales, al profundizar un poco más en ellos, les podían revelar un horizonte mucho más amplio de lo que jamás hubieran podido imaginarse. Todo ello despertó en mí el deseo de aportar un camino más accesible para quien optara por practicar el yoga tal y como se plantea en las escrituras, es decir, no sólo para poseer un cuerpo fuerte y sano, sino para alcanzar directamente la liberación.

Esto fue la fuente de inspiración para que saliera a la luz la primera edición de *El poder secreto del yoga* en 2007.

Para publicar un texto sagrado tan extenso y exhaustivo, tuve que tomar ciertas decisiones y realizar adaptaciones con el deseo de hacerlo accesible a una mayoría de las personas, optando finalmente por traducir y comentar los libros I y II, y hacer un resumen de los libros III y IV, ya que, tradicionalmente, los libros I y II no sólo son aquéllos sobre los que más se ha publicado, sino que, además, aportan a los más fervientes interesados por el tema una enorme cantidad de conocimientos que estudiar y asimilar, ya que constituyen los fundamentos de la sabiduría y de la práctica del yoga, y son tan importantes tanto para las alumnas como para profesoras que se lo tomen en serio. En aquel momento, lo que me importaba era no abrumar a mis alumnas y alumnos, sino, más bien, servirles de inspiración y despertar su interés y curiosidad por los pasos a seguir. Esa decisión fue la correcta para aquellos tiempos.

Dado que los libros III y IV contienen los aspectos más esotéricos de los *Yoga sutras*, no suelen ofrecerse tan a menudo como parte de la base de la búsqueda espiritual, sino que se comentan en la segunda mitad de los *Yoga sutras* con el fin tanto de expandir la conciencia como de saciar las ansias de conocimiento de nuestra naturaleza esencial por parte del buscador o buscadora espiritual. Lo mejor para comprenderlos y asimilarlos es haber absorbido plena y certeramente los conceptos expuestos en los libros I y II de los *Yoga sutras*. Además, en aquella época, dado el carácter más ocultista de dicha segunda parte de los *sutras*, me *daba la sensación* de que una perspectiva basada en el corazón no serviría, necesariamente, para poder interpretarlos mejor, como sí sucedía, en cambio, con los *sutras* de los libros I y II. Pero los tiempos han cambiado, la gente ha cambiado y el yoga ha cambiado.

Dado que ahora sería una rareza encontrar a un profesor o profesora de yoga o, incluso, a una alumna o alumno de yoga que no haya hecho por lo menos un curso sobre los *Yoga sutras* de Patányali, ha llegado el momento de ofrecer el texto en su totalidad para que toda esa gran cantidad de personas que se dedican al yoga puedan avanzar más en su desarrollo y crecimiento espiritual.

Los libros I y II nunca dejarán de ser la referencia por excelencia para describir la base del yoga. Por ello, al adentrarnos en los libros III y IV, se da por sentado que ya se han establecido los fundamentos necesarios tras comprender y asimilar determinadas experiencias que se detallan en los dos libros anteriores. Entonces, en lugar de decirnos: «Bueno, como los *sutras* ya me los conozco bien, voy a seguir con más», es mejor que nos preguntemos: «¿Qué me va a aportar si sigo profundizando más?», porque es una forma de engatusar a la mente para que siga con las prácticas. Como bien sabemos las que llevamos tiempo siendo perseverantes con nuestras prácticas diarias, no siempre tenemos ganas de sentarnos y quedarnos en silencio. Hay días en los que quizás experimentemos paz, pero hay otros en los que nos notaremos más agitadas. De esa misma forma, cuando una menos se lo espera, llega un momento en el que experimentamos esa dicha absoluta de la que dan fe las escrituras, con plena consciencia.

Pero sea lo que sea lo que experimentemos, seguimos con nuestras prácticas.

La presente edición ampliada de *El poder secreto del yoga* reúne los cuatro libros en un solo volumen, siguiendo así el modelo original. La primera parte: «Los *Yoga sutras*: Sabiduría y práctica», contiene los libros I y II, y nos aporta conocimientos que nos servirán en nuestra vida diaria y que prenderán en nosotros la llama del deseo de conocer más a fondo el Ser, además de incluir unas prácticas que nos servirán para cumplir con nuestro propósito. En la segunda parte, «Desde la práctica intensa a la consciencia superior», se parte de la base de una práctica consolidada para propulsarnos hacia ese núcleo del reencuentro espiritual con nosotras mismas. Aunque puede que las enseñanzas se alejen de nuestra vida diaria, nos encontramos en el umbral de la iluminación, la cual es lo que finalmente alcanzamos. Mientras que puede que, para algunos, sea demasiado temprano para aventurarse a estudiar los libros III y IV, otras se sentirán alentadas a alcanzar niveles más profundos. Cualquiera que sea la opción que yo te ofrezca, está para que puedas utilizarla. Espero que estas grandes enseñanzas sirvan para que encuentre solaz cualquier persona que se lance a caminar por este sagrado sendero del yoga.

Fundamentos de la transformación

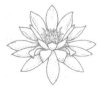

Hoy en día son millones las personas que practican el aspecto físico del yoga, la mayoría de las cuales son mujeres. ¿A qué se debe? ¿Es acaso porque las revistas nos cuentan que el yoga sirve para tener un buen cuerpo, unos abdominales planos, nalgas prietas y para mantener o conseguir un aspecto más joven? O quizás es porque empezamos a hacer yoga en busca de una solución para problemas físicos específicos como una tortícolis o un dolor de espalda; o emocionales, como una depresión, insomnio o ansiedad.

Y si ésas son las razones por las que nos apuntamos a yoga, ¿qué es lo que nos hace seguir practicándolo una vez que se nos han solucionado esos problemas o hemos conseguido una buena figura? ¿Será que nos empieza a pasar algo por dentro después de estirarnos, contraernos, retorcernos y flexionarnos? ¿Es que se siente algo especial cuando conseguimos relajarnos, aunque sólo sea un momento, y experimentamos algo mágico en nuestro interior? ¿Algo que nos resulta familiar, que llevamos tiempo anhelando o de lo que ya no nos acordábamos? Quizás es que es tan fuerte eso de conectar con esa parte misteriosa de nosotras mismas que nos hace sentir ganas de que se repita una y otra vez.

«Un periplo de mil kilómetros comienza dando un primer paso», decía el sabio chino Lao-Tsé. Hoy en día, un número cada vez mayor de americanos estresados comienzan un viaje hacia ese amplio mundo de unión entre cuerpo, mente y espíritu al entrar, por primera vez, en una clase de yoga. El aspecto físico del yoga se ha convertido en una pasarela de acceso a esta antigua disciplina espiritual, una vez cruzado la cual, se nos abren innumerables posibilidades así como unos ámbitos que ni nos habíamos podido imaginar; porque, cuando nos dejamos llevar y nos sumergimos en nuestro interior, esa energía que experimentamos puede llegar a transformarnos la vida.

El poder secreto del yoga es ese conocimiento que se encuentra al otro lado de dicho umbral; ese saber que no somos únicamente el cuerpo, la mente y nuestros sentimientos. El *secreto* que nos proporciona un *poder* infinito es sabernos seres divinos, porque esa percepción de nosotros mismos permea nuestra vida por completo y nos inunda de paz, alegría y amor.

La faceta femenina de la divinidad

Nunca me olvidaré de la escena inicial de la película *Yentl*, un tributo a la mujer y a su búsqueda espiritual dirigida y protagonizada por Barbra Streisand, cuya narración comienza diciendo: «En una época en que la historia sólo era cosa de hombres...», después de lo cual la cámara se enfoca en una hermosa joven que se pasea por entre los puestos de un mercadillo en la Polonia de principios del siglo xx. Al ser una gran lectora además de, clandestinamente, una erudita de las sagradas escrituras, se siente atraída por un vendedor de libros que va gritando a los transeúntes: «¡Libros sagrados para hombres y cuentos para mujeres! ¡Libros sagrados para hombres y de ilustraciones para mujeres!».

Al conseguir acercarse la protagonista al lado de los hombres, donde están a la venta los libros sagrados, el vendedor le suelta con aire petulante: «¡Señorita! Está en el lado equivocado. Los libros sagrados son para los hombres», a lo que ella le responde con un tono de rebeldía: «¿Dónde está escrito que las mujeres no pueden leer libros sagrados?». Adoptando un aire condescendiente, el hombre le responde: «No se complique usted la vida y cómprese un libro de ilustraciones. A las mujeres les gustan las novelas». Consciente de que no le queda otra, le pregunta al vendedor: «¿Y qué pasa si le digo que el libro es para mi padre?». «¿Y por qué no me lo ha dicho usted desde un principio?», le pregunta el librero, al tiempo que acepta su dinero y le entrega el libro.

Hasta tal punto me impactó esa escena, que se me quedó grabada para siempre. Como profesora de yoga desde hace más de treinta años, me he sentido muy frustrada –e incluso, a veces, triste– porque prácticamente todos los aspectos del yoga, desde las traducciones de textos sagrados a las instrucciones para hacer los *ásanas*, han sido casi siempre interpretados por y para los hombres.

Estoy absolutamente convencida de que ha llegado el momento de que la mujer explore y valide todo lo que experimente en su interior; unas experiencias para las que un hombre nunca podrá encontrar expresión. Tenemos que comprender que las cosas que se experimentan no tienen nada de raro ni de inusual, sino que constituyen la expresión de nuestra naturaleza auténtica, única y divina; y, entonces, nos corresponde trasladar dicha comprensión a todo el mundo, tanto a mujeres como a hombres, para, así, empoderar a toda la humanidad con dicho regalo.

Como puede verse en la película *Yentl*, no hace tanto tiempo que a las mujeres no se les permitía leer libros espirituales y, menos aún, comentarlos. De hecho, esa prohibición se mantiene aún en algunas culturas. Hay muchas iglesias, mezquitas y templos en los que a las mujeres no se les permite rezar al lado de los hombres. En muchas religiones se establecen estrictas diferencias entre ambos géneros así como distintos mandamientos para ellos y para ellas. Hay casos en los que a las mujeres no sólo no se les permite tocar los libros sagrados, sino ni tan siquiera estar delante de ellos. Aquellas de nosotras que hemos tenido el privilegio de poder leer las sagradas escrituras, puede que nos hayamos dado cuenta de que la ausencia de la mujer es particularmente notoria en esas grandes epopeyas que ocupan miles de páginas.

Sin embargo, dichas tradiciones están hasta tal punto arraigadas en nuestras distintas culturas que, muchas veces, ni somos conscientes de la deriva patriarcal de su doctrina, ni de la sistemática exclusión de la mujer. Hace demasiado tiempo que la percepción del mundo se produce únicamente a través de los ojos del hombre. Por eso ha llegado el momento de que las mujeres alcemos la voz y reinterpretemos dichas escrituras masculinizadas siguiendo unas pautas que concuerden con nuestra propia experiencia; y dado que la mayor parte de las personas que practican el aspecto físico del yoga son mujeres, lo más natural es comenzar con una visión femenina de la esencia y el espíritu de los *Yoga sutras*.

Extraordinarios poderes, extraordinarias mujeres

De los cientos de traducciones que existen hoy en día de los *Yoga sutras*, casi todas están escritas por hombres, lo cual sea quizás la razón por la que muchas de mis alumnas me comentan: «He intentado leer ese libro pero es que no consigo conectar. Así que he pasado. ¿Sabrías de alguna traducción con la que sí me pudiera identificar?».

Hasta ahora, mi respuesta siempre había sido que no, porque yo tenía esa misma sensación de que la mayoría de las traducciones me dejaban insatisfecha o me resultaban inaccesibles. Sin embargo, tomar la decisión de interpretar los *Yoga sutras* según mi propia experiencia y con una visión femenina no fue nada fácil, porque sabía que resultaría controvertida y que muchos expresarían su desaprobación dado que, tal y como me comentaron muchas personas, yo no soy ni erudita ni catedrática de sánscrito; y ni tan siquiera una intelectual.

Sin embargo, nuestra cultura está llena de casos de mujeres videntes, curanderas y clarividentes, totalmente integradas en la sociedad y que, en la mayoría de los casos, no fueron ni eruditas ni intelectuales, sino mujeres casi siempre sencillas, con vidas totalmente normales, pero que, simultáneamente, demostraban tener unos poderes extraordinarios así como una sabiduría fruto de esa misma humildad y mentalidad abierta que poseían. Porque, en muchos casos, lo que hacían era conectar con sus poderes intuitivos para sanar o hacer profecías imponentes. Se trataba de mujeres humildes que accedían a otras dimensiones con la misma sencillez con la que revolvían el caldo en una olla o mecían a un bebé en la cuna, pero que, gracias a su capacidad innata, sanaban a gente enferma e impedían que se produjeran catástrofes.

Aunque se consideraba que su don de acceder a esferas superiores era algo especial, no sólo no se veía como algo extraordinario, sino que llegó a promocionarse como algo «natural», algo que estaba al alcance de cualquier mujer. Quien tiene una conciencia superior, admira la intuición en lugar de temerla.

Lo más trágico fue que ese enorme y bondadoso don acabó inspirando miedo; la intuición femenina acabó percibiéndose como algo «irracional», las mujeres se convirtieron en ciudadanas de segunda y, en las épocas más oscuras, muchas de las que ponían en práctica sus poderes intuitivos sufrieron enormemente a manos de los ignorantes. En los siglos XVI y XVII, principalmente en Europa y en América, grandes cantidades de mujeres fueron torturadas y quemadas vivas por ser «brujas». En aquellos tiempos tan terribles, la mayoría de las acusaciones de tener poderes sobrenaturales (los cuales, muy a menudo, se reducían meramente al mero «poder» de ser guapa) fueron dirigidas contra mujeres. La caza de brujas fue una caza de *mujeres*.

Aunque, afortunadamente, en nuestra sociedad actual ya no se nos trata con la crueldad de antaño, hay prejuicios que siguen vivos. Solemos ocultar nuestros poderes por miedo a que se nos persiga física, mental o espiritualmente. Sin embargo, a través de las historias de grandes damas, la historia nos demuestra que ocultarlos resulta perjudicial para las generaciones futuras, y que aceptar y reconocer nuestro poder con sinceridad y alegría nos sirve para abordarlo con el respeto que este bendito regalo se merece.

El lenguaje del corazón

El término *«sutra»* está relacionado con el vocablo español «sutura»; un hilo que engarza o cose cosas para juntarlas. Por ello, los

Yoga sutras sirven para entretejer la urdimbre y la trama de nuestros aspectos material y espiritual, para así dar forma al alentador tapiz de nuestra vida.

Las carencias que muchas notamos en los *Yoga sutras* se deben a que las traducciones han sido hechas por y para hombres eruditos, desde una perspectiva analítica e intelectual que, con frecuencia, oblitera la sabiduría que dicho texto intenta transmitir. Personalmente, espero que este libro sirva para aportar unos comentarios sobre los *Yoga sutras* surgidos del corazón y con un enfoque intuitivo y femenino. En lugar de traducir del sánscrito al inglés, *El poder secreto del yoga* opta por reformar toda una variedad de traducciones ya existentes e interpretarlas desde un ángulo distinto, en un inglés «surgido del corazón», a diferencia de las versiones más convencionales, que utilizan siempre el «inglés de la mente».

Cuando se publica una traducción, está impregnada de muchos de los prejuicios, costumbres y consensos sociales que prevalecen en el momento de ser escrita. Dado que a la mujer no se la ha tenido en consideración durante mucho tiempo en el campo de la espiritualidad, es comprensible que exista esa carencia de parábolas y ejemplos de contenido emocional, así como de enseñanzas surgidas del corazón. Los cientos de comentarios y traducciones de los *sutras* escritos por hombres no han hecho más que agudizar la exclusión de la mujer del mundo espiritual. Varios estudios han demostrado que, cuando se utilizan los pronombres «él» o «ellos» a nivel oral o escrito, en las personas no se produce la comprensión automática de que también se está haciendo referencia a «ella» y «ellas», razón por la cual, en la actualidad, se ha generalizado el uso simultáneo de ambos géneros («los alumnos y las alumnas») o, incluso, en algunos casos, la forma «les alumnes».

Antes de ponerme a traducir los *sutras,* decidí estudiarlos primero porque, a diferencia de otros muchos textos sagrados, no suelen utilizar un género determinado. Los *sutras,* en su forma original, sin traducir, raramente utilizan la forma del masculino, por lo que me sentí cómoda leyéndolos.

Al vivir en unos tiempos en los que muchas personas están expresando una identidad de género más fluida, como sociedad necesitamos encontrar otros pronombres que incluyan a todos los seres, independientemente de su preferencia de género, porque es importante que, al leer las escrituras, todas las personas nos sintamos reflejadas en su esencia. Sin embargo, el *statu quo* seguirá existiendo hasta que seamos capaces de formular uno o más pronombres que incluyan a todos/todas/todes.

¡Pues después de alabar los *Yoga sutras* por utilizar un género neutro, cuál no sería mi sorpresa cuando empiezo a traducir el libro IV: «*Káivalia pada* – la liberación suprema», el aspecto más oculto y sublime y, de repente, me encuentró con que las traducciones más antiguas utilizan el género masculino, incluido el pronombre «él»! Tampoco es que me esperara que los dos últimos libros se destacaran por tener una perspectiva femenina y centrada en el corazón, pero sus descripciones sí que parecían ir más allá de la identificación con el cuerpo, ya que el alma no tiene ni forma ni género. Sin embargo, al analizar más en detalle las traducciones del libro IV, volví a encontrarme de repente con referencias a un género determinado.

Resurgió el uso del pronombre «él» no sólo para aludir a la persona, sino al referirse a *Purusha* –el verdadero Ser o Divinidad–, con lo que, automáticamente, se calificaba de «femenina» a su *Prákriti,* su parte complementaria, la fuerza de la naturaleza, utilizando el pronombre «ella».

¿Es que hace falta etiquetar de masculino y femenino a los dos aspectos de la Divinidad? Desde el origen de los tiempos se utilizan los términos *Purusha* y *Prákriti* para hacer referencia al espíritu y a la naturaleza, los cuales, a pesar de parecer dos elementos separados, son de idéntica importancia y, al personificarlas, a dichas energías presentes en todos los individuos las llamaron *Purusha* y *Prákriti,* dos fuerzas idénticas pero con roles opuestos dentro de cada individuo.

Sin embargo, con el paso del tiempo, el origen de estas fuerzas idénticas y opuestas cayó en el olvido, sus energías se polarizaron y *se estableció* que Dios es masculino, lo que dio lugar a un consiguiente sinfín de prejuicios.

Al situar las cualidades masculinas en un escalón superior y convertirlas en la *única* representación de la Divinidad, ya sea en forma de *Purusha* o de cualquiera de las otras innumerables personificaciones masculinas de Dios, entonces, a *Prákriti*, el aspecto femenino, se le confiere automáticamente un papel inferior y se convierte, al igual que cualquier otro aspecto de la naturaleza, en algo que tiene que ser controlado.

Sin embargo, si dejamos de asignarle identificaciones de género erróneas a la Divinidad o a la naturaleza, podremos dar una explicación más altruista de esas dos fuerzas opuestas y dinámicas. Al analizar este importante concepto desde una perspectiva distinta, conseguimos dejar atrás *tanto* las identificaciones de género *como* los prejuicios.

Basta con fijarnos en los fenómenos de la naturaleza para darnos cuenta de que existen dos fuerzas idénticas pero opuestas que, al combinarse, aportan equilibrio y estabilidad. Mientras que la fuerza *centrífuga* lanza hacia afuera, la *centrípeta* tira hacia dentro, y se da por sentado que, si existe una, tienen que existir las dos y que ambas son idénticas e igual de importantes pero en sentidos opuestos.

El hecho de comprender que las fuerzas *Purusha* y *Prákriti* son opuestas pero idénticas nos sirve para percibirlas como silencio interior y movimiento hacia fuera respectivamente y, si se consigue que se estandarice dicha visión, comprenderemos que los principios masculino y femenino son idénticos pero opuestos, así como que carecen de género.

Esta tergiversación del género lleva miles de años siendo la causa de que la mujer sea denigrada y, por culpa de este mito perpetuo, se ha considerado que las mujeres, las niñas y la naturaleza son algo inferior que si no se deja subyugar dócilmente, debe ser dominado y, con frecuencia, esclavizado.

Con el paso del tiempo, un concepto tan amplio como éste quedó reducido a una normativa basada en la diferencia de género, lo cual hizo que la mayoría de las personas se identificaran con un estereotipo polarizado, que los hombres se convirtieran en *dioses* y que las mujeres quedaran relegadas al rol de la *naturaleza,* con el discutible honor de servir a los dioses.

Dicho concepto masculinizado de Dios resultó además reforzado por los textos sagrados de distintos credos, una incorrecta identificación que sigue predominando, actualmente, en distintas religiones de todo el mundo. La mayor parte de las veces, cuando se personifica a la divinidad, se le asignan atributos y características masculinas y, como consecuencia, el aspecto secundario o de apoyo queda relegado a lo femenino.

Incluso cuando se acepta el concepto de que la energía dirigida hacia dentro es opuesta pero idéntica a la que se dirige hacia fuera, a la mayoría de las religiones establecidas les cuesta mucho asimilar dicho concepto y se necesitaría que sus clérigos y eruditos, la mayoría hombres, estuvieran dispuestos a hacerlo. De momento, sigue ignorándose dicho concepto, llegando incluso a ser considerado una blasfemia en algunos casos, cuando, en realidad, la mayoría de las escrituras mantienen que lo que habita el cuerpo es el espíritu o el ser divino, el cual trasciende cualquier identificación física.

A medida que la amplia conciencia espiritual va confluyendo hacia la unicidad, debe actualizarse también la aplicación práctica de la igualdad de géneros porque, de lo contrario, las religiones que se aferren a conceptos anticuados dejarán de ser una brújula moral y harán que sus seguidores rechacen sus enseñanzas espirituales. Aunque haga milenios que el clero y los eruditos sean los que se han encargado de guiar a la sociedad, ha llegado el momento de que cada individuo se responsabilice de hacer su propia interpretación de las sagradas escrituras y las transmita según su propio corazón.

El objetivo que persigo con el presente comentario consiste en neutralizar la polarización entre lo masculino y lo femenino, aunque, en algunos casos, resulte imposible porque la identificación y el lenguaje están tan inextricablemente unidos que las enseñanzas resultarían confusas. Si volvemos a identificarnos con lo neutro, todos y todas seremos capaces de ver el reflejo de la Divinidad en nosotras y nosotros porque, al trascender toda identificación, desaparecen las limitaciones de identificarnos con las cualidades femeninas o masculinas y la única opción posible es la *unicidad*.

A todo esto debemos sumarle que en nuestra cultura actual se tiende a separar e incluso polarizar entre el corazón y la mente; entre los sentimientos y los pensamientos. A menudo se considera que los sentimientos son algo inadecuado, incorrecto o incluso peligroso. Sin embargo, al analizar en detalle las enseñanzas de muchas culturas de la antigüedad, nos encontramos con que, para ellas, era el corazón –y no la cabeza– el que albergaba *tanto* los pensamientos *como* los sentimientos. Al negar los sentimientos y dar validez únicamente a los pensamientos, estamos negando la esencia misma de nuestra existencia, razón por la cual he optado por utilizar los términos «conciencia» y «corazón» allá donde las demás traducciones hablan de «mente» y «pensamientos».

En hindi, la palabra que equivale a «traducción» significa «contar la historia de otra manera» y eso es precisamente lo que hace *El poder secreto del yoga*: transmitir el significado de las enseñanzas más sagradas del yoga desde un punto de vista femenino y basado en el corazón.

Distintas épocas para distintas consciencias

En la antigüedad, cuando empezaban a enunciarse las grandes escrituras espirituales, el mundo estaba abierto a muchos tipos de interpretaciones. Según algunas reseñas históricas, muchas civilizaciones de la antigüedad dividían el tiempo según eras del desarrollo humano. El gran filósofo griego Platón hablaba de un ciclo de 24 000 años, que él denominaba «el gran año», durante el cual la consciencia de la humanidad se expande y se reduce de acuerdo con ciertos ciclos. Una idea similar es la que plantea la filosofía del yoga con el concepto de los cuatro *iugas*, que son unos períodos secuenciales de civilización y que constituyen un concepto semejante al del año platónico.

La primera era en manifestarse fue *sat iuga* o «Edad de Oro», durante la que la conducta de las personas era un reflejo de la pureza de su conciencia, la cual aunaban con fluidez con su condición humana. La rectitud prevalecía eternamente y lo más importante era que cada cual fuera leal a su propia naturaleza divina. No había enfermedades, luchas, competitividad, ni nadie con depresiones. Los frutos de la tierra y de los cielos se obtenían según las necesidades personales de cada cual, gracias a su imaginación y a mantenerse abiertos de corazón, lo cual podría considerarse también como una forma de existir más inclusiva y femenina. Se asemeja a esa sociedad utópica con la que muchos y muchas soñamos.

Fue en dicho *sat iuga* cuando surgieron los Vedas, esas grandes joyas de la sabiduría y de las verdades universales que, sin hacer referencia a ningún género, proclamaban, con toda claridad, que «todos somos uno». Del *sat iuga* de la consciencia evolucionada surgieron los otros tres *iugas*: *treta* o Edad de Plata; *dvápara* o Edad de Bronce; y *kali*, o Edad de Hierro. En cada una de estas edades sucesivas, la virtud quedaba cada vez más velada y la rectitud decaía cada vez más.

Son muchas las personas que opinan que ahora estamos en *kali iuga* o saliendo de él, así como que estamos en el nadir de la iluminación, lo cual queda demostrado por gran cantidad de hechos. El pensamiento egocéntrico, la avaricia y el miedo se han convertido en la norma mientras que está en declive el respeto por la Madre Tierra y por los valores femeninos, todo lo cual contribuye a una epidemia de ansiedad, depresión y angustia por el futuro. A la mayoría nos parece un lujo tomarnos un tiempo para retirarnos del mundo y dedicarnos al mundo espiritual, el cual, además, se considera como una bendición para unos pocos escogidos. Todo esto conduce a una devaluación del amor, de la fe y de otros valores espirituales, que los obliga a permanecer ocultos en el fondo de nuestro corazón. Al tiempo que valoramos poco las cualidades espirituales, sólo apreciamos lo material.

Lo bueno es que los *iugas* siguen una progresión circular, por lo que si ahora estamos saliendo de la Edad de Hierro –*kali iuga*–, eso quiere decir que estamos regresando a *sat iuga*, aunque sea muy poco lo que queda de dicha refinada consciencia de hace muchos miles de años.

Cómo resolver el misterio

El yoga es el camino para alcanzar la conciencia de la Edad de Oro. Los *Yoga sutras,* como gran guía espiritual, encarnan la pureza de este *dharma* (camino correcto) porque dan forma al hermoso entretejido de sabiduría esencial y revelaciones que nos ayudan a descubrir nuestra naturaleza divina, gran parte de la cual es el fruto de la destilación y simplificación de otros textos sagrados: los Vedas, las Upánishads, la Bhágavad Guita y, quizás también, de algunos textos budistas. Los *Yoga sutras* se sirven de la introspección presente en dichos textos para describir la naturaleza de la conciencia y mostrar el camino hacia la liberación.

Aunque existe cierta discrepancia sobre el origen de los 196 aforismos de los que se componen los *Yoga sutras,* los historiadores han llegado a la conclusión que fueron compilados y codificados por el gran sabio Sri Patányali, el cual se cree que vivió hace por lo menos 2500 años. Su intención (así como la de su libro) consistía en reformular dichas grandes enseñanzas de tal manera que estuvieran más al alcance de las gentes de su época, además de comprender que, cuantas más personas pudieran estudiar esas grandes joyas de la sabiduría, más posibilidades habría de que se preservara y propagara la esencia de sus enseñanzas.

Antes de ser escritos, los *Yoga sutras* se habían transmitido de forma oral y sin comentarios. Después, al igual que con la mayoría de los otros textos sagrados, para plasmarlos en forma gráfica, se escribían en hojas sobre las que, seguidamente, se espolvoreaba un polvo de color para que pudieran leerse las letras o caracteres. Dichas hojas no se ataban entre sí, sino que se apilaban para poder reorganizar las enseñanzas con facilidad. El orden en el que se suelen leer los *Yoga sutras* en la actualidad viene determinado por la tradición.

Aunque su interpretación sea distinta a las demás traducciones de los *Yoga sutras*, *El poder secreto del yoga* conserva dicho formato tradicional, el cual se divide en cuatro secciones, libros o *padas:* Libro I: «*Samadhi pada:* Unión con el Ser divino»; Libro II: «*Sádhana pada:* Establecimiento de la práctica espiritual»; Libro III: «*Vibhuti pada:* Manifestación divina del poder»; y Libro IV: «*Káivalia pada:* liberación suprema». Todos ellos mantienen la secuencia y numeración tradicionales, lo cual no sólo facilita su estudio, sino también la posibilidad de compararlos con muchas otras versiones. Hay ideas y conceptos que se repiten en distintas partes del texto, lo cual hace hincapié en la importancia de algunas enseñanzas clave. Dicha repetición es una característica común de muchas otras grandes escrituras como, por ejemplo, la Bhágavad Guita o el Antiguo y el Nuevo Testamento de la Biblia.

Los capítulos se fueron creando a medida que se reflexionaba sobre cómo presentar este libro sagrado. Me percaté de que muchos de los *sutras* estaban agrupados según unos caminos venerables ya conocidos como, por ejemplo, *bhakti yoga* (devoción), *karma yoga* (servicio), *gñana yoga* (sabiduría), *hatha yoga* (físico) y otras categorías. La Bhágavad Guita (uno de los textos que contiene la sabiduría expuesta por los *Yoga sutras),* al dividirse en capítulos, me sirvió también de inspiración para agrupar estos aforismos siguiendo ese mismo formato.

Creo que así resulta más manejable estudiarlos que con el formato corriente de una larga e ininterrumpida lista, porque es relativamente más fácil estudiarlos de conjunto en conjunto. Asimismo, dicho formato da pie a interpretar de forma variada los *sutras* que se repiten y aportar una perspectiva distinta a cada uno de los capítulos. No obstante, dicho formato se ajusta al sistema tradicional de numeración de los *Yoga sutras*.

Los *sutras* fueron escritos en forma de frases parciales, y a veces parecen pensamientos o sensaciones que se quedan flotando en el aire. Es como si hubieran sido escritos tomando apuntes, para recordar al maestro lo que tiene que decir a continuación. Tal y como fueron escritos, nos sirven para cuestionarlos, interpretarlos y vincularnos con nuestra situación actual y nuestra vida en particular. Estas elocuentes perlas de la sabiduría están engarzadas en forma de la más concisa, elegante y completa guirnalda de enseñanzas de la que se dispone hoy en día en el yoga.

Aunque existen centenares de traducciones e interpretaciones de eruditos y *pándits* tanto orientales como occidentales, las primeras fueron mayoritariamente realizadas del sánscrito al inglés por unos cuantos estudiosos occidentales que vivieron en la India en la época en que ésta formaba parte del Imperio británico, y cuya intención consistía en aportar algo de claridad a estos hilos conductores de sabiduría y hacerlos asequibles a la población de habla inglesa. Pero dichos traductores, además de sus conocimientos, perspicacia y experiencia, introdujeron también sus prejuicios y diferencias culturales.

Las rarezas y misteriosas originalidades de la cultura india con las que se encontraron los traductores los llevó a aferrarse aún más a sus propios sistemas filosóficos tradicionales, por lo que sus traducciones se vieron profundamente afectadas por esa falta de comprensión de dicha cultura. Aún hoy en día le sigue resultando difícil a la *mente occidental* comprender las complejidades y sutilezas del binomio *mente-corazón* oriental y da la sensación de que la pieza del puzle que sigue faltando es que la sociedad india *comprende que el corazón y los sentimientos son parte de la vida, y no algo separado*. Este concepto básico constituye la esencia de las plegarias y escrituras sagradas orientales.

La Edad de Oro del estudiar de memoria

Todos hemos tenido que aprendernos alguna vez algo de memoria. En inglés, a eso se le llama «aprender de corazón» *(by heart)*. ¿Cuántas somos capaces de acordarnos aún de esas cosas? Pero lo que nunca se nos olvida es lo que aprendemos con el corazón.

El poder secreto del yoga no es algo que se descubra únicamente leyendo libros o mediante la comprensión intelectual, sino meditando profundamente sobre cada uno de los aforismos, empapándonos de su verdad espiritual y trasladándolos a nuestra vida diaria.

Aunque puede que este método de aprendizaje nos resulte extraño por nuestra forma actual de pensar, así es como se llevan transmitiendo las enseñanzas espirituales en Oriente desde la época de los Vedas hasta nuestros días. Dicho proceso de aprendizaje tenía tres partes: *shravana* (escuchar); *manana* (reflexionar) y *nididhiásana* (experimentar); y consistía en que el maestro recitaba un *sutra*, sin añadir explicación ni comentario alguno, y el discípulo se marchaba para reflexionar sobre el «sentimiento» que dicho *sutra* le evocaba, lo cual le servía para comprender su significado. Pasados unos días, semanas o incluso meses, el discípulo regresaba al maestro y se establecía un profundo debate entre ambos. Puede decirse que, literalmente, los discípulos se tomaban las enseñanzas *a pecho*.

Ésa es la orientación que le hemos dado a *El poder secreto del yoga*. Se empieza por presentar el *sutra* para que podamos repetirlo en silencio y en voz alta, recomendando *escucharlo*, comprenderlo y sentirlo. El comentario que se ofrece después nos invita a *reflexionar* sobre la sabiduría que contiene a través de historias, parábolas e introspecciones personales para infundirle un profundo *sentido*. Por último, para poder integrar la esencia de cada *sutra* en nuestra vida diaria, se propone un elemento de fundamental importancia: *experimentarlo*, algo que no suele incluirse en los textos tradicionales de los *Yoga sutras*.

Pensamiento y sentimiento

El sánscrito, la lengua en la que están escritos los *sutras,* resulta especialmente adecuada para este enfoque basado en el corazón porque es pura vibración y en sus palabras resuenan incontables niveles de significado. Cuando se intenta traducir una lengua con semejante riqueza vibracional a otra muy lógica y simple como el inglés, es fácil que se pierdan muchas de sus sutilezas. La fuerza del inglés se basa en sus explicaciones precisas y concretas, pero resulta menos adecuado para describir ámbitos más sutiles como la unidad de lo femenino y lo masculino y, en particular, el mundo de la intuición.

Antes de pronunciar una palabra o, incluso, antes de que surja un pensamiento, notamos una sensación que es el resultado de una vibración, la cual produce la sensación que, a su vez, se convierte en pensamiento; el pensamiento, en palabra; la palabra, en texto escrito. Pero todo este complejo proceso se produce en un abrir y cerrar de ojos. Al leer un texto, asociamos la palabra a un pensamiento, el cual, a su vez, nos conecta con una sensación o un sentimiento. Este proceso es tan rápido y sucede con tal frecuencia que no nos damos cuenta de que todos los pensamientos surgen de sentimientos.

Se puede observar una réplica de todo este proceso en el desarrollo embrionario de nuestro cuerpo: el corazón se forma mucho antes que el cerebro. Dicho proceso comienza con la unión de un óvulo y un espermatozoide, a lo que sigue una fase de replicación de células indiferenciadas que, a las pocas semanas de desarrollo embrionario, empiezan a diferenciarse, y son dichas primeras células especializadas las que dan forma a un diminuto corazón. El hecho de que el corazón se forme tan al principio nos sirve para que, como nuevos seres que somos, nos dejemos llevar por el ritmo del espíritu; y es en el corazón donde nacen los sentimientos y sensaciones que, seguidamente, se irán esparciendo por todas y cada una de nuestras células.

Por su parte, el cerebro, órgano donde se considera que se forman los pensamientos, se desarrolla mucho más tarde que el corazón, el cual sigue su propio ritmo independiente hasta casi el momento de nacer, que es cuando empieza a ser regulado por el sistema nervioso central. A partir de entonces, el corazón pasa a depender del cerebro, razón por la cual las sensaciones parecen combinarse con los pensamientos hasta que resulta prácticamente imposible distinguirlos.

Sin embargo, cuando sentimos algo muy profundo, nos es difícil expresar dicha experiencia en palabras. Al sentirnos embelesados por la belleza de una puesta de Sol, nos quedamos sin pensamientos y hasta puede que les comentemos a los demás: «Esto es tan profundo que no se puede expresar con palabras». Dado lo extraordinariamente difícil que resulta verbalizar las sensaciones de transformación o de divinidad, no es de extrañar que haya acabado predominando el pensamiento racional. Por tanto, lo que hacemos es superponer la estructura y organización del mundo físico al ámbito espiritual, al carecer de otro diseño lo suficientemente delicado. Como nos quedamos perplejos al intentar expresar lo sutil en términos mundanos, el concepto de *nididhiásana* (experimentar) en el estudio de los *sutras* resulta de extrema importancia. Cuando les mostramos el respeto que se merecen a nuestras sensaciones y a nuestra intuición, conseguimos establecer un profundo vínculo entre el corazón y el alma, lo cual nos servirá para despertar el recuerdo de quién somos *realmente* en lugar de seguir siendo tan sólo un reflejo de la realidad física.

Nunca se alcanza ninguna meta espiritual
leyendo libros únicamente.

—Yoga-shastra—

La esencia de los *sutras*

Llevo años estudiando los *Yoga sutras* y, después de esforzarme por comprenderlos a nivel «racional», me relajé y me permití estudiarlos desde una «perspectiva del corazón». Al abrirme a su *esencia* en lugar que quedarme en su significado literal, he conseguido asimilar sus sagradas enseñanzas a un nivel mucho más profundo. En cierto modo, es como «saltarme» la mente para acceder directamente al corazón y al alma, lo cual me permite «sentir» la vibración del significado de los *sutras*.

Dado que no soy sanscritista, he utilizado únicamente aquellos pocos términos sánscritos imprescindibles con los que estamos más familiarizadas. Si esto despierta en ti un mayor interés por dicha antigua lengua, existen miles de libros y unos pocos grandes maestros para aprenderla. Lo que he decidido hacer para trasladarte estas grandes enseñanzas es centrarme en el corazón para poder sentir su sabiduría y compartir contigo mis sensaciones.

En *El poder secreto del yoga* hemos evitado, dentro de lo posible, las palabras negativas, que tanto abundan en inglés, con el fin de aportarle a este texto tan sagrado una visión más positiva. No ha sido nada fácil, dado que en inglés tenemos la costumbre de coger una palabra negativa y añadirle el prefijo *«not»* o *«un-»*, intentando así transmitir el significado opuesto. Pero lo que sucede con eso es que la mente sigue fijándose en la palabra original y no capta el concepto más importante. Por ejemplo, *ashtéia,* una de las grandes virtudes que se especifican en los *Yoga sutras,* suele traducirse como «no robar», lo cual hace que la mente, inevitablemente, se enfoque en «robar»; ¡justamente lo que se nos dice que no hagamos! Si queremos producir el efecto contrario, hay que reinterpretar las palabras y pasar de «lo que no debe hacerse» a «lo que hay que hacer». Entonces, el concepto de *ashtéia* puede comprenderse fácilmente formulándolo en términos positivos como «honradez», «generosidad» o «integridad». Es decir, en este libro, en lugar de dar por sentado que la gente roba y proponer que dejen de hacerlo, proponemos que sea generosa, honrada y que lleve una vida íntegra.

Algo parecido sucede con *aparigraha,* que suele traducirse como «no codiciar». Pero decirle a alguien que no sienta codicia es como decirle que no piense en el chocolate porque, nada más introducir en la mente el concepto de «chocolate», resulta muy difícil quitarlo de ahí. En cambio, un enfoque más positivo consiste en fijarnos en el núcleo de *aparigraha* y descubrir la perspectiva positiva de la «conciencia de la abundancia», de tal forma que la reacción natural sea compartir lo que tengamos y quedarnos únicamente con lo que nos resulte necesario.

Esto mismo sucede también a menudo al importar palabras de otros idiomas, en los cuales el significado completo es más que el literal. Por ejemplo, en francés, al juntarse las palabras *chaise* (silla) y *longue* (larga), significan algo más que simplemente una silla larga. Al decir: «Voy a sentarme en la *chaise longue*», va implícita la idea de que este tipo de asiento es cómodo y bueno para relajarse. Si cambiamos entonces la forma de escribirlo para que se adapte mejor al inglés, se obtiene *«lounge chair»*, donde el significado de la palabra francesa *longue* (transformada al inglés *lounge*) pasa de «larga» a «relajación», describiendo así su *efecto* en lugar del objeto en sí.

Ofrecer esta sabiduría desde el corazón

Una vez, cuando yo era una joven *yóguini*, estaba regresando de un retiro de fin de semana que había organizado en compañía del *suami* que era mi mentor, ¡y me dice de repente que iba a marcharse para siempre del *áshram* al cabo de dos días! Me quedé helada, pero él no me hizo ni caso y añadió: «Llevo tres semanas haciendo un curso de *Yoga sutras* de ocho semanas».

«¿Y qué va a pasar con la clase?», le pregunté yo, toda inocente. Sonriendo, abrió su maletín, me dio un ejemplar de los *Yoga sutras* de Patányali y me dijo: «¡Ponte a estudiar!».

La noche antes de mi primera clase como profesora estaba terriblemente nerviosa. ¿Qué expectativas tendría la gente? ¿Y qué sabía yo de los *sutras*? ¿Y si les daba explicaciones equivocadas? Como, por aquel entonces, había muy pocas traducciones al inglés, la mejor forma de aprender los *sutras* era directamente de un maestro vivo que no sólo supiera enseñarlos, sino que los hubiera experimentado personalmente. Como yo era muy joven, tenía la sensación de que no había pasado el tiempo suficiente a los pies de mi maestro como para integrar los *sutras* en mi propia vida y menos aún para darles cursos a otras personas sobre ellos.

¿Y yo qué podía hacer? Pues hice lo único que sabía hacer: orar. Oré sin parar y con tal sinceridad que acabó por abrírseme el corazón e, interiormente, experimenté la sabiduría de los *sutras*. Volví a sentir la claridad en mi interior y me di cuenta de que el conocimiento que se recibe al abrirse el corazón es lo que lo diferencia de cuando algo se comprende a nivel intelectual.

Espero que lo que ofrezco en este libro te resulte útil, sea fácil de entender y concuerde con las verdades de los *Yoga sutras*. Si notas que te resuena al leerlo, almacena esa enseñanza en tu corazón y mantenla como tuya propia; medita sobre ella y úsala en tu vida. Pero lo más importante es no olvidarnos de esa sensación de empoderamiento; ese ser consciente de que todos nosotros, mujeres y hombres por igual, somos *seres divinos* con forma humana, independientemente de nuestro aspecto y de lo que hagamos a veces.

En nuestro interior está ahora mismo madurando una parte de la conciencia de la «Edad de Oro. Cuanto más conscientes seamos de nuestro espíritu interior y lo dejemos relucir, más nos abriremos a que sean el corazón y el espíritu los que nos rijan en todo y menos tardaremos en que dicha «Edad de Oro sea una realidad en nuestra vida.

De mi corazón al tuyo, espero que disfrutes de este viaje de descubrimiento de *El poder secreto del yoga*.

Nischala Joy Devi

EL PODER SECRETO
DEL YOGA

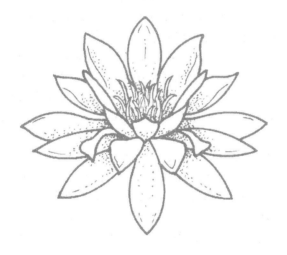

Un periplo por los *sutras*

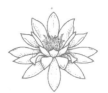

No intentes aprenderte los sutras,
sino procura descubrir quién es
esa persona que los estudia.

En «Un periplo por los *sutras*», los *sutras* siguen un orden numérico tradicional y son comentados individualmente o en grupos que compartan un determinado propósito o cuyo conjunto se refiera a una idea determinada. Esa misma forma de agruparlos podrá utilizarse también en la sección de *experimentar*, al final de cada comentario.

El formato de los *sutras* incluye las tres fases o antiguas maneras de impartir conocimientos que hemos descrito anteriormente: *sravana* (escuchar), *manana* (reflexionar) y *nididhiásana* (experimentar).

En la primera fase, *sravana* (escuchar), se repite en voz alta sólo el *sutra*, sin ningún comentario. Esta fase de escuchar es tan importante que se presenta de tres formas distintas en diferentes partes del texto, la primera de las cuales es al principio de cada capítulo, en la lista de los *sutras* complementarios. Al repetir toda esa secuencia en voz alta, la cadencia de las palabras nos sirve para obtener una comprensión más profunda que la que obtendríamos al leerlos cada uno por separado, además de constituir una presentación de la vibración de la sabiduría contenida en dicho capítulo.

Seguidamente, se presenta cada *sutra* de forma individual seguido de su comentario, pero como ya lo habrás recitado al principio del capítulo, te resultará familiar. Tómate tu tiempo, respira hondo y, con toda tu atención, repite el o los *sutras* en voz alta y *escucha* cómo reverbera su profundo conocimiento por todo tu cuerpo, en tu mente, en tu espíritu y qué sensaciones te produce. En frecuentes puntos de los comentarios de los *sutras* tendrás oportunidad de repetir dicho ritual y, cada vez, detente y *escucha* qué es lo que te dice a ti dicho *sutra* en cuestión. Así dejarás que te transmita la sabiduría que contiene antes de seguir adelante y aprenderás a acceder a dicho conocimiento de forma más profunda e intuitiva.

Manana (reflexionar) es la fase en la que se suscita una reacción tanto en forma de pensamiento racional como de sensaciones y sentimientos, lo cual se consigue gracias a la sabiduría, relatos y parábolas tradicionales, así como a los descubrimientos personales que se incluyen en el comentario de los *sutras*. Con ello se persigue abarcar todo el amplio espectro de lo novedoso así como aportar una mayor capacidad de comprensión. Conecta esta sección lo más posible con tu propia vida y circunstancias para prender en tu corazón la llama del deseo de saber.

Al conjuntar el fervor producido por *sravana* con la comprensión derivada de *manana, nididhiásana* (experimentar) nos revela la verdad atemporal de cada una de estas sagradas joyas. Estos ejercicios, derivados de la esencia práctica de cada uno de los *sutras*, nos refinan la percepción al acercarnos a la verdad, sorteando a menudo las indagaciones de la mente racional, al tiempo que el hecho de *experimentar* suele eclipsar cualquier reticencia que tengamos a cambiar nuestros hábitos adquiridos.

PRIMERA PARTE

LOS *YOGA SUTRAS*

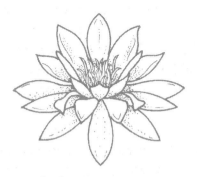

Sabiduría y prácticas

Libro I

SAMADHI PADA

Unión con el Ser divino

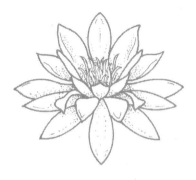

Libro II

SÁDHANA PADA

Ejercitarse en la práctica espiritual

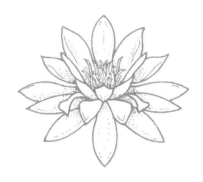

Tanto si es tu primer encuentro con los Yoga sutras como si llevas tiempo estudiándolos, te espera una perspectiva completamente nueva de ti misma, de los demás y del mundo entero.

Curiosamente, esta afirmación constituye un aviso porque, cuando te embarques en este periplo, te cuestionarás muchas creencias y anteriores formas de ser y puede, incluso, que hasta tu vida diaria te parezca contradictoria.

El estudio prolongado de los Yoga sutras suscita un anhelo por el autoconocimiento, por conocer tu auténtico Ser, pero los cambios que hagamos en nuestra vida diaria pueden tanto reforzarlo como debilitarlo y mantenerlo en la oscuridad.

Al explorar estas sagradas enseñanzas, te surgirán nuevas ideas, algunas de las cuales abrazarás sin vacilar mientras otras puede que te resulten extrañas o lejanas. Acepta ese contraste, no rechaces ninguna idea nueva y date tiempo para decidir con cuáles quedarte y de cuáles deshacerte.

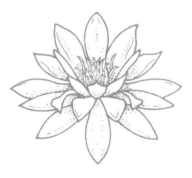

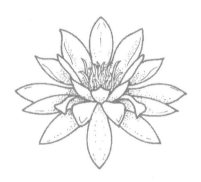

Los libros I y II nos permiten vislumbrar los sagrados conceptos del yoga, al tiempo que nos revelan quiénes somos, en el sentido más elevado posible. Nos sirven para percibir que, al reunirse toda la consciencia, se nos revela ese Ser divino que somos por el mero hecho de haber nacido. Muchas personas disfrutan de que toda esa sabiduría suprema venga realzada por todo un abanico de prácticas que nos sirven para experimentarla de forma directa.

Además de disfrutar de la abundancia del mundo material, a muchas nos entusiasma tener también un firme apoyo en la espiritualidad, porque llegará un momento en que nos hará un guiño seductor al que reaccionaremos encantadas. A muchas, ese momento nos llegará después de haber agotado todas las posibilidades de satisfacer nuestros deseos en el mundo material.

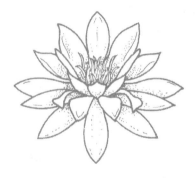

LIBRO I

SAMADHI PADA
Unión con el Ser divino

El Libro I –«Samadhi Pada: Unión con el Ser divino»– nos ayuda a comprender profundamente aquellos niveles de nuestra existencia a los que apenas solemos prestar atención, al tiempo que nos ayuda a percibir que, al reunificarse toda la consciencia, reconocemos que somos seres divinos.

Samadhi Pada nos sirve para comprender, metódicamente y con minuciosidad, lo distinta que sería nuestra vida si estuviéramos convencidas de que somos, simultáneamente, seres humanos y divinos. Asimismo, nos demuestra que al desarrollar sólo uno de esos aspectos de nuestra existencia, el otro se reduce.

Ha llegado el momento de reconocer que, cuando nuestro aspecto de ser humano vive en armonía con nuestro aspecto de ser divino, todos los momentos, pensamientos, sentimientos y acciones de nuestra vida rezuman esencia espiritual.

Capítulo 1

Humildes inicios

*Con humildad (con apertura de mente y corazón),
iniciamos el sagrado estudio del yoga.*

I.1 *Con humildad (con apertura de mente y corazón), iniciamos el sagrado estudio del yoga.*

Esta sencilla frase introductoria está repleta de verdades. Este *sutra* suele leerse deprisa o incluso hay gente que se lo salta, lo cual es algo lamentable, puesto que su función consiste en establecer el tono y recordarnos que obtendremos un máximo beneficio de nuestro aprendizaje y de nuestro camino espiritual si están fundamentados en la humildad.

Apertura de mente y corazón

Como aprendices de la vida que somos, con frecuencia tenemos que recordar de dónde venimos para poder ver dónde vamos. A mí siempre me ha cautivado el metro de París porque, en cada estación, hay un panel gigante que te sirve para ver cómo llegar a tu destino. Siempre hay una flechita que te indica dónde te encuentras y, al apretar un botón para seleccionar adónde quieres ir, *voilà!*, se ilumina la mejor ruta que debes seguir. ¿A que sería maravilloso si pudiéramos encontrar tan fácilmente el mejor camino que seguir en nuestra vida?

La situación en la que nos encontramos actualmente viene determinada por nuestro pasado; por todas las encrucijadas en las que hemos tenido que tomar decisiones y por cada uno de los caminos que hemos seguido y que nos han traído a nuestra situación actual, tal y como es. Aunque quizás seamos capaces de comprender cómo hemos llegado aquí, ¿qué habría pasado si hubiéramos tomado unas decisiones distintas? Una única opción distinta habría bastado para que nuestro presente fuera radicalmente diferente. Quizás optamos por el rumbo más convencional y menos arriesgado porque nos parecía más fácil o más seguro; o quizás porque no teníamos ninguna otra alternativa en aquel momento.

Lo que eres es lo que has sido.
Lo que serás es lo que hagas ahora.

—BUDA—

Pero, en alguna ocasión, puede que nos topemos con una persona que ha seguido una ruta que no estaba marcada en el mapa o que era menos transitada. ¿Qué es lo que la llevó a ser una pionera? ¿Qué es lo que la animó a apartarse del camino más frecuentado? Puede que ese camino que ella escogió le haya aportado grandes aventuras o grandes peligros. Pero la mayoría nos contentamos con saber que nuestro futuro estará salpimentado con unos pocos obstáculos y salpicado de aventuras sin riesgo; porque muy pocas queremos poner en peligro nuestro bienestar.

Las costumbres y tradiciones juegan un papel de enorme importancia en nuestro desarrollo, y las tenemos hasta tal punto interiorizadas que, a menos que se nos exponga repetidamente a una opción distinta, nos pasaremos la vida siguiendo el curso que se nos ha marcado. «Siempre se han comido boniatos en Navidad. ¿Por qué quieres saltarte la tradición este año y comer puré de patatas?». Puede resultar muy difícil superar esa tendencia de dejarse llevar por la inacción y el inmovilismo. Pero puede resultarnos muy reconfortante, incluso ilusionante, crear y probar algo completamente nuevo, además de servirnos para ampliar nuestros horizontes. Sin embargo, si sobrepasamos los límites de lo comprensible, podemos sentirnos rechazadas y, al no querer ofender a nadie, puede que optemos por descartar esa «nueva» idea que, quizás, nos habría hecho muy felices y con la que hubiéramos crecido mucho más.

La mayoría de las personas que vivimos en una sociedad moderna tenemos muchas ventajas. Somos cultas y disponemos de libros a los que recurrimos para aprender. Podemos descargarnos de Internet los textos sagrados, pero aunque los tengamos tan a mano, es importante que mantengamos por ellos ese mismo respeto y veneración que inspiraban en la antigüedad.

Una de las enseñanzas clave del yoga, con la que nos encontraremos a menudo en los *sutras,* son los *gunas.* Comprenderlos nos sirve para ajustar nuestras costumbres y evitar cualquier cosa que pueda interferir con nuestro crecimiento espiritual y liberación final.

Los tres *gunas* (aspectos de la naturaleza), maestros de la humildad

Como seguidores de algún camino espiritual, cada cual nos dedicamos a la búsqueda de la verdad con distinta intensidad. Mientras que a algunas puede bastarnos con incluir unas pocas prácticas en nuestra vida, según nos convenga, otras prefieren dedicarse de pleno al desarrollo espiritual. Al haber nacido con determinadas tendencias denominadas *trigunas,* o los tres atributos de la naturaleza, todas y todos formamos parte de ella y nos influye en todo lo que hagamos.

Estos conocimientos provienen del *Chandoguiópanishad,* el cual nos explica que todo en la naturaleza, seres humanos incluidos, contiene una mezcla dispar de los tres *gunas* y que uno de ellos es nuestra característica predominante. (Para más información sobre los *gunas, véase* el *sutra* I.16).

Sattva, que podría traducirse como sensación de equilibrio. *Rayas,* que se manifiesta en forma de actividad e hiperactividad, llegando incluso hasta el extremo. *Tamas,* en cambio, es inactividad o retraimiento, y puede manifestarse como una dificultad para concentrarnos o para actuar; o en forma de apatía. El mundo, junto con todo lo que contiene, se mueve constantemente entre dichos tres estados, a cada minuto, de un día para otro. Podemos observarlo, por ejemplo, en el crecimiento de una flor: *tamas* es la planta en forma de semilla, mientras que *rayas* es la acción de crecer, tan necesaria para llevar el proceso a buen término. Una vez que alcanza su máximo crecimiento, hay una disminución de esa actividad tan intensa que da paso a *sattva* en forma de una maravillosa flor.

Aunque vistos desde fuera *tamas* y *sattva* parece que tengan el mismo aspecto, es imposible pasar directamente de uno a otro porque para ir de *tamas* (inactividad) a *sattva* (equilibrio) tiene que pasarse por *rayas* (acción), y es a partir de ese movimiento cuando se produce esa quietud dinámica que llamamos *sattva.*

Al anochecer, mengua la luz natural y nos quedamos más tranquilos y contenidos *(tamas).* En cambio, durante el día, cuando la luz lo inunda todo, solemos proyectarnos hacia fuera y estar activas *(rayas).* Pero en los dos momentos en los que el día y la noche se confunden delicadamente –al ocaso y al alba– se produce un equilibrio *(sattva),* razón por la cual en muchas culturas se considera que esos dos momentos del día son muy apropiados para la oración y la meditación, porque contienen una especial ecuanimidad.

En el sur de la India tienen una hermosa costumbre para venerar estos tres aspectos de la naturaleza. Al ir a conocer a un maestro espiritual, el aspirante le ofrece un coco verde entero (allí, los cocos crecen en árboles y son verdes, nada que ver con la versión completa integral de los que tenemos en los supermercados de Occidente). Pero para que la ofrenda sea coherente, hay que trepar al cocotero para cogerlo y, siguiendo la tradición, al aspirante a discípulo le corresponde la difícil tarea de quitarle la gruesa cáscara verde con la ayuda de un machete. Esta parte imprescindible del proceso se asemeja a la preparación a la que deben someterse la mente y el corazón del discípulo –despojarle de la resistencia o cualidades de *tamas*– para volverse receptivo a las enseñanzas.

Así se consigue dejar al aire la naturaleza inflexible y quebradiza de la dura cáscara marrón del coco, la cual representa el aspecto rayásico de nuestro ego, que se cree fuerte y que lo sabe todo. Seguidamente es cuando se le ofrece humildemente el coco al maestro o gurú, un vocablo muy adecuado, ya que significa «el que elimina la oscuridad o la ignorancia para que podamos ver la luz de la verdad». Entonces, con discernimiento y profunda compasión, el gurú rompe la dura cáscara marrón del coco y saca a la luz la jugosa carne del fruto, blanca como la nieve, que simboliza nuestra naturaleza sáttvica.

Con humildad (con apertura de mente y corazón), iniciamos el sagrado estudio del yoga.

EXPERIMENTAR LA DIVINIDAD EN TODO

Siéntate en silencio y, si te apetece, enciende una vela.

Empieza a repasar mentalmente todo lo que haces a lo largo del día. ¿Cuánto tiempo le dedicas a tareas repetitivas y sencillas que no te aportan una recompensa inmediata? ¿Tienes a veces la sensación de que son una pérdida de tiempo?

Enfócate en una de esas actividades, como, por ejemplo, hacer la cama por la mañana. ¿Cómo podríamos hacer de ese acto una práctica espiritual?

¿Por qué no recrearte con el suave tacto de las sábanas y divertirte ahuecando las almohadas? Ponle vibraciones y sentimiento de felicidad para que, cuando te acuestes por la noche, tengas bonitos sueños y duermas profundamente.

Después ya te puedes dedicar a tus quehaceres, como escuchar los mensajes del contestador, devolver llamadas, ordenar papeles, pagar recibos, lavar los platos o ir a recoger a tus hijos al colegio.

Si te fijas, en nuestro interior podemos convertir cualquier aspecto de nuestra vida en algo que nos establezca en un espacio de presencia y alegría en el que podemos reconocer que la Divinidad está en todo.

CAPÍTULO 2

Todas somos la Divinidad

Los siguientes *sutras* nos enseñan quiénes somos realmente y cómo se vive la vida cuando tenemos el conocimiento. Además, nos recuerdan que, al proyectar la consciencia hacia fuera, nos alejamos de nuestra esencia natural y que, en cambio, el hecho de identificarnos con nuestro Ser divino nos conduce hacia la felicidad.

El yoga es la unificación de la consciencia en el corazón.

Al reunificarse en el corazón, la consciencia se estabiliza y, entonces, conseguimos establecernos en nuestra auténtica naturaleza: la dicha.

En otras ocasiones, nos identificamos con los rayos de consciencia que fluctúan y nos hacen sentir sufrimiento.

I.2 *El yoga es la unificación de la consciencia en el corazón.*

Yoga chitta vritti nirodháh es la transliteración de este famoso *sutra,* el cual, por sí solo, nos es suficiente para conocer la esencia del yoga.

Aunque, en el fondo de nuestro corazón, existimos en forma de pura Consciencia divina, el mundo material tira de nosotras en todas las direcciones posibles, por lo que nuestra consciencia se ve atraída hacia fuera y acaba convirtiéndose en una creencia de lo que somos realmente al mismo tiempo que se debilita nuestro conocimiento del Ser divino.

Chit es consciencia pura y universal, mientras que *chitta* es esa misma consciencia expresándose de forma individualizada. *Chit* es el océano de consciencia, vasto y sin límites. Al nacer, recogemos una pequeña cantidad de dicha inmensidad y la incluimos en el palpitar de nuestro corazón en forma de *chitta* o consciencia individual, donde se conserva inalterada durante muchos años hasta que, al final de nuestra vida, vuelve a liberarse y regresa al océano de la consciencia. Asimismo, el hecho de volvernos conscientes de dicha unicidad hace que *chitta* se fusione instantáneamente con *chit*.

Muchas traducciones de los *Yoga sutras* asocian este *sutra* con nociones de cómo controlar la mente y los pensamientos. Sin embargo, intentar reunir y controlar toda esa multitud de pensamientos y sensaciones sin saber nada de sus orígenes puede resultar desalentador, aparte de muy difícil.

Es como si se hubiera llegado a una explicación consensuada del concepto de conciencia para una cultura, la nuestra, que carece de una creencia ancestral de que *todo* y *todas* y *todos* somos la Divinidad.

La consciencia reside en el corazón, no en la mente, a diferencia de como creen muchos, pero, cuando nos damos cuenta de que es el *corazón* el que alberga nuestra consciencia, tenemos más probabilidades de experimentar la unicidad, aunque no se trate de algo sencillo de conseguir.

Si se traduce este *sutra* como refiriéndose sólo a la mente, se fomenta el control, la circunspección o algún tipo de restricción, lo cual hace que el alumno trate a la consciencia con severidad. Sin embargo, el corazón es la mejor forma de liberarla porque reacciona con ternura y la trata con dulzura y delicadeza.

Fíjate en cómo mueves las manos cuando le hablas a alguien de ti misma. Cuando me pongo la mano en el pecho al decir: «Me llamo Nischala Devi», estoy diciendo la verdad: «Vivo justo aquí, en el corazón».

El yoga es la unificación de la consciencia en el corazón.

Yoga en mayúsculas

Hoy en día, la palabra «yoga» nos trae a la mente imágenes de unas cuantas contorsiones o difíciles posturas corporales. Mientras que, en la antigüedad, era una práctica relegada a lejanos *áshrams* o cuevas en las montañas, en la actualidad se practica en gimnasios y centros deportivos y de salud de todo el mundo occidental.

Sin embargo, lo que se enseña como «yoga» no es más que una milésima parte de una gran tradición, una visión microscópica que se fija únicamente en lo físico. Aunque, en su totalidad, el yoga es una forma de vida que aporta una transformación total, dichas posturas físicas o *ásanas* pueden servir de introducción a esta sabia tradición repleta de sabiduría. Los *ásanas* nos reconectan con el cuerpo y, al hacernos amigas de él, nos resulta más fácil profundizar en nuestro aspecto espiritual. Pero el yoga, en su totalidad, es una forma de vida que produce una transformación total.

Y el cuerpo es quien nos guía

Al igual que la mayoría de las personas que empiezan a hacer yoga hoy en día, mis primeros pinitos fueron principalmente con su aspecto físico, y aunque por naturaleza no me atraen las actividades corporales, aguanté con entereza todos aquellos estiramientos y flexiones, movida por la esperanza de encontrar algo más.

Entonces, mi búsqueda me llevó a probar otra clase de yoga, esta vez en el Integral Yoga Institute de San Francisco, donde, nada más entrar, me quedé impactada por la foto del maestro, con esa mirada que me dirigía irradiando amor y compasión. Desde algún rincón de mi interior algo me dijo que Sri Suami Satchidánandayi –el cual, más adelante, me enteré de que era un famoso maestro de yoga– era el maestro que iba a prender la llama de mi alma y que me guiaría a lo largo de mi viaje interior con destino a mi propio Ser espiritual. Su «yoga integral» me sirvió para alcanzar un equilibrio entre el cuerpo, la mente y los sentimientos, a la vez que para recordarme que, al abrir el corazón, conseguiría abarcar la profundidad de mi alma. El yoga se convirtió en una de las mejores cosas que jamás me han sucedido en la vida.

El yoga nos devuelve al punto de partida de nuestro periplo de convertirnos en seres humanos, porque prendemos la llama del recuerdo de que, siempre y por encima de todo, somos un aspecto de la Divinidad y que nuestro cuerpo físico ha sido creado para actuar de templo donde albergar dicha luz divina.

Una noche estrellada, nuestro padre y nuestra madre sintieron esa chispa y, al poco tiempo, la célula humana más grande y la más pequeña –un óvulo y un espermatozoide– quedaron unidos, lo cual fue el inicio de nuestro camino hacia un nacimiento físico; y el templo empezó a construirse. Como ya éramos seres divinos por naturaleza, nuestra misión consistía en integrar nuestra divinidad con nuestra humanidad. Nada de esforzarnos por alcanzar la divinidad; nada de pecado original; sino tan sólo reconocer nuestra propia y auténtica naturaleza.

Pero, al nacer tan indefenso en este mundo físico, nuestro diminuto ser se siente desbordado por tantísimos estímulos sensoriales y, al percibir los insoportablemente estrechos confines de nuestro cuerpo humano, nos pasamos la mayor parte del tiempo viajando por el mundo astral, atraídas de nuevo a la tierra únicamente cuando el cuerpo necesita alimentos, o cuando nos cambian el pañal, o cuando nos hace regresar a esta tierra el amor de las otras personas que viven aquí.

A medida que pasa el tiempo, vamos quedándonos más en el cuerpo físico y los procesos de pensar y sentir comienzan a madurar y a prevalecer cada vez más en nuestra consciencia. Cuando, finalmente, nos establecemos en el cuerpo, nuestro reto consiste en recordar que somos seres divinos a la vez que humanos.

Ésta es la esencia de este *sutra:* acordarnos de que somos –y de que siempre seremos– seres divinos que se han convertido en seres divinos humanos. La Consciencia divina emana de nuestro corazón y nos inunda el cuerpo, la mente, los sentimientos y la vida misma.

El yoga es la unificación de la consciencia en el corazón.

Cuando se consigue tomar plena conciencia de esta verdad, ya no se necesita ninguno de los *sutras* que vienen después de *yoga chitta vritti nirodáh.* Sin embargo, la mayoría de las personas necesitamos estudiar *todos* los *sutras* porque nos recuerdan quién somos *realmente,* algo que se nos olvida con facilidad. Al abrir los chakras, uno a uno, lo que buscamos es quitarnos de encima lo que nos oculta dicha verdad y acercarnos cada vez más a un vivir en consonancia con ella.

Al iniciarnos en el yoga, somos nosotras las que nos forjamos la imagen *tanto* de nosotras mismas *como* de los demás. Nunca debemos olvidarnos de que *no somos la única persona que es divina,* sino que todas las demás lo son tanto como tú, y que, aunque están en recipientes, formas y templos distintos, comparten tu misma esencia. La relación que tengas con la Consciencia divina aumentará o disminuirá de acuerdo con tu percepción y relación contigo misma *y* con los demás. ¿Ser Divino *o* ser humano? ¿Ser Divino *y* ser humano? De ti depende.

Cuantas más sean las capas con las que recubramos nuestra divinidad, más tenue será nuestra chispa, y si optamos por vivir la vida con una menor cantidad de luz en lugar de con ese infinito resplandor que brilla con luz propia, ése será el rasero con el que calibraremos todas las experiencias que tengamos en la vida.

El yoga es la unificación de la consciencia en el corazón.

Con la serenidad de un lago de montaña

Imagínate a la consciencia, en toda su pureza, como si fuera un lago de montaña de agua cristalina, mirando a cuya superficie podemos ver la imagen reflejada de las montañas que lo rodean. Esa imagen tan prístina es como nuestra naturaleza divina, en la que, cuando todo está en calma, la mente y el corazón reposan en su propia naturaleza divina y sentimos amor por todo y unidad con todo.

Pero, entonces, se levanta una ligera brisa sobre la superficie del lago y aquellas claras imágenes se vuelven ligeramente borrosas. Aunque el reflejo de la luz ya no es tan prístino como antes, aún se puede ver la imagen distorsionada de las montañas. Sin embargo, si la brisa se convierte en viento, enseguida deja de verse el reflejo de las montañas en la superficie del lago.

El viento simboliza nuestros pensamientos y sentimientos, delicados en un principio pero cogiendo fuerza. Al arreciar el viento, se remueve el fondo del lago y la claridad de sus aguas se ve reemplazada por barro y turbulencias. Puede que eso sólo suceda alguna que otra vez al principio, pero, lentamente, sin darnos cuenta, se convierte en algo cada vez más frecuente hasta que, al final, nuestra naturaleza divina deja de reflejar su luz en aquella superficie.

Al cabo del tiempo, toda esa agitación hace que las aguas se alboroten tanto que se forman bancos de arena en la playa. Del mismo modo, los pensamientos y sentimientos que tenemos construyen conglomerados de hábitos, tendencias y posibilidades que se llaman *samskaras*, los cuales se van acumulando por esos constantes remolinos de pensamientos y sensaciones. Basta con que una ráfaga de viento recoja uno de dichos pensamientos o sensaciones para que se amontone en uno de esos conglomerados, llegándose a un punto en que nuestros hábitos y tendencias están tan asentados que se pierde totalmente la vista de las montañas. Resulta difícil cambiar ese conglomerado de hábitos y costumbres –o *samskaras*–, ya que a nuestra conciencia le suele costar reconfigurar lo obvio. Puede que no nos percatemos de un cambio inesperado de las circunstancias si sólo estamos pendientes de seguir el rumbo predeterminado. Al formarse todos esos bancos de arena, sólo un vendaval tiene la fuerza necesaria para modificarlos.

El yoga es la unificación de la consciencia en el corazón.

Desde tiempos ancestrales, la flor de loto es un símbolo del desarrollo espiritual y constituye una de las imágenes más elegantes de cómo se entrelazan nuestra naturaleza divina y la humana.

La semilla de la flor de loto se planta y crece en aguas pantanosas, bajo la superficie, lejos de la luz. Aunque la luz que le llega es turbia y tenue, la planta florece porque extrae energía desde su interior. Cuando el capullo consigue atravesar esas aguas fangosas, al recibir la luz solar, por fin se abre, aunque, milagrosamente, sin el más mínimo rastro de barro en sus pétalos. Aunque se cría en el fango, no le afecta en absoluto. Por eso constituye un ejemplo de cómo podemos aprender a vivir en el mundo sin que nos influya negativamente. La flor de loto nos enseña que, por muy turbias que puedan ponerse las aguas de nuestra consciencia, de nuestro espíritu siempre puede brotar la claridad si tenemos la guía de la luz divina, aunque en nuestro loto sólo se abra una pequeña flor cada vez.

Busqué en templos, iglesias y mezquitas,
pero fue en mi corazón donde encontré a la Divinidad.

—RUMI—

Yoga chitta vritti nirodáh.
El yoga es la unificación de la consciencia en el corazón.

EXPERIMENTAR EL ESPÍRITU DIVINO EN NUESTRO INTERIOR

En una habitación con luz tenue, siéntate cómodamente y lo más cerca que puedas a un espejo.

Relájate.

Mírate un momento al espejo, a esa cara tuya tan familiar.

Deja que los pensamientos se marchen por sí solos. Concéntrate en el reflejo de tus ojos en el espejo.

Mantén una mirada relajada al tiempo que te enfocas intensamente en la imagen de tus ojos.

Puede que te resulte extraño al principio (muy pocas veces –por no decir nunca– nos miramos fijamente a los ojos en un espejo), pero como los ojos son el espejo del alma, míratelos un rato.

Sigue relajándote y suaviza la mirada.

Déjate sumergirte lentamente en tu interior hasta vislumbrar la luz divina y omnipresente.

Ya sea en voz alta o mentalmente, repite: «Soy un ser divino».

Empieza por hacer este ejercicio durante un minuto y ve aumentando a cinco minutos o más.

Seguidamente, deja que se te cierren los ojos y permanece en esa quietud. Contempla cualquier sensación o sentimiento que quizás te aflore.

¿Qué has sentido? ¿Conseguiste sentir la profundidad de la consciencia en tu interior?

Realiza esta práctica dos veces al día durante una semana y fíjate en cómo esas nuevas sensaciones y pensamientos influyen en tu percepción de tu verdadera naturaleza así como de la de los demás.

Siempre que pases por delante de un espejo o que pienses en ti, en la forma que sea, vuelve a repetir para ti: «Soy un ser divino».

I.3 *Al reunificarse en el corazón, la consciencia se aquieta y, entonces, nos establecemos en nuestra propia naturaleza verdadera: la dicha.*

Al reunificarse la consciencia y permanecer sin que nada la perturbe, se nos revela nuestra auténtica naturaleza divina en forma de dicha, la cual se traduce en un amor infinito que todo lo abarca y lo transforma. Allá donde miremos, no vemos más que el reflejo de nuestra propia naturaleza divina rebosante de dicha.

Muchas hemos tenido un atisbo de esta sensación al enamorarnos. Todo nos parece más bonito y ni siquiera los días tristones consiguen bajarnos de nuestro globo de felicidad. Irradiamos alegría y nos abrimos al mundo con claridad en nuestro interior. Al sonreírnos, la gente nos devuelve esa energía de amor que vamos irradiando, lo cual nos hace recordar quiénes somos realmente y retroalimenta ese ciclo tan maravilloso.

Hace poco, estaba intentando coordinar una serie de viajes, y como era muy complicado y el horario de los vuelos era lo más importante, llamé directamente a la aerolínea. Para variar, nada más descolgar, me pusieron en espera, con una música espantosa y, cada poco, me llegaba el mensaje de una voz artificial que me aseguraba que mi llamada era algo muy importante para ellos. Pero a medida que pasaban los minutos, cada vez me creía menos ese mensaje.

Por fin se puso al aparato un agente comercial. Aunque debo reconocer que mi combinación de vuelos era complicada de organizar, el agente iba muy lento y empecé a perder la paciencia. Entonces, mientras esperaba a que me diera por fin todos los detalles, cogí un bolígrafo que tenía por ahí y empecé a escribir: «Om Shanti» –el mantra de la paz– para recuperar la calma. Cada cierto tiempo, el hombre me decía: «Seguimos trabajando en ello» y yo le daba las gracias y seguía haciendo mi meditación por escrito.

Al cabo de bastante tiempo, volvió a hablar conmigo y se deshizo en disculpas por haber tardado mucho más de lo que él hubiera deseado (¡y yo también!). Cuando, *por fin,* quedó todo resuelto, le di las gracias y él me dijo: «Soy yo quien le da las gracias a *usted*».

«¿Pero por qué quiere usted darme *a mí* las gracias?».

«Porque hoy está siendo uno de los peores días de mi vida. Desde que me puse a trabajar esta mañana, en las llamadas que he atendido, me han tratado cada vez con más grosería. Sé que no soy muy rápido, pero hago todo lo que puedo por hacer bien mi trabajo. Pero hoy todo el mundo ha sido tan impaciente que a las cinco menos dos minutos empecé a escribir mi carta de renuncia. Pero algo me dijo por dentro que cogiera una última llamada y ésa ha sido usted. ¡Y usted ha sido muy amable conmigo, ha tenido mucha paciencia conmigo y me ha tratado hasta con respeto! A pesar de todo lo que he tardado, no se ha enfadado conmigo; y eso me ha hecho pensar que soy un buen trabajador y, gracias a su amabilidad, he decidido no dejar el trabajo. ¡Dios quiera que me toquen muchos más clientes como usted! ¡Y cuando me toque algún cliente impaciente, Dios quiera que yo tenga tanta paciencia como usted ha tenido conmigo!».

Me quedé boquiabierta. Era como si aquel hombre hubiera sentido la vibración del mantra Om shanti que me había servido para tener tanta paciencia. El amor es un hilo que nos mantiene a todos unidos. Cuando la conciencia se reunifica en el corazón, se manifiesta la realidad y nos hacemos conscientes de que todos estamos unidos en la dicha y en el amor.

Al reunificarse en el corazón, la consciencia se aquieta y, entonces, nos establecemos en nuestra propia naturaleza verdadera: la dicha.

I.4 *En otras ocasiones, nos identificamos con los rayos de consciencia que fluctúan y nos hacen sentir sufrimiento.*

Identificarnos con pensamientos y sentimientos turbios es como mirarnos en un espejo deformado o en la superficie de un lago lleno de fango. Dichas imágenes borrosas suelen verse reforzadas también por nuestro entorno. Cuando nos identificamos con el mal humor o la rabia, la mente irradia esos pensamientos hacia fuera, lo cual atrae pensamientos y personas afines, como si de un imán se tratase. Cuando nos sentimos tristes o con ansiedad, es posible que nos llamen amistades que se sientan igual. ¡Ya lo dice el refrán: «Desgracia compartida, menos sentida»!

Al tomar conciencia de que, por naturaleza, somos dicha y amor, el sufrimiento que sintamos no consigue enraizar en nosotros. Al darnos cuenta de que no tenemos por qué limitarnos a una interpretación determinada, ya no nos identificamos con el personaje de antes porque reconocemos y nos relacionamos con nuestra conciencia superior.

Imagínate que te encuentras ante una estructura gigantesca, tan grande que parece que no tenga límites y que está adornada con tantísimas imágenes, frases y palabras, que te quedas completamente enfrascada en ellas, aunque algunas de ellas puedan resultar desagradables. Entonces, al mirar un momento a tu alrededor, te das cuenta de que, en esa estructura, hay un agujerito, no mucho más grande que tu ojo. Nunca se te habría ocurrido pensar que dicha estructura tuviera también volumen, de lo llena que está de todo lo que a uno se le pueda ocurrir.

Entonces, al apoyar la frente contra ese muro, miras por el agujerito e, instantáneamente, te sientes transportada a otra realidad, a una escena increíblemente maravillosa llena de luz y de brillantes colores. En ese momento, todas aquellas imágenes y mensajes que te habían parecido tan reales hace apenas unos instantes se evaporan como cuando el sol aparece entre las nubes y el resplandor de sus rayos seca la lluvia recién caída. Cruzas ese umbral y te sientes transportada a un espacio de absoluta paz, y una vez que ya has saboreado la dicha de vivir en la belleza y el amor, el sufrimiento de antes deja de atraparte.

Poner la otra mejilla

Una vez, estaba en el aeropuerto internacional de Dulles acompañando a Mátayi Indra Devi, una de mis queridas maestras (una joven de 95 años por aquel entonces), esperando a que saliera su vuelo. Como las despedidas con sus discípulos siempre se alargaban bastante, iba ya con un poco de retraso, así que llegamos a toda prisa al control de seguridad y tiré directamente sus bolsas sobre la cinta del escáner. ¡Pero cuando le llegó el turno de pasar por el detector de metales, Mátayi se dio media vuelta y se fue justo para el otro lado!

«¡Ay, no! ¿Pero qué querrá hacer ahora?», pensé yo, contando los minutos del reloj. Pero ella, sin pensar en que se nos agotaba el tiempo, se había dado cuenta de que había allí un agente de seguridad con cara muy triste, en el que yo ni siquiera había reparado al pasar a toda prisa delante de él. Mátayi, que no medía más de metro cincuenta con los zapatos puestos, caminó directamente hacia el vigilante de metro noventa y cinco, se paró ante él, se puso de puntillas, le cogió de la corbata con las dos manos y tiró hacia abajo, como si estuviera trepando por una cuerda, hasta que sus caras quedaron a la misma altura. Asombrado, el hombre no opuso ninguna resistencia, pero yo me quedé aterrorizada. ¿Qué iba a pasar? ¿La iban a detener? ¿Tenía yo que intentar pararla?

Entonces, Mátayi soltó la corbata con una mano y, cogiendo al hombre por la nunca con la otra, le plantó todo un beso bien sonoro en la mejilla derecha, después de lo cual, lo soltó, se dio media vuelta y se vino hacia nosotras. El agente de seguridad se quedó medio tambaleándose, con una sonrisa de oreja a oreja y con cara de alucinado. Mátayi pasó seguidamente por el detector de metales como si nada y, al verme la cara de pasmo que yo tenía, se encogió de hombros y me dijo: «Es que ese hombre lo necesitaba». ¡Como si con eso quedara todo aclarado!

Si dejamos que sea el mundo el que les marque las pautas a nuestros pensamientos y sentimientos, vamos a perdernos muchos momentos de felicidad, pero si nuestro corazón es el que marca el rumbo de nuestra consciencia, nuestra vida será siempre regida por el amor.

En otras ocasiones, nos identificamos con los rayos de consciencia que fluctúan y nos hacen sentir sufrimiento.

EXPERIMENTAR QUE NUESTRA AUTÉNTICA NATURALEZA ES AMOR

Encuentra un lugar en el que puedas sentarte o tumbarte cómodamente.

Respira hondo unas cuantas veces. Envía positividad a tu vida al inspirar y suelta el aire de forma natural.

Suavemente, enfócate en el centro del corazón, que es donde se asienta la consciencia.

Observa cómo pierde su centro la consciencia al sentirse atraída por alguna sensación de incomodidad en el cuerpo, ya sea en una pierna, en un brazo o por algún tirón en la espalda o en la nuca.

Con delicadeza, vuelve a enfocar tu conciencia en el centro del corazón.

Mentalmente o en voz alta, repite: «El yoga es la unificación de la consciencia en el corazón. Me establezco en mi auténtica naturaleza, que es pura dicha».

Observa de nuevo como tu consciencia vuelve a ser arrastrada fuera de la zona del corazón, atraída esta vez por la mente y sus millares de pensamientos.

Con delicadeza, reúne tu consciencia y, con cariño, vuelve a enfocarla en el corazón.

Mentalmente o en voz alta, repite: «El yoga es la unificación de la consciencia en el corazón. Me establezco en mi auténtica naturaleza, que es pura dicha».

Observa ahora cómo la consciencia se traslada desde el corazón hacia tus sensaciones y sentimientos.

Con delicadeza, reúne tu consciencia y, con cariño, vuelve a enfocarla en el corazón.

Mentalmente o en voz alta, repite: «El yoga es la unificación de la consciencia en el corazón. Me establezco en mi auténtica naturaleza, que es pura dicha».

Repite este sutra con delicadeza cuando notes que la consciencia se desenfoca del corazón, porque te servirá para que regrese ahí.

Lentamente, respira hondo unas pocas veces y fíjate en lo feliz que te sientes al vivir desde el corazón.

Es muy bueno practicar este ejercicio al menos durante diez minutos cada día, así como repetir con frecuencia, durante el día, el sutra: «El yoga es la unificación de la consciencia en el corazón. Me establezco en mi auténtica naturaleza, que es pura dicha».

CAPÍTULO 3

Rayos de consciencia

Al entrar a formar parte del mundo físico, la consciencia se expande hacia fuera. El siguiente conjunto de *sutras* nos ayuda a comprender cómo emprende la consciencia, desde su sede en el corazón, su aventura de manifestarse en forma de sentimientos y pensamientos. El nivel de claridad de dicha manifestación constituye el marco en el que se desarrollará nuestra vida.

*Al dividirse en cinco, los rayos de consciencia se polarizan
entre agradables o desagradables.*

*Los rayos se manifiestan en forma de conocimiento, malentendidos,
imaginaciones, sueño profundo y recuerdos.*

*El conocimiento incluye las experiencias personales,
las inferencias y las introspecciones de los sabios.*

*Los malentendidos se producen cuando la percepción
es borrosa o está tintada.*

*La imaginación se activa al escuchar palabras,
ver imágenes o sentir algo.*

El sueño profundo nos sirve para desconectar
nuestra consciencia perceptiva.

Los recuerdos se producen cuando una experiencia
anterior regresa a nuestra consciencia perceptiva.

I.5 *Al dividirse en cinco, los rayos de consciencia se polarizan entre agradables o desagradables.*

A base de repetición, nuestros pensamientos y sentimientos aprenden a fluir según unos modelos predecibles que hacen que nuestra vida se enfoque en el bienestar y la felicidad, o en todo lo contrario. Hasta tal punto tenemos arraigados dichos modelos que nos resulta inconcebible un mínimo atisbo de cambio de dirección y nuestra constante identificación con ellos es lo que da forma al conjunto de creencias sobre el que se estructura toda nuestra vida.

Muchas corrientes de pensamiento afirman que las dificultades son beneficiosas y que, sin sufrir, no podemos crecer. De ahí dichos como: «El que algo quiere, algo le cuesta».

Pero quizás deberíamos replantearnos dicha filosofía de vida. Aunque *puede* que una pequeña cantidad de malestar sirva para estimularnos a crecer, ¿hasta qué punto se debe sufrir? Porque nuestro corazón siempre mantiene viva la esperanza de poder crecer en un entorno de cariño y amabilidad.

Al final de una complicada intervención dental, el odontólogo me recetó un calmante, pero yo le devolví la receta y le dije: «Gracias pero no tomo medicinas».

«Le aconsejo que se la tome porque está demostrado que incluso un dolor moderado puede hacer que la herida no se cure», me respondió mi dentista al tiempo que me devolvía la receta.

¿Y si dicho fenómeno se produjera también a otros niveles? ¿Y si nos enfocamos plenamente en los beneficios en lugar de esperar que nos los aporte el sufrimiento? Aunque nos resulte imposible determinar en qué resultarán todas las situaciones, sí que podemos escoger el efecto que tendrán sobre nosotros si las contemplamos desde otro ángulo. A esas etapas poco agradables yo las llamo «el pellizco cósmico», porque me resultan lo suficientemente incómodas como para no dormirme en los laureles pero, al mismo tiempo, no constituyen ningún auténtico obstáculo.

Sea cual sea tu conjunto de creencias, recuerda siempre que tienes la capacidad de influir sobre los patrones y sueños que tengas en tu vida. Cuando aparece un pensamiento, una sensación o se plantea una situación, de forma natural seguirá el camino del mínimo esfuerzo. En tu caso, ¿qué creencias son las que constituyen ese camino?

Imagínate que son las mismas que las de una querida amiga mía con la que quedé después de llevar bastante tiempo sin vernos y que, al preguntarle: «¿Qué tal estás?», me contestó: «Pues en mi permanente estado de gracia... ¡Sólo que esta vez, *sí que soy consciente de él!*».

Todos vivimos en un estado permanente de gracia, pero ¿cada cuánto nos acordamos de ello?

Al dividirse en cinco, los rayos de consciencia se polarizan entre agradables o desagradables.

EXPERIMENTAR CÓMO INFLUYE NUESTRO CONJUNTO DE CREENCIAS EN NUESTRA VIDA

¿Cuáles son tus creencias? ¿Te sientes más cerca de la Divinidad cuando atraviesas una crisis o cuando te sientes feliz?

¿Te buscas problemas porque piensas que te servirán para hacerte más fuerte?

Observa cómo te has montado la vida para que coincida con tus creencias. ¿Te sientes feliz de lo que has escogido?

Escoge un sentimiento, pensamiento o frase que digas a menudo, como, por ejemplo: «¡Qué dura es la vida!» o «¡Qué bonito es vivir!».

Cuenta cuántas veces la repites al día. ¿Cómo influye en tu día a día y, a la larga, en tu vida en general?

Tu vida sólo la puedes cambiar tú.

I.6 *Los rayos se manifiestan en forma de conocimientos, malentendidos, imaginaciones, sueño profundo y recuerdos.*

Al expandirse desde su centro, la consciencia forma rayos de distintas características y con distintos propósitos, los cuales, si se dispone de claridad y de un refinado sentido de la observación, pueden percibirse como aspectos bien diferenciados de una misma consciencia.

Los rayos se manifiestan en forma de conocimiento, malentendidos, imaginaciones, sueño profundo y recuerdos.

I.7 *El conocimiento incluye las experiencias personales, las inferencias y las introspecciones de los sabios.*

El primer rayo de consciencia es en forma de *conocimiento,* el cual se subdivide en tres aspectos bien diferenciados que aportan luz a los demás rayos de consciencia.

¿Podemos fiarnos de nuestra experiencia personal?

El primer aspecto del conocimiento es la experiencia personal. ¿De dónde procede? Los sentidos recogen información a través de los órganos sensoriales, la cual es interpretada por la mente y las emociones.

Cuando dicha información está en sintonía con tu cuerpo, tu mente y tus sentimientos, se te confirma que tu conocimiento es claro e identificable. Cuando vivimos centrados ahí dentro, todo el universo tiene sentido y el conocimiento se convierte en nuestro amigo fiel y estable.

Pero las cosas no resultan siempre tan fáciles. Si tenemos los órganos sensoriales y la mente turbios, nuestra percepción se verá tintada o será errónea. La mente y los sentidos pueden llevarnos a engaño.

Por ejemplo, cuando se produce un accidente del que hay cuatro testigos, habrá otras tantas versiones de lo que sucedió. ¿Cómo es eso posible, si se trata de un mismo accidente, presenciado por unas personas con idénticos órganos sensoriales y que lo vieron con sus propios ojos y lo oyeron con sus propios oídos?

No es porque dichos órganos sensoriales tengan algún defecto, sino porque la percepción individual es la que lo distorsiona todo. Cuando esa misma escena atraviesa los filtros de los pensamientos, los sentimientos y las experiencias y prejuicios personales, se convierte en tantas escenas distintas como personas la hayan presenciado. Por lo tanto, ten una pizca de precaución al fiarte de tus experiencias personales hasta que sean tan claras como el agua.

El conocimiento incluye las experiencias personales, las inferencias y las introspecciones de los sabios.

Cómo identificar las inferencias

El segundo aspecto del conocimiento es inferir. Muchas veces notamos que, en el fondo de nosotras, sabemos algo, pero no como consecuencia de un razonamiento determinado. Eso es a lo que, respetuosamente, llamamos intuición. Es la sensación de saber algo sin el respaldo de una explicación o experiencia previa alguna, sino con una validez propia.

Sin embargo, una inferencia basada en una percepción lúcida puede servirnos para discernir y tomar decisiones.

Al ver que una vaca da leche, podemos inferir que todas las vacas dan leche y creemos firmemente que, donde haya una vaca, también habrá leche. Un análisis minucioso es lo único que nos permitirá distinguir entre una vaca y un toro. Si no somos capaces de discernir, puede que nuestra inferencia nos lleve a intentar ordeñar a un toro, con lo cual no sólo no obtendremos ni una gota de leche, sino que, además, pondremos nuestra vida en peligro.

Este aspecto del conocimiento puede resultar muy poco fiable. De hecho, consideramos que muchos prejuicios que arrastramos desde hace siglos y que son sólo fruto de meras inferencias constituyen una verdad absoluta. Al enterarse de que ha cometido un crimen un individuo de una determinada minoría racial o religiosa, o nacido en una zona determinada, muchas personas se inclinan por etiquetar de criminales a todos los individuos que sean «como ése». Asimismo, si de repente te corta el paso una persona que conduce un superdeportivo, quizás empieces a maldecir mentalmente a todos los ricos.

En lugar de juzgar así a los demás, utiliza tu capacidad de inferir para beneficiar a los demás con tu positividad porque, si nos ponemos a generalizar sin criterio alguno, hacemos de los demás nuestro enemigo, y todo lo que hacemos a los demás, nos lo estamos haciendo a nosotras mismas. Busca el lado bueno de todas las cosas y todas las personas. Refina tu discernimiento y mantente con apertura de miras cuando empieces a inferir, ¡y trata siempre a tu intuición con respeto!

El conocimiento incluye las experiencias personales, las inferencias y las introspecciones de los sabios.

Reconocer el mérito de los sabios

Este aspecto nos sirve para adquirir conocimientos a partir de la sabiduría de otros, los cuales suelen haberla alcanzado gracias a su profunda comprensión o su experiencia personal.

Muchas personas consideran que, para que el conocimiento sea legítimo, tiene que haber sido escrito o enunciado por un experto o un profeta. Por eso se consultan textos sagrados como la Biblia, el Corán, los Vedas, los *Yoga sutras*, las Guitas, etcétera. Lo que viene sucediendo tradicionalmente es que algunos científicos progresistas o religiosos intuitivos formulan algún análisis o interpretación muy atrevida de algún pasaje de dichos textos, lo cual constituye todo un reto para los demás miembros de su comunidad. Si, finalmente, consiguen demostrar que sus teorías son «correctas», se convierten entonces en «la verdad», y ésas son las «verdades» que los demás aceptamos como referentes irrefutables. Ésa es la razón por la cual algunas personas necesitamos que los conocimientos nos produzcan, simultáneamente, una profunda reverberación interior.

Las escrituras se redactaron en épocas en las que muy pocos sabían leer y escribir. Antes de que aparecieran las escrituras manuscritas, la mayoría de las enseñanzas se transmitían siempre de forma oral y, con frecuencia, ante grandes grupos de personas, aunque los más fervientes seguidores las recibían personalmente del maestro. Dicha transmisión de sabiduría aclaraba todas las dudas de los seguidores porque, en aquellas épocas de tradición oral, la gente tenía una mente y unos sentimientos más refinados y menos saturados, por lo que la transmisión verbal llegaba directamente a lo más hondo del corazón.

Al plasmarse en forma gráfica, las escrituras experimentaron un permanente proceso de evolución, modificación, revisión y traducción por parte de un pequeño grupo de hombres que gozaban del privilegio de tener un alto nivel de estudios. Pero a menudo se han ido perdiendo fragmentos, se han omitido verdades y reinterpretado las historias. Es frecuente que a las mujeres les resulte difícil aceptar muchos de los conceptos de dichas escrituras a causa de sus prejuicios contra el aspecto sagrado de lo femenino. Milagrosamente, aún quedan unas pocas escrituras que son muy preciadas por instruir una verdad que sintoniza con las mujeres. De nosotras depende encontrar esas flores entre tanta paja.

Sin embargo, no hay mayor sabiduría que las introspecciones que experimentemos en nuestro propio corazón. Esa sabiduría es irrefutable, y cuanto más confiemos en ella y más la veneremos, mejor conseguirá guiarnos.

*Todas las verdades son fáciles de comprender una vez descubiertas.
Lo difícil es descubrirlas.*

—GALILEO GALILEI—

El conocimiento incluye las experiencias personales, las inferencias y las introspecciones de los sabios.

CÓMO EXPERIMENTAR LAS TRES FORMAS DE CONOCIMIENTO

Escoge un concepto o un pasaje de algún gran libro de espiritualidad, o cualquier otro texto que te sirva de inspiración.

Al leerlo, fíjate si te resuena algo en el corazón. ¿Te da la sensación de que sintonizas con ese concepto básico? ¿Te identificas más con algunos aspectos que con otros?

Sigue buscando hasta que encuentres algún pasaje o comentario que coincida con lo que tú sientes.

Si ese texto no acaba de llenarte, reformúlalo, redáctalo de otra forma o amplía la idea hasta que sientas que sintoniza contigo, para que dicho pasaje se vuelva más inclusivo y te llegue al corazón.

Cuando ese texto te susurre en el corazón, es que estás experimentando el auténtico conocimiento.

I.8 *Los malentendidos se producen cuando la percepción es borrosa o está tintada.*

El *malentendido*, el segundo rayo de consciencia, es una fluctuación muy corriente que puede amargarnos mucho la existencia porque, generalmente, nos fiamos de la interpretación del *input* sensorial que hacen nuestra mente y nuestras emociones. ¿Pero es correcta de verdad? Los malentendidos son los que perpetúan los resentimientos que se arrastran durante toda la vida. Los rencores entre miembros de una familia pueden durar años o incluso acompañarlos hasta la tumba y, a menudo, la siguiente generación no es consciente de los resentimientos que heredan de sus familiares.

Escucha atentamente con la mente y el corazón, y pide explicaciones ante la más mínima duda que te pueda surgir, pero, ante todo, ármate de mucha compasión y perdón ante los errores; porque, al final, igual resulta que ese error lo has cometido tú.

Los malentendidos se producen cuando la percepción es borrosa o está tintada.

MANERAS DE ACLARAR LAS IDEAS

Intenta recordar algún malentendido en el que te hayas encontrado últimamente. Da igual que fuera algo importante o trivial. ¿Tienes claro por qué se produjo?

Repasa mentalmente toda la situación, desde el principio, e infunde claridad allí donde antes no la había. Intenta sonreír al recordar cómo se produjo el malentendido e imagínate un final agradable para todas las personas que os visteis involucradas en él.

Cuando se produce un malentendido, ¿eres capaz de perdonar aunque fueras tú la afectada o la que se encontró en una situación incómoda?

¿Eres capaz de perdonar aunque tengas tú la razón?

¿Qué prefieres: tener la razón o sentirte feliz?

I.9 *La imaginación se activa al escuchar palabras, ver imágenes o sentir algo.*

La *imaginación* es el tercer rayo de consciencia, el cual, al activarse, se convierte en el camino que nos conduce al centro de nuestro corazón o que nos aleja de él. La imaginación nos sirve para crear innumerables experiencias, tanto agradables como desagradables. Al percibir una imagen, surge un pensamiento, una palabra o una acción, pero si está impregnada de imaginación negativa, puede perturbarnos. Por ejemplo, la forma más corriente de imaginación para muchas personas es la preocupación, y a todas nos ha entrado miedo cuando ha sucedido aparentemente algo aunque, al final, resultó no representar ningún peligro ni para nosotras ni para ninguno de nuestros seres queridos. ¿Tiendes a imaginarte siempre lo peor? Cuando la imaginación llega a tal extremo, cuesta muchísimo esfuerzo conseguir que se nos vuelvan a calmar la mente y los sentimientos.

Imagínate que vas tranquilamente a mirar tu buzón de correo y te encuentras con una carta de la Agencia Tributaria. Lo más probable es que se te hiele la sangre y sientas pánico por si te han hecho una «paralela» o te reclaman dinero. ¡Inmediatamente, te pones a pensar cómo conseguir todo ese dinero sin ni tan siquiera haber abierto aún el sobre! Entonces, con un nudo en el estómago, lo abres… ¡y de repente se te pone una sonrisa de oreja a oreja y te recorre el cuerpo una oleada de felicidad porque lees que te hacen una devolución! ¡Y además bien suculenta! Pero la preocupación y la imaginación negativa te hicieron esperar lo peor. Esa reacción tan rápida y alteradora de tu cuerpo es una de las razones por las que la imaginación y las visualizaciones se han convertido en herramientas tan importantes para la sanación. Una imagen positiva puede servirnos para que nos suba la energía y favorezca nuestra sanación, mientras que lo contrario puede alterar el correcto funcionamiento de partes de nuestro cuerpo y causarnos enfermedades.

La imaginación se activa al escuchar palabras, ver imágenes o sentir algo.

Dedicarle tiempo a fantasear

Fantasear es otra forma de imaginación que, aunque suele ser considerada una pérdida de tiempo, en realidad, según estudios científicos recientes, nos da unas minivacaciones. Cuando iba al colegio, siempre me regañaban por perder el tiempo fantaseando. ¡Quién les iba a decir que yo acabaría enseñándoles a las personas las propiedades sanadoras de dejar correr la imaginación! Todos los grandes seres –pensadores, pintores, músicos, jardineros, cocineros, madres o quien sea– se sirven de la imaginación para activar su creatividad. Lo que parece un mero fantasear es, en realidad, el tiempo más provechoso para ti, pero eres tú la que decide si formular experiencias agradables o desagradables.

La imaginación es más importante que el conocimiento.
—ALBERT EINSTEIN—

La imaginación se activa al escuchar palabras, ver imágenes o sentir algo.

CÓMO DESARROLLAR TU CAPACIDAD DE IMAGINACIÓN CREATIVA Y POSITIVA

¿Hasta qué punto utilizas tu imaginación? ¿Te imaginas siempre lo mejor para ti?

Escribe una lista de tus sueños y esperanzas como afirmación para que se te materialicen en el plano físico.

La imaginación no tiene límites. Utilízala profusamente y con todo detalle.

Si tienes algún desequilibrio a nivel físico o emocional, usa tu imaginación para crear la afirmación que te ayudará a sentirte plena y sana.

Pon los cinco sentidos al repetirte dicha afirmación porque cuanto más auténtica te parezca, más posibilidades tendrá de materializarse.

Repite y siente tu afirmación todos los días para que vaya reforzando esa nueva imagen que has creado de ti misma.

Haz esta práctica para cualquier aspecto de tu vida.

I.10 *El sueño profundo nos sirve para desconectar nuestra consciencia perceptiva.*

El *sueño profundo* nos permite desconectar de nuestra consciencia perceptiva y nos concede el lujo de olvidarnos de todo un rato. Es como soltarlo todo y tomarnos unas vacaciones de nuestros pensamientos, emociones, líos y preocupaciones. El sueño profundo es importante para mantener la salud y llevar una vida equilibrada porque eso le da un tiempo al cuerpo para repararse y para desengancharnos un rato de la mente y las emociones.

Para poder funcionar a pleno rendimiento y con cariño durante nuestras actividades diarias, es de crucial importancia poder descansar en nuestra consciencia interior mediante el sueño profundo. Cuando sentimos que hemos descansado bien, nuestras prácticas espirituales ensamblan con armonía todos los aspectos de nuestra existencia y eso nos ayuda a saber quiénes somos realmente.

Que no estemos mucho más enfermos y locos de lo que ya estamos es gracias a ese supremo regalo de entre todos los regalos que nos ha dado la naturaleza: el sueño.

—ALDOUS HUXLEY—

El sueño profundo nos sirve para desconectar nuestra consciencia perceptiva.

EXPERIMENTAR LOS EFECTOS
DEL SUEÑO PROFUNDO

¿Te has dado cuenta de cómo notas el cuerpo después de haber dormido bien toda la noche? ¿Y la mente? ¿Y las emociones?

Fíjate cómo te sientes al salir de un sueño profundo, sin tener sueños. ¿Fresca y rejuvenecida?

Fíjate cómo te sientes después de estar toda una noche durmiéndote y despertándote. ¿Cansada y, quizás, de mal humor?

¿Tiene algo que ver cómo duermes con lo que has visto, leído, hablado o comido antes de dormir?

¿Qué ha atraído a tu consciencia durante ese sueño profundo? Aunque quizás no recuerdes con detalle lo que les pasó a tu cuerpo, a tu mente o a tus emociones mientras estabas profundamente dormida, sí que notas tanto los efectos positivos como los negativos.

Observa cómo le afectan a tu vida tus hábitos de sueño.

I.11 *Los recuerdos se producen cuando una experiencia anterior regresa a nuestra consciencia perceptiva.*

Año tras año, nos pasamos el día recibiendo percepciones que se van almacenando y ordenando en nuestro interior, hasta el punto de que somos un montón de libros de recuerdos que determinan lo que son nuestro pasado y nuestro futuro, y entonces decidimos qué recuerdos tener siempre a mano y cuáles guardar en un rincón del inconsciente. Tenemos que desbrozar nuestra consciencia de ideas y conceptos negativos con regularidad para que pueda seguir evolucionando porque, si no estamos siempre alerta, acabaremos viviendo de nuestros recuerdos y ancladas en el pasado.

Sin embargo, reprimir recuerdos desagradables puede suponernos graves problemas. Aunque estén adormecidos, los recuerdos desagradables pueden activarse en cualquier momento inoportuno y hacernos revivir las sensaciones negativas de aquel episodio. Una simple palabra al conversar con una amiga puede traernos súbitamente a la memoria el recuerdo de alguna traición o de unos malos tratos. De repente, se te viene encima toda una marea de sensaciones del pasado que te desbordan. Las heridas sin curar o la rabia pueden hacer que acabes discutiendo con tu amiga y, al cabo del tiempo, al intentar comprender lo que sucedió, te das cuenta de que en realidad no tenía tanto que ver con tu amiga, sino con un recuerdo de hace mucho tiempo que reviviste en ese momento.

En cambio, los recuerdos positivos que tengamos bien arraigados pueden servirnos para sentirnos reconfortadas en medio de los problemas de la vida. Una situación que podría hacerte sentir incómoda o amenazada puede convertirse en una sensación de paz interior si te trae a la memoria algún recuerdo positivo.

Los ejercicios de yoga nos ayudan a desprendernos de recuerdos sin necesidad de exteriorizarlos ni de soñar con ellos, además de servir para fulminar pensamientos y sensaciones no deseados justo en el momento en que se están formando, evitándonos así tener que esperar a que se materialicen o que almacenarlos para otro momento del futuro.

A veces, cuando estamos sumidas en la quietud de la meditación o manteniendo un *ásana* (postura), nos surge algún recuerdo del fondo del lago de nuestros pensamientos y emociones, el cual, al igual que una burbuja, asciende y atraviesa las capas del inconsciente hasta explotar al llegar a la superficie de la mente consciente. Ahí es cuando tenemos la opción de quedarnos con él o dejarlo que se vaya. Al traer los recuerdos a la superficie en un momento de paz y relajación, podemos controlarlos en lugar de que sean ellos los que nos controlen.

Los recuerdos se producen cuando una experiencia anterior regresa a nuestra consciencia perceptiva.

EXPERIMENTAR EL REGRESO DE LOS RECUERDOS

Trae a la memoria cualquier recuerdo que quieras.

Observa qué tipo de sensaciones físicas y emocionales te acarrea.

¿Eres capaz de separar el recuerdo en sí de las sensaciones? ¿O son totalmente inseparables?

Intenta descubrir de qué parte del cuerpo te ha surgido.

Ahora, intenta soltarlo, que se vaya con suavidad.

¿Cómo te sientes ahora que ya lo has dejado marchar?

CAPÍTULO 4

Practicar y recordar

Este capítulo nos aporta la clave para alcanzar el equilibrio y nos muestra el camino de poder que nos servirá para encontrar nuestro auténtico Ser.

Abhiasa *(practicar con fervor)* y veiraguia *(recordar el Ser)*
sirven para elevar el nivel de consciencia.

Una práctica hecha con fervor, abhiasa, hace
que se desarrolle la consciencia.

Abhiasa *se nutre de mantener un ritmo constante*
y de dedicarse a ello desde el corazón.

Gracias a veiraguia, *el acto de recordar constantemente el Ser,*
desaparece cualquier anhelo.

La consciencia, al reunificarse, permanece clara e intacta,
sin que le afecten los gunas, *los cambios externos de la naturaleza.*

Eso es el máximo nivel de veiraguia.

Al desarrollar abhiasa *y* veiraguia, *el intelecto*
se refina; razonamos con claridad; la dicha se refleja

en todo y la identificación con todo lo exterior se fusiona
con la Consciencia suprema.

Al mantener una percepción consciente, nos identificamos
únicamente con la pura consciencia, que reside en el corazón.

Puede trascenderse el mundo al identificarnos
con la consciencia pura.

Dicha identificación aumenta mediante la fe,
el dinamismo, la intención, la reflexión y la percepción.

La verdad divina se le revela a quien
se entrega y se enfoca en ella.

El desarrollo de la consciencia espiritual es proporcional
a la intensidad de la dedicación.

I.12 Abhiasa *(practicar con fervor)* y veiraguia *(recordar el Ser) sirven para elevar el nivel de consciencia.*

Éstos son los dos componentes imprescindibles para reencontrar-nos con nuestro verdadero Ser. Imagina que *abhiasa* (practicar con fervor) y *veiraguia* (recordar el Ser) son las dos alas de un mismo pájaro que, al batirlas simultáneamente, como si fueran dos compañeros jugando juntos, le permite volar; y, cuando las deja aparentemente quietas, planear, pero, cuando quiere cambiar de posición, baja una y sube la otra. Estos movimientos complementarios sirven para que el pájaro pueda volar con gracia y habilidad. El ritmo es el secreto para que el pájaro mantenga la elevación, y en nuestro caso, para mantener la elevación de nuestra consciencia.

Al dedicarnos intensamente a realizar nuestras prácticas, nos sentimos inspiradas para pensar en el Ser, lo cual nos inunda de gracia y nos permite mantener un equilibrio y ritmo equilibrado en nuestra vida diaria. Al pensar en el Ser, tenemos siempre en consideración los efectos de nuestras acciones, por muy sencillas que sean; y al decidir nosotras qué es lo que queremos que nos entre en el cuerpo, la mente, el corazón y en nuestra vida, nos despojamos de todos esos hábitos sin sentido *(samskaras)* que tenemos. Por ejemplo, igual te planteas: «Si me como ahora todo esto para cenar, ¿seré capaz de levantarme mañana temprano para hacer mi *sádhana* (práctica espiritual) bien despierta?». Eso es porque eres consciente de la fuerte conexión que hay entre cenar fuerte por la noche y sentirte ligera y despierta por la mañana.

Pero para esto hace falta tiempo. Puede que, al principio, optemos por la gratificación inmediata, nos liemos la manta a la cabeza y nos hinchemos a cenar, pero la pesadez y lo espesas que nos sentiremos por la mañana nos servirán para para tomárnoslo más en serio la próxima vez que se nos plantee una situación similar porque, con esa nueva conciencia que hemos adquirido, seremos capaces de sopesar los efectos, a corto y largo plazo, de las decisiones que tomemos.

Para poder volar bien alto, el pájaro necesita batir ambas alas al mismo tiempo. Si están bien equilibradas, las dos se harán cada vez más fuertes. Por eso, cualesquiera que sean los retos que se nos planteen en la vida, si tenemos *abhiasa* y *veiraguia*, tendremos suficiente fuerza y habilidad como para planear sobre cualquier corriente.

Abhiasa *(practicar con fervor)* y **veiraguia** *(recordar el Ser) sirven para elevar el nivel de consciencia.*

I.13 *Una práctica hecha con fervor,* abhiaṣa, *hace que se desarrolle la consciencia.*

Para alcanzar niveles de consciencia cada vez más elevados, hay que aplicar *abhiasa;* hacer nuestras prácticas con fervor. A medida que se va reforzando nuestra amistad con nuestro Ser interior, van aminorando las fluctuaciones de los pensamientos y los sentimientos y va aflorando el bienestar de la verdad. Aunque los sentidos y el mundo material tiren de nosotras constantemente hacia fuera, lejos de la consciencia, la intensificación de nuestra devoción hace que crezca nuestro deseo de redescubrir esa chispa divina que llevamos dentro, hasta que llega un momento en que se convierte en aquello con lo que siempre decidimos identificarnos, sea cual sea la situación en la que nos encontremos.

Una práctica hecha con fervor, abhiasa, *hace que se desarrolle la consciencia.*

I.14 Abhiasa *se nutre de mantener un ritmo constante y de dedicarse a ello desde el corazón.*

En este punto, se nos ofrecen tres maneras de avivar y profundizar nuestras prácticas espirituales haciéndolas metódicamente. ¿Qué quiere decir exactamente una práctica hecha con fervor? ¿Qué quiere decir mantener un ritmo perseverante? ¿Y durante cuánto tiempo? ¿Un mes? ¿Un año? ¿Diez años? No existe una fórmula para responder a unas preguntas tan extremadamente personales.

Con frecuencia, las personas se sienten frustradas: «Llevo tres meses meditando y me siento exactamente igual que antes».

Entonces, yo les pregunto: «¿Cómo esperabas sentirte?».

«Pues no sé, así como muy espiritual», me responden.

Aunque no lo sepamos, lo que andamos buscando es una sensación de plenitud, una sensación con la que estamos tan familiarizadas que hasta se nos olvida que siempre nos acompaña. El rato que le dedicamos cada día a esa comunión con nosotras mismas es un elemento tan esencial de nuestra vida que, cuando no lo tenemos, sentimos que nos falta algo; que nos falta equilibrio. Por eso, el ritmo que se adquiere al hacer las prácticas puede constituir uno de los elementos de nuestra vida que más estabilidad nos aporte.

Cuando realizamos una práctica con entusiasmo y a un ritmo mantenido y constante, ya no cabe preguntarnos: «¿Medito hoy?». Ya no buscamos excusas ni razones para saltárnosla un día. Un monje benedictino, que llevaba más de treinta años dedicado a sus prácticas espirituales, me dijo una vez que, si jamás hubiera vacilado o se hubiera planteado su vocación, habría dejado los hábitos. Pero me bastó con verle simplemente la intensa sonrisa que le salía desde dentro para saber lo que se habría perdido.

Abhiasa se nutre de mantener un ritmo constante y de dedicarse a ello desde el corazón.

Al hacer algo con entusiasmo, se nos expande el corazón

Para mantener el entusiasmo, escoge una práctica que te sirva para aplicar los beneficios espirituales a tu vida diaria; que te sirva de aliento en cualquier aspecto. Si te tira más el enfoque devocional, anímate a participar en sesiones de cantos o practicar alguna técnica que te enriquezca a nivel de corazón. Si eres más intelectual por naturaleza, puede que te sientas más atraída por el estudio de las escrituras sagradas. En cambio, si te llama más algo físico, es posible que te guste más hacer *ásanas* (posturas) más dinámicas. No obstante, para experimentar un máximo de armonía, intenta que tu elección de las prácticas sea lo más equilibrada posible.

El auténtico *abhiasa* no consiste en una mera repetición de los ejercicios, sino en hacer que nuestra práctica sea tan constante como el repicar de un tambor. Pero, para abarcar la totalidad de su esencia espiritual, debemos conseguir interiorizarnos. Aunque el metrónomo marque el ritmo a la perfección, lo que hace que la música se impregne de espíritu y vida es el corazón del músico, y ese tipo de transformación se produce cuando realizamos las prácticas y honramos las tradiciones y a los maestros con nuestro más profundo respeto.

A la larga, la mayoría de las cosas que hacemos a diario –cocinar, conducir, comer, darle a alguien un beso al despedirnos– pueden acabar convirtiéndose en un acto rutinario, por lo que es imprescindible que sigamos haciéndolo todo con plena conciencia. Es posible que, al cabo de meses o años de hacer las mismas posturas, técnicas de respiración y cantos, no los hagamos con tantas ganas. ¡No dejes de hacerlos! Vuelve a hacerlos de corazón y con muchísimo cariño para que sigan siendo unas prácticas que encajen con tu forma de ser, hasta que dejen de constituir un esfuerzo porque será el corazón el que te pida hacerlas. ¡Así puede conseguirse que lo corriente se convierta en algo extraordinario!

El secreto de ser un genio es conseguir mantener el espíritu de la infancia durante la vejez, es decir, no perder nunca el entusiasmo.

—ALDOUS HUXLEY—

Abhiasa *se nutre de mantener un ritmo constante y de dedicarse a ello desde el corazón.*

EXPERIMENTAR EL RITMO
DE TUS PRÁCTICAS ESPIRITUALES

¿A qué ritmo realizas tus prácticas?

¿Es constante como el de un metrónomo?

¿Es demasiado rápido o demasiado lento? ¿Es mantenido o variable?

¿Hay algo que puedas incluir para que te salga del corazón seguir haciendo tus prácticas?

En el rincón sagrado donde las hagas, pon flores, una planta, una alfombra bonita, un cojín o una foto de la naturaleza o de algún ser elevado.

Haz todo lo que puedas para poder alcanzar la unión con el Ser divino.

I.15 *Gracias a* veiraguia, *el acto de recordar constantemente el Ser, desaparece cualquier anhelo.*

Al enfocarnos cada vez más en «recordar nuestro auténtico Ser», de forma natural nos identificamos cada vez menos con los deseos o caprichos por las cosas de fuera, una actitud que nos demuestra que no somos más que guardianas temporales de todo lo que poseemos y que nos impide atarnos a nada. Así logramos que nos entusiasmen todos los regalos que nos hace la vida. Puede que, en un principio, nos sintamos algo incómodas al renunciar a nuestras posesiones, pero con la gracia que nos aporta el hecho de acordarnos de nuestro Ser divino, conseguimos recuperar rápidamente nuestro equilibrio emocional.

Al pensar en el Ser, o mantener *veiraguia*, empezamos a brillar y resplandecer como un diamante. Millones de años de presión sobre un montoncillo de carbón sólido lo han transformado en un diamante puro y transparente que refleja y refracta la luz y que, al actuar como un prisma, la divide en los colores del arcoíris que se derraman sobre todo y todos sin excepción ni discriminación *(vi-*

veka). Aunque también da la impresión de que un diamante adopta el color del objeto que se le acerca, al retirarlo, el diamante recupera su aspecto incoloro. De forma semejante, cuando nuestra mente y nuestro corazón son un reflejo de nuestra auténtica naturaleza, nunca se nos teñirán de forma permanente, por muchas cosas que adquiramos.

Cuando esto nos queda claro, adoptamos con entusiasmo todo lo que potencia nuestra luz y nos alejamos de lo que la reduce. Al liberarnos, nos sentimos cada vez más en sintonía con el fluir natural de las cosas materiales y observamos cómo nos llegan la mayoría de las cosas que anhelamos. Disfrutamos plenamente de los tesoros del mundo mientras los tenemos, pero sabedoras de que no son nuestra esencia, no nos apegamos a ellos. A su vez, cuando les llega el momento de desaparecer, abrimos los brazos de par en par y los dejamos marchar. Sin embargo, en ninguna de estas dos circunstancias nos salimos de nuestro centro porque sabemos quiénes somos realmente.

La prueba de fuego para dicho concepto es cuando estamos lejos de nuestras amistades y seres queridos, sobre todo si no es algo que hayamos deseado o si es de forma permanente. Donde antes había amor en nuestro corazón, ahora sentimos un gran vacío y, en momentos así, hay que ser muy fuertes para recuperar y mantener nuestro equilibrio, algo que nos puede resultar más fácil si reservamos un lugar en nuestro corazón para el amor de dichas personas y si continuamos con nuestras prácticas.

Gracias a veiraguia, *el acto de recordar constantemente el Ser, desaparece cualquier anhelo.*

¿Es posible apegarse al desapego?

Veiraguia suele traducirse como «desapego», lo cual es una burda mala interpretación que lleva a evitar situaciones o personas basándose en traducciones que nos indican qué es lo que no hay que hacer en lugar de decirnos qué es lo que tenemos que hacer. Dicha interpretación de *veiraguia* insta a mantener una actitud fría y desinteresada –«desapegada»– para que los demás no nos hagan daño ni podamos desarrollar apegos negativos. Sin embargo, esta postura conlleva una enorme carga de miedo e inseguridad, y constituye justamente todo lo contrario a esa unificación a la que nos conduce el corazón.

También puede suceder que empecemos a alejarnos de algunas de «las cosas dulces» de la vida en un intento de ser más «espirituales», porque muchas personas asocian la espiritualidad con la introversión o, incluso, con ser un poco ariscas. Pero es también una interpretación errónea porque somos seres divinos *y* humanos. ¡La espiritualidad es la pareja de baile de la naturaleza que se expresa en forma de alegría!

Gracias a veiraguia, *el acto de recordar constantemente el Ser, desaparece cualquier anhelo.*

¿Y qué son todos esos anhelos? ¿De dónde nos vienen? ¿Cómo consiguen incrustarse en nuestros pensamientos y sentimientos? Al nacer, estamos en un estado permanente de *veiraguia* en el que recordamos fácilmente que somos luz y, a través de nuestros grandes ojos abiertos de par en par, nuestra pureza e inocencia de corazón se proyectan en forma de una sensación de asombro, al tiempo que experimentamos una exquisita sensación de indefensión y somos totalmente incapaces de llevar a cabo los actos más básicos del cuidado personal como bañarnos, comer, vestirnos y mover el cuerpo. Aún somos incapaces de valorar el mundo así como de aceptar o rechazar la imagen que éste tenga de nosotras. Pero, lentamente, nos vamos haciendo más independientes y empezamos a explorar el mundo. Entonces comenzamos a comprender las críticas y nos damos cuenta de que vivimos rodeadas de enjuiciamientos por hechos tan sencillos como ensuciar los pañales o babear al comer. ¡Se ha comenzado a escribir nuestro manual de lo que se puede y no se puede hacer!

«Los niños, de azul; las niñas, de rosa».

«Las niñas juegan con muñecas y los niños con camiones».

«La gente de tal sitio son ladrones y malas personas».

«Sólo este colegio es bueno».

Al estar tan intensamente identificadas con nuestra naturaleza divina a esa tierna edad, empezamos a sentirnos confusas. ¿Es que no somos seres divinos y los demás también? ¿Voy a tener que cambiar esta realidad divina por esta conciencia terrenal? ¿Acabará por convertirse este decálogo de reglas en mi imagen principal?

La familia y nuestros profesores siguen inculcándonos reglas basadas en su propia forma de pensar y en sus prejuicios sociales porque consideran que están obligados a ello. Lo hacen por el cariño que nos tienen y porque desean prepararnos para vivir en la sociedad. Pero, desgraciadamente, a lo largo de miles de años, las reglas le han robado su puesto al amor y, al internalizar cada vez más tradiciones y pautas sociales, nos vemos abocadas a pasarnos la vida intentando quitarle su predominancia a las reglas sociales y dársela a nuestra esencia divina.

Tres características de la consciencia individual (*chitta*)

Aunque a *chit,* la conciencia universal, no le afectan ninguno de todos estos condicionamientos, empieza a alejarse de nosotras a medida que se nos va desarrollando la conciencia material y con lo que nos quedamos es con *chitta,* la conciencia individual, la cual se compone de tres grupos: *buddhi, manas* y *ahámkara.*

Buddhi es el intelecto y la intuición; *manas* hace referencia a la percepción sensorial, y *ahámkara* es el ego que se percibe a sí mismo como entidad individual. La coordinación de todo ello nos sirve para razonar, para percibir el mundo, para funcionar y para crecer según nuestras necesidades individuales.

Buddhi, como aspecto de discernimiento e intuición, no tiene gustos ni aversiones por nada, sino que almacena información que, seguidamente, transmite a *manas* (los sentidos) o al *ahámkara* (el yo individual). Asimismo, está en sintonía con nuestro conocimiento interior, pero no quiere ni necesita nada para sí mismo, puesto que lo experimentamos como un claro reflejo de la consciencia (el nombre *Buddha,* que significa «el iluminado», proviene del término *buddhi).* Por su parte, *manas* hace de receptor de datos sensoriales y rige los sentidos de la vista, oído, gusto, tacto y olfato, pero al ser incapaz de discernir por sí mismo, le transmite toda esa información sensorial a *buddhi* para que la clasifique y valide; o al *ahámkara,* para que actúe.

El *ahámkara* es el sentido del «yo» y de «lo mío», lo cual suele denominarse el ego. Es la parte que recibe la información de *manas* (sentidos) y de *buddhi* (discernimiento). Es quien se encarga de desear o rechazar lo que le envían: «quiero esto» o «eso no lo quiero». En el mundillo espiritual, el ego tiene mala reputación por ser esa parte de nuestra consciencia individual que divide y separa en lugar de unificar. Pero para poder funcionar en el mundo físico, se necesita tener un ego sano y radiante para que nos enseñe a lucir nuestra auténtica naturaleza de tal forma que los mundos exterior e interior se puedan reunificar y fluir en armonía.

Hace un día precioso y vas andando por la calle. Te sientes excepcionalmente plena y en armonía con tu entorno. Entonces, tu *manas* empieza a recibir una señal procedente de un órgano sensorial –la nariz, en este caso– de que algo huele muy bien. Ese olor activa tu sentido del olfato y se te empieza a hacer la boca agua, lo cual alerta a *buddhi,* el cual intenta identificar ese aroma y dice: «Huele a canela, que se suele usar para hacer pasteles y bollos».

Al involucrarse más sentidos, los ojos se fijan en las palabras de un escaparate cercano y *buddhi* reconoce la palabra «pastelería». En este punto, trabajan ya juntos la vista, el olfato y el gusto. Entonces, los ojos se enfocan en una masa pequeña y redonda, sobre la que hay unas pequeñas partículas con aspecto pegajoso; y, al procesarse esa información, se identifica todo eso como «pastelito árabe con pistachos».

Sin embargo, en tu *buddhi* está almacenada la decisión de no tomar nada que tenga azúcar durante un par de semanas y, entonces, el *ahámkara* (el yo), que lleva todo el día distraído y disfrutando sin fijarse demasiado en lo que pasaba, al llegarle la percepción del pastelito árabe, pega un bote y grita: «¿Pastelito árabe?», porque esas palabras le han llamado la atención. «¿Dónde? ¿Dónde hay pastelitos árabes?». Entonces, conecta de inmediato con los sentidos *(manas)* y, haciendo caso omiso de *buddhi* (discernimiento), les ordena a tus piernas que se pongan en marcha hacia la pastelería, donde la mano coge un pastelito árabe y el *ahámkara* ordena a la boca que se abra y mastique. ¡El sabroso deleite apenas dura unos segundos! Pero, entonces, *ahámkara* retoma su compromiso de no comer azúcar y esta vez tendrá menos fuerza porque ha sido muy fácil saltárselo.

Como podemos ver, los tres aspectos trabajan juntos y el que más te influye es el que hayas reforzado y respetado más. Si dejas que predominen el discernimiento y la intuición, en lugar de intentar satisfacer a tu ego y a los sentidos, el fruto que obtengas será una mayor plenitud.

Pero hay veces en las que optas por no hacer caso a la razón y dejarte llevar por los deseos, como en el ejemplo que acabamos de poner. En ese caso, no te sientas culpable por tu decisión ni te fustigues pensando en lo malo que es eso para ti, porque con eso sólo conseguirás no disfrutar del momento y será malo para la salud. La culpa *va en contra* del desarrollo espiritual. ¡Si decides comerte algo que previamente habías decidido evitar, pues disfrútalo a tope! ¡Si no, el ego, que era el que quería comerse eso, lo que intentará ahora es que no lo disfrutes! Así que sé tú quien le engaña al ego y disfruta de la experiencia.

El arrepentimiento y la culpabilidad no son más que otra forma de anhelo; anhelar el pasado, anhelar tener una segunda oportunidad después de haber tomado una decisión. Pues, en vez de eso, piensa en tu propio Ser y recuerda que has seguido tu propia elección.

Gracias a veiraguia, *el acto de recordar constantemente el Ser, desaparece cualquier anhelo.*

CÓMO RECORDAR EL SER, *VEIRAGUIA*

Escribe una lista de todo lo que sea importante para ti. Primero, las personas; después, las cosas. ¿Seguirías cuidando de las personas y cosas de tu lista si fueras siempre consciente de que eres un ser divino? Si decidieras que tu mayor prioridad es recordar tu naturaleza divina, ¿podrías ocuparte de los demás incluso mejor y con más cariño?

Imagínate que estás con una amiga en un restaurante y que le insistes en que pida tu plato favorito. ¿Qué se te pasa por la cabeza y qué sientes al decirte la camarera que sólo queda una ración para una persona? Tu amiga te dice de inmediato: «Pídetelo tú, que yo me pido cualquier otra cosa». ¿Le insistes en que se lo pida ella o tienes la sensación de que ese plato te corresponde «a ti»?

Si te parece que esa situación es demasiado fácil, prueba con algo que te cueste más. ¿Cómo crees que reaccionarías si te enteras de que a una persona menos preparada que tú le han dado el ascenso que te correspondía «a ti»?

¿Y si la persona que esperabas que te invitara al mayor acontecimiento del año resulta que ha invitado a otra?

Fíjate en tus reacciones ante las muchas cosas que suceden en la vida diaria.

A medida que ese recuerdo de tu naturaleza divina vaya ahondando sus raíces en tu consciencia, es posible que se te planteen retos para poner a prueba la solidez de tu experiencia.

¡Acuérdate siempre de tu auténtico Ser, cualquiera que sea la situación en la que te encuentres!

I.16 *La consciencia, al reunificarse, permanece clara e intacta, sin que le afecten los* gunas; *los cambios externos de la naturaleza. Eso es el máximo nivel de* veiraguia.

Cuanto más nos acordemos de nuestro Ser divino, más brillante serán los destellos que produzca nuestro diamante. Al establecernos en dicha luz, dejan de afectarnos los cambios que se producen en el exterior.

Una vez más se nos aconseja que nos fijemos en cómo interactúan los tres *gunas* o atributos de la naturaleza: *tamas* (inactividad); *rayas* (hiperactividad); y *sattva* (equilibrio), de los que ya hemos hablado en el *sutra* I.1. El mundo entero y todo su contenido giran en torno a estos tres estados, pero eso no nos afectará en absoluto si conseguimos acordarnos de nuestro Ser en todo momento.

Todo lo que hay en la naturaleza, incluido el ser humano, sigue este movimiento cíclico ininterrumpido de tiempos y cambios. El incesante juego de los tres *gunas* se asemeja a esas olas que, después de romper en la orilla, vuelven rápidamente a unirse con el resto del mar. De hecho, se le suele llamar «el mar del *samsara*» (el mar del nacimiento y de la muerte). Impotentes ante el poder de los tumultuosos cambios de este espejismo que nos mantiene atrapadas aquí en la tierra, experimentamos una serie de lecciones de gran valor y, al anhelar equilibrio y estabilidad, primero observamos ese constante movimiento que nos impide reunificarnos con nuestra naturaleza esencial y, seguidamente, lo trascendemos.

Nuestra mente y nuestras emociones están en tecnicolor

Al identificarnos con los *gunas* (en lugar de con nuestro auténtico Ser), esa luz tan pura se refracta y derrama todo un arcoíris de colores *(varnas)* sobre la mente y los sentimientos, el cual colorea, literalmente, nuestra forma de pensar y de sentir, así como nuestro lenguaje.

La manifestación más extrema de *tamas,* el estado de inactividad, se manifiesta en una incapacidad de tomar decisiones o en forma de un cansancio o un miedo que nos dejan paralizadas. El atributo positivo de *tamas* es su capacidad de atraernos hacia nuestro interior, lo cual nos aporta el descanso del sueño profundo durante la noche.

Rayas, o hiperactividad, es nuestro constante compañero en el mundo de hoy. Ya sea literalmente o en sentido figurado, nos hace ir corriendo de un lado para otro y experimentar el mayor número posible de cosas de entre el infinito número de opciones que existen. Activo principalmente durante el día, *rayas* alcanza su punto álgido al mediodía. El mejor momento de realizar cualquier actividad, incluso comer y digerir, es mientras sea *rayas* el que predomine. Su aspecto positivo es que, al probar muchas cosas y explorar muchas posibilidades, conseguimos vencer la pasividad de *tamas* gracias al movimiento de la energía (aunque no sea de la forma más eficaz) hasta conseguir, finalmente, tomar una decisión, ya sea como opción propia o por omisión.

Sattva es cuando predomina el equilibrio. También puede describirse como una «quietud dinámica», un estado en el que la actividad y el descanso están presentes en perfecta armonía.

Cuando interactúan *tamas* y *rayas,* suele predominar uno de los dos, cada uno dominando cómodamente en su propio terreno.

Cuando los *gunas* fluyen con naturalidad, disfrutamos de equilibrio en nuestra vida, pero nos atascamos cuando, en nuestro interior, *rayas* y *tamas* chocan con el delicado fluir de la naturaleza. Un perfecto ejemplo de este caso es el insomnio. *Tamas* es el *guna* que rige la noche, la parte del día en que nos retiramos a descansar. Sin embargo, si tenemos la mente acelerada y dominada por *rayas* a la hora de acostarnos, no conseguiremos conciliar el sueño porque la mente, al estar agitada por la influencia de *rayas,* es incapaz de cesar su actividad y entregarse al *tamas* que el cuerpo necesita. Eso hace que el cuerpo también se vea arrastrado a un estado rayásico, que se sienta agitado y pierda parte del tiempo de recogimiento que tanto necesita. Si ayudamos a que se nos calme la mente haciendo cosas tranquilas unas pocas horas antes de acostarnos, nos será más fácil entregarnos a ese maravilloso sueño profundo, la máxima expresión de *tamas.*

Cuando nos sobrepasamos usando la energía de *rayas* y nos saltamos la fase de retraimiento que nos ofrece la noche, *tamas* se infiltrará en nuestras horas de actividad, haciendo que nos sintamos cansadas o que no consigamos concentrarnos bien y tengamos ganas de acurrucarnos en el sofá y echarnos una siesta. Los días nublados en los que no sale el Sol suelen invitan a que *tamas* nos afecte más intensamente.

Los tres *gunas* están presentes constantemente en la naturaleza en distintos porcentajes. Aunque lo ideal sería que nuestro temperamento consiguiera mantenerse todo el tiempo en *sattva,* suele haber demasiadas fluctuaciones. Incluso hay momentos en los que nos cuesta un triunfo activar las cualidades de *sattva* en nuestra vida, pero en cuanto lo conseguimos, el mundo se convierte en un lugar donde pueden coexistir en armonía actividad e inacción.

Alcanzamos un nivel de consciencia más elevado cuando sentimos la acción en la inacción, y la inacción en la acción.

—BHÁGAVAD GUITA—

La consciencia, al reunificarse, permanece clara e intacta, sin que le afecten los gunas, los cambios externos de la naturaleza. Eso es el máximo nivel de veiraguia.

Mediante la práctica continuada del yoga, el cuerpo, la mente y las emociones consiguen ir estrechando los márgenes de *tamas* y de *rayas*, lo cual le permite a *sattva* predominar y que empiece a manifestarse la transformación producida por la intensa práctica del yoga.

La mente, las emociones y la Luna

Para ayudarnos a comprender mejor este concepto, fíjate en la luna y sus ciclos. Vista desde la Tierra, en según qué momento del mes, la Luna aparenta ser mitad luz y mitad oscuridad (en realidad, como resulta difícil ver la mitad oscura, nos parece que sólo hay media Luna). Ése es el momento de *sattva*, de equilibrio entre la luz y la oscuridad. Pocos días después, la luz va aumentando hasta iluminar la Luna entera y ahí es cuando predomina *rayas*. Ese máximo de luz de la Luna hace que la mente y las emociones alcancen también un máximo de actividad. Quien trabaje en un hospital puede dar fe del caos que se vive cuando hay Luna llena: los pacientes están más inquietos y en las urgencias hay mucha más gente. A partir de ahí, la luz empieza a menguar hasta llegar a la Luna nueva, que es cuando predomina *tamas*. Con esta Luna oscura o nueva, la mente y las emociones están más introspectivas y, en casos extremos, podemos sentirnos de mal humor o incluso llegar a deprimirnos.

Muchas veces, *tamas* se hace pasar por *sattva*. ¿Nunca te ha pasado que esa sensación que creías tener de quietud y satisfacción era, en realidad, falta de ganas o incluso un poco de depresión? Aunque quizás consigas engañar a los demás, en el fondo tú sabes que lo que sientes no es ni mucho menos tranquilidad. Con *tamas* suele haber una falta de conciencia dinámica mientras que la energía de *sattva* es vigorosa y estable. Cuando nos domina *tamas*, tenemos que pasar por *rayas* para llegar a *sattva*.

Cuando te sientes dominada por la pereza, es posible que una amiga te diga que te levantes y que *hagas algo*, lo que sea, con tal de activarte la energía. Muchas veces nos quedamos paralizadas *(tamas)* por no querer cometer errores y no saber qué hacer, pero al activar *rayas*, aunque puede que demos muchos pasos en falso, al menos nos estaremos moviendo y, entonces, si conseguimos quedarnos quietas un momento, descubriremos que, milagrosamente, volvemos a sentirnos centradas y llenas de *sattva*.

Al obtener la maravillosa visión del Ser, se nos revela que la naturaleza se caracteriza por estar en constante cambio. Mediante el recuerdo, alabamos esa Divinidad inmutable en su eterna danza con nuestra siempre cambiante cualidad humana.

Al alcanzar la plenitud, todo nos es dado.

—*Tao Te Ching*—

La consciencia, al reunificarse, permanece clara e intacta, sin que le afecten los gunas, los cambios externos de la naturaleza. Eso es el máximo nivel de veiraguia.

EXPERIMENTAR EL EFECTO DE LOS *GUNAS* (ATRIBUTOS DE LA NATURALEZA) EN LA MENTE Y EN LAS EMOCIONES

Observa tu mente y tus sentimientos a lo largo del día. Habrá momentos en que te sentirás introvertida y otros en los que estarás activa y dinámica.

¿Sientes que estás en sintonía con el guna *predominante en cada momento del día? ¿Sientes que ese* guna *te sirve para lo que tienes que hacer en ese momento?*

Cuando te sientas inestable, identifica cuál es el guna *que te está afectando.*

Quédate en silencio unos pocos minutos e imagina que recuperas tu equilibrio interior.

Si te sientes tamásica, haz algo para activarte el cuerpo o la mente, o ambos.

Cuando te sientas rayásica, haz algo para tranquilizarte como, por ejemplo, escuchar música suave o, simplemente, respirar hondo unas cuantas veces.

No te dejes llevar por las ganas de seguirle la corriente al guna *que esté predominando. Con el tiempo, al encontrar maneras para alcanzar estabilidad en la vida, descubrirás un camino de probada eficacia que te conduzca a* sattva.

I.17 *Al desarrollar* abhiasa *y* veiraguia, *el intelecto se refina; razonamos con claridad; la dicha se refleja en todo y la identificación con todo lo exterior se fusiona con la Conciencia suprema.*

I.18 *Al mantener una percepción consciente, nos identificamos únicamente con la pura consciencia, que reside en el corazón.*

I.19 *Puede trascenderse el mundo al identificarnos con la consciencia pura.*

I.20 *Dicha identificación aumenta mediante la fe, el dinamismo, la intención, la reflexión y la percepción.*

I.21 *La verdad divina se le revela a quien se entrega y se enfoca en ella.*

I.22 *El desarrollo de la consciencia espiritual es proporcional a la intensidad de la dedicación.*

CAPÍTULO 5

Bhakti yoga

Ejercitarse en el yoga de la devoción

El *bhakti yoga* o yoga de la devoción es una de las maneras más accesibles y placenteras de fusionarnos con el infinito, ya que, para muchas de nosotras, es algo omnipresente y que engrana a la perfección con nuestro temperamento.

El amor y la devoción sin límites nos aúnan
con la Consciencia divina.

La Consciencia divina, al igual que el Sol, brilla con luz propia.

La Divinidad es la esencia de todo conocimiento, sabiduría y amor.

Conocimiento, sabiduría y amor son los maestros
omnipresentes en todos los seres.

Al repetir el sonido sagrado, se manifiesta la Consciencia divina.

Al vocalizarlo con gran devoción, el sonido sagrado
nos revela nuestra naturaleza divina.

Al repetirlo con total fe, brilla, resplandeciente, la luz interior.

I.23 *El amor y la devoción sin límites nos aúnan con la Conciencia divina.*

Aquí se nos revela, en forma de *bhakti yoga*, el secreto de cómo desencadenar el poder de la devoción. *Íshvara pranidhana* –fusionarnos con la Divinidad mediante una suprema devoción– es un concepto tan importante que aparece varias veces en los *Yoga sutras*.

El camino eternamente resplandeciente de la *bhakti*

De una forma muy sistemática, los *Yoga sutras* nos introducen en ese camino, para muchos misterioso, de la devoción llamado *bhakti yoga*. De hecho, el mensaje es tan sencillo que hace que resulte casi extraño tener que enseñarnos a hacer algo tan natural como abrir nuestro corazón, ya que, al fin y al cabo, llegamos a este mundo con el corazón en la mano. Sin embargo, cuando dicha apertura no se cultiva, se va cerrando y, generalmente, no llega a mantenerse más allá de la infancia. Por eso los *sutras* nos animan a cultivar continuamente ese maravilloso don.

El *bhakti yoga,* en sus distintas formas, es la práctica que más gente adopta en todo el mundo. ¡De hecho, el *bhakti yoga* –y no el *hatha yoga*– es el tipo de yoga que más se practica en todo el mundo! Quizás se deba a que cualquier persona, desde la más inocente a la más lista, está capacitada para descubrir los secretos del corazón.

A menudo se comete el error de pensar que la *bhakti* es un camino para personas con un temperamento muy emocional y suele asociarse con escenas de gente llorando o cantando embelesados ante un altar de la Divinidad. Aunque eso sea *uno* de los aspectos de la devoción *bhakti,* no debe confundirse *devoción* con *emoción*. La Divinidad resplandece en todos los seres en forma de auténtica devoción y amor.

Al desarrollar nuestra propia forma de devoción, la mayoría reconocemos que hay *algo más;* más allá del «yo». Al ser testigos de algo muy impactante como, por ejemplo, al contemplar la infinitud del océano desde la orilla o al presenciar el nacimiento de un bebé, nos embargan sentimientos de gratitud y humildad, y experiencias así son las que nos hacen conectar con el corazón.

Al igual que esa preciosa flor que abrirá mañana pero que hoy permanece aún encerrada dentro un delicado capullo, muchas de nosotras tenemos latente nuestro corazón expandido. Al igual que el capullo de esa flor, nuestro corazón, para protegerse de las inclemencias del mundo, se arrebuja en una especie de capullo de seda donde también oculta su Divinidad. Sin embargo, al nutrirlo sin cesar a base de una profunda devoción, dicho capullo se va desarrollando con gran cautela hasta que, finalmente, acaba por florecer en toda su grandeza y belleza.

*Amar quiere decir no temerle nunca a las galernas de la vida.
Si intentáramos proteger los cañones del terreno de dichos
vientos huracanados, jamás podríamos contemplar
la belleza de sus paredes.*

—Elisabeth Kübler-Ross—

El amor y la devoción sin límites nos aúnan con la Consciencia divina.

Cómo aprender a amar al amor

A diferencia de lo que sucede con otras prácticas, que incluyen instrucciones específicas, para el amor no hay caminos que sean buenos ni malos porque cualquiera puede expresar, a su manera, la inmensidad de amor por la Divinidad y la creación que siente en su corazón. Al adoptar este rumbo con delicadeza, con frecuencia el corazón identifica a la Divinidad con alguna forma humana. Al hablar con personas del mismo credo sobre su relación con la Divinidad, siempre me han parecido muy interesantes las distintas formas de vivirla que tiene cada cual: como madre, padre, amigo/a o como algo completamente distinto. Mientras que algunas personas identifican a la Divinidad con un nombre y una forma determinados, para otras no tiene ni lo uno ni lo otro. Muchas se imaginan que es una especie de consciencia cósmica que está en algún rincón remoto del cielo, mientras que para otras adopta una forma humana mucho más cercana.

Es frecuente que la Divinidad se exprese a través de una persona o de una escritura sagrada, la cual quizas la describa como una persona iracunda, cariñosa, rencorosa y apasionada, todo al mismo tiempo. ¿Cuál de ellas es la descripción acertada? ¿No será quizás que estamos proyectando nuestros rasgos y características humanas sobre la Divinidad? ¿Es posible que la Divinidad encarne todas esas características? Ten cuidado al escoger el aspecto de la Divinidad con que identificarte porque «nos convertimos en lo que pensamos». No obstante, sea cual sea la manera que escojas para expresar tu devoción, *bhakti* constituye una de las formas más naturales de identificar a la Divinidad omnipresente.

A partir de la devoción a una forma externa, descubrimos que la Divinidad *también* mora en nuestro interior. Puede que, al principio, se manifieste en una pequeña parte de nosotros, generalmente al hacer algo de forma altruista. Cuando le hacemos un favor a alguien, puede que reconozcamos que el mérito le corresponde a la Divinidad de nuestro interior y exclamemos: «¡No es a mí a quien hay que darle las gracias!», al tiempo que hacemos un gesto con las manos apuntando hacia el cielo. ¿Qué sucede, en cambio, cuando alguien nos regaña? Que agachamos la cabeza, le echamos la culpa a nuestra predominante percepción «humana» de quién somos y afirmamos: «Ha sido culpa mía. No sirvo para esto».

Al final, aunque quizás después de pasarlo mal muchas veces, alcanzamos una nueva etapa de la evolución espiritual en la que reconocemos que la Divinidad y nosotras somos una única entidad, tanto en las cosas que hacemos bien como en las que no. ¡El gran reto que tenemos por delante es aceptar que esa misma Divinidad también habita en todos los demás seres!

El corazón de una mujer

La devoción es algo que valoran mucho prácticamente todas las tradiciones y cuyo símbolo más frecuente es un corazón; y en particular, es el corazón de una mujer el que suele utilizarse como símbolo estándar de la devoción y el amor. Ya de muy pequeñas, las niñas expresan un cuidado y una afectividad intuitiva y natural hasta por las criaturas más pequeñas.

La maternidad se considera la más elevada expresión de amor y compasión. En el cristianismo existe desde siempre la imagen recurrente de la virgen con el niño, incluso en épocas en las que abundaban representaciones de la ira de Dios, porque sus seguidores necesitaban de una imagen de compasión a la que poder abrir sus corazones para que intercediera ante la iracunda figura del padre. En dichas ocasiones, la madre aplaca tanto al hijo como al padre. Cultiva el amor y la devoción y verás cómo transforma a todas las personas de tu entorno.

Los dos corazones de una mujer

La mujer está agraciada con lo que a menudo se conoce como «el corazón de la matriz», que se conecta con el «corazón pulsante» mediante la intuición y los sentimientos. Dicho legado de amor es tan potente que tiene la capacidad de alojar una nueva vida. Cada uno de esos dos corazones alberga la sagrada esencia de la consciencia. Al sentir un amor infinito, se nos expande hasta tal punto la enorme capacidad del corazón «pulsante» que, con su excedente, nos alimenta tanto a nosotras como a los demás. Me llevé una gran alegría al encontrar, en el Antiguo Testamento de la Biblia, un ancestral intento de expresar la Divinidad como *hirania garbha* o «el útero dorado»: la esencia de todos los seres que reside en el corazón.

Muchas mujeres notan que, cuando su corazón de la matriz empieza su metamorfosis para albergar una nueva vida, aumenta también la capacidad de amar y sentir devoción en su corazón «pulsante». Llega un momento en que la gestante siente tres corazones en su interior: su corazón pulsante, su corazón de la matriz y el corazón de esa nueva alma que habita en su útero. ¡Tres pozos de amor divino! ¿Y aún nos sorprende que le resplandezca la cara a una embarazada? Todo el mundo se le acerca porque, con esos tres corazones funcionando en su interior, constituye directamente una fuente de amor divino.

Cuando se trata de amor y devoción, la clave está en la maternidad. Pero incluso las que nunca hayamos dado a luz físicamente, estamos interiormente capacitadas e intuitivamente preparadas para criar. Sin embargo, hacemos más caso, y con demasiada frecuencia, a los valores racionales que ocultan el poder de nuestra intuición, en vez de prestarle atención al canto de nuestro corazón. Pero podemos ser agraciadas con la capacidad de abarcar ambos aspectos, haciendo así del amor y de la devoción los fundamentos de nuestra vida.

El amor y la devoción sin límites nos aúna con la Consciencia divina.

Una de las formas más sinceras de expresar la devoción es mediante la plegaria. Intenta recordar alguna vez que hayas recitado una plegaria, de forma distraída, en tu rincón de oración. Aunque repitieras las palabras, probablemente lo hiciste únicamente con los labios, pero no desde el corazón. Para que una oración alcance su máximo poder, debe brotar del corazón.

Una humilde ofrenda de gran devoción

Durante el crepúsculo, justo antes del amanecer, después de cumplir con el ritual del baño, las humildes mujeres de la India empiezan a confeccionar tortitas de estiércol y, acompañándose de cánticos y con el corazón deshaciéndose de amor y devoción, las moldean hasta convertirlas en bolas de considerable tamaño. Después de infundir la Divinidad en dicho excremento animal, colocan con toda delicadeza una flor en la parte más alta de dicho montículo y, seguidamente, hacen una ofrenda de agua, arroz y pétalos de flores para infundirle aún más divinidad a la recién aparecida forma del Dios Ganesha, el dios con cabeza de elefante que elimina los obstáculos.

Aunque, desde nuestro punto de vista occidental, esto nos parezca una práctica estrafalaria a la vez que antihigiénica, si sólo lo contemplamos desde dicha perspectiva, nos perderemos toda la capacidad de transformación personal que se oculta en ese sencillo acto de devoción.

El amor sólo puede ser verdadero cuando
uno percibe que todo es uno mismo.
—SRI SUAMI SATCHIDÁNANDA—

Al beber agua, piensa en el manantial del que brotó.
—PROVERBIO CHINO—

El amor y la devoción sin límites nos aúnan con la Consciencia divina.

EXPERIMENTA EL RITMO
DE TUS DOS CORAZONES

Siéntate o túmbate cómodamente en una habitación tranquila.

Escoge un cántico u oración sencilla que te llegue directamente al corazón.

Coloca una mano sobre tu corazón pulsante y la otra sobre el corazón de la matriz. (Se puede invocar esta energía aunque no tengas matriz física).

Respirando hondo, recita dicha oración, ya sea en voz alta o en silencio, y empieza a sentir la energía en ambos corazones.

Observa si dichas energías tienen distinta calidad.

A medida que sigues respirando y recitando, ¿sientes equilibrarse las dos energías?

Desde dicho equilibrio, siente cómo fluye el amor que sientes por tu propio hijo o persona querida.

Seguidamente, expande lentamente ese amor hacia los demás hasta que abarque todo y a todos.

Quédate sumida en dicho equilibrio todo el tiempo que te apetezca.

Puedes repetir esta práctica en cualquier momento del día en que notes que no sientes amor. Así podrás integrar a la Divinidad en tu día a día.

I.24 *La Consciencia divina, al igual que el Sol, brilla con luz propia.*

Si la Divinidad ya está siempre en nuestro corazón, ¿por qué tenemos que invocarla? Cuando se nos encoge el corazón, nos tapa la Divinidad que tenemos dentro, pero al dejarle expandirse, se nos revela la Divinidad, a lo cual llamamos milagro. Pero el auténtico milagro es conseguir superar las dudas y experimentar que todo es posible con un corazón abierto y lleno de cariño.

La Consciencia divina, al igual que el Sol, brilla con luz propia.

I.25 *La Divinidad es la esencia de todo conocimiento, sabiduría y amor.*

I.26 *Conocimiento, sabiduría y amor son los maestros omnipresentes en todos los seres.*

En la antigua tradición del yoga, al maestro espiritual se le denomina *satguru* o maestro de la verdad. La palabra *gurú* se compone de dos partes: *gu*, que nos oculta nuestra luz verdadera; y *ru*, que elimina lo que nos la oculta. Aunque, tradicionalmente, este término se reservaba exclusivamente para hacer alusión a un maestro espiritual del más alto nivel, hoy en día forma parte de nuestra habla corriente y hasta puede encontrarse en la sección de economía de los periódicos.

Nuestro primer gurú es nuestra madre, porque nos enseña en qué consiste el amor y el mundo. Dedicada a su nuevo tesoro, nos cuida sin prejuicios ni expectativas y nos nutre de su infinito amor. Desde la seguridad del corazón de nuestra madre, se nos acerca a la sabiduría de nuestro padre y, más adelante, con el profesorado de nuestro colegio, comienza nuestro estudio de los innumerables conocimientos del mundo hasta que, finalmente, se nos revela que el universo entero es nuestro maestro omnipresente, una universidad de gigantescas proporciones.

¿Un maestro es siempre un gurú?

A lo largo de la vida vamos conociendo toda una variedad de «maestros» que nos aportan educación y formación. Los conocimientos intelectuales corrientes nos los proporcionan los *uppa gurús* (profesores mundanos), y la mayoría hemos tenido la suerte de tener algunos o algunas que han sido todo un referente en nuestra vida, mientras que, con otros u otras, se nos hacía un nudo en el estómago cuando sonaba la campana para entrar en clase.

Los maestros o profesores mundanos obtienen sus conocimientos de libros y de los profesores que ellos tuvieron a su vez, y se limitan a transmitir toda esa información a los demás, sin añadirle, por regla general, ningún matiz personal porque, durante su formación, les indicaron que no interpretaran nada, sino que se dedicaran a transmitir los hechos tal y como se les habían enseñado a ellos. Aunque el profesor o profesora no suele ser un experto en la materia, sí que están capacitados intelectualmente para enseñarnos determinadas asignaturas que nos ayuden a desarrollar nuestra capacidad de comprensión.

Aunque está bien que un profesor o profesora de las cosas del mundo tenga todas esas cualidades, no basta con eso para ser un maestro o maestra espiritual porque, en este caso, deben experimentar personalmente lo que enseñan, ya que el poder emana de la verdad.

Encontrar un verdadero maestro en el ignoto terreno de la espiritualidad es toda una aventura, porque la relación que tengamos con él o ella tendrá que ser muy profunda y basada en un fuerte compromiso. Puede que no seamos capaces de abarcar la amplitud de conocimientos necesarios para alcanzar el despertar, especialmente en estos tiempos de escepticismo en los que no se valora la importancia de tener un maestro vivo. Un/a auténtico/a *Satguru* no se contenta con difundir los conocimientos que haya adquirido, sino que también debe poder transmitir *shakti* (energía) desde sus propias enormes reservas, para ayudarnos a que prenda nuestra propia llama interior.

Mi gurú, Suami Satchidánandayi, solía decir que él era como un cultivo de yogur. Nosotros, los discípulos, éramos la leche que se calentaba con el fuego de nuestras prácticas y, en el momento adecuado, él nos transmitía parte de su *shakti* al tocarnos en la coronilla, como quien introduce un poco del cultivo de yogur en la leche. Esa transmisión de *shakti* servía para que empezara a desarrollarse nuestra propia energía, alimentada por nuestra devoción. Dicho cultivo se mantenía hasta que maduraba y transformaba la leche en yogur, acercando nuestra consciencia humana a la Divinidad. Con el tiempo, nosotros/as estamos también capacitados/as para transmitir parte de ese cultivo a los demás. El gurú inicia al discípulo, el cual, a su vez, se convierte en gurú y así es como se perpetúa el ciclo. El yoga es una tradición milenaria en la que el poder de las enseñanzas se transmite siempre directamente de gurú a discípulo.

La Divinidad es la esencia de todo conocimiento, sabiduría y amor.

Conocimiento, sabiduría y amor son los maestros omnipresentes en todos los seres.

Pero escoger el maestro adecuado no resulta siempre tan fácil como una querría. Si estás buscando a uno, el primer punto de tu lista de condiciones debe ser que sea íntegro. Muchos maestros espirituales nos envían el reflejo de sus enseñanzas y acciones mediante un espejo que nos muestra *tanto* quién somos realmente *como* la grandeza de la esencia de nuestra naturaleza. Otros, en cambio, mediante sus acciones, nos muestran *justamente aquello en lo que nosotras no queremos convertirnos*. Pero ambos sistemas son igualmente válidos. Sin embargo, actualmente se habla mucho de los gurús que les exigen a sus discípulos llevar una vida ejemplar que, en cambio, ellos mismos no practican. Antes de entregarle toda tu fe a un maestro espiritual, observa cuidadosamente hasta qué punto posee los rasgos mundanos y divinos que tú quieres emular.

También es muy importante que busques un maestro/a que desee que tú lo superes, pero no alguien que desee mantenerte eternamente como discípula. Aprende todo lo que puedas de tu gurú en tantos niveles de existencia como seas capaz y permítele, a él o ella, que sea el vínculo que te reconduzca a la esencia de todas las enseñanzas: la luz que existe en tu corazón; porque, cuando se prende esa llama, el auténtico *satguru* te debe dejar bien claro que él o ella no te ha dado su propia luz, sino que tan sólo te ha ayudado a redescubrir esa luz de la Divinidad que resplandece en todo y en todos. El objetivo de encontrar a un gurú y aprender de él o de ella no consiste en convertirnos en sus esclavas, sino en *liberarnos*. «El gurú aparece cuando el discípulo está preparado». A este famoso dicho se le suele añadir una coletilla realmente acertada: «¡Cuando el discípulo está preparado, el gurú desaparece!».

¡Que el gurú te acompañe!

No siempre hace falta estar físicamente cerca del gurú o maestro, o ni tan siquiera que él o ella esté en un cuerpo físico, para que te transmita su *shakti*. Son muchas las almas evolucionadas que nos guían desde otros lugares físicos y otras esferas, porque en el terreno de lo sutil, no hay fronteras. Podemos recibir ayuda espiritual tanto de alguien del pueblo de al lado como de esos extensos horizontes que nos quedan por explorar. Desde hace miles de años hay devotos que reciben auténtica guía espiritual para encontrar su esencia divina de seres como Jesucristo, Buda, Shiva, Sri Krishna, Sri Radha, Sri Durga, Sri Lakshmi, Kuán Yin o la Virgen María. Ésa es la razón por la que los *sutras* nos dicen que el maestro de todos los maestros, el gurú de todos los gurús, es conocimiento, sabiduría y amor; infinito, eterno, puro e inmutable ante el paso del tiempo.

¡Que el amor sea tu maestro!

—RUMI—

La Divinidad es la esencia de todo conocimiento, sabiduría y amor.

Conocimiento, sabiduría y amor son los maestros omnipresentes en todos los seres.

EXPERIMENTA TU RELACIÓN CON EL GURÚ INTERNO O EXTERNO

Siéntate tranquilamente y deja que te vengan a la memoria todos los gurús y maestros que te han instruido en el pasado y los que te guían ahora.

¿Qué lecciones has aprendido? ¿Cómo actuar y cómo ser?

¿Hubo algunos que te enseñaron lo que no hay que hacer y cómo no hay que ser mediante sus palabras o su conducta?

Contemplando tu camino espiritual desde el momento presente, ¿crees que un gurú o maestro te ayudaría a enriquecer tus prácticas y a profundizar más en ellas?

El primer paso para atraer a un gurú o a un maestro es saber que estás preparada para aceptar que alguien te guíe.

Establece tu objetivo y ábrete de corazón.

Si ya tienes un gurú o maestro, ¿eres capaz de aceptar sus enseñanzas de todo corazón?

¿Aplica tu gurú o maestro sus enseñanzas a su propia vida?

¿Te permite que desarrolles plenamente tu personalidad?

Renueva tu compromiso con el conocimiento, la sabiduría y el amor, y considéralos tus maestros supremos.

I.27 *Al repetir el sonido sagrado, se manifiesta la Consciencia divina.*

Somos una sociedad eminentemente oral, se dice que la «palabra» es más poderosa que la espada. Actualmente, ya no se cumple el viejo refrán de que las palabras hieren más que las piedras, porque está a la orden del día denunciar inmediatamente a cualquiera por supuestas injurias. El poder de las palabras se ve reflejado en cómo nos afectan emocionalmente. Mientras que una palabra amable puede hacernos sonreír durante horas, otra cargada de crueldad nos hace llorar. Este poder de las palabras puede observarse también en los textos sagrados.

El *Rig Veda* dice: «Al principio estaba *Brahman* [Conciencia divina] en forma de sonido y ese sonido era ciertamente el supremo *Brahman»;* lo cual es prácticamente idéntico al principio de la Biblia: «En el principio era el Verbo, y el Verbo era Dios y el Verbo estaba en Dios». Muchas veces se siente una vibración especial cuando visitamos algún antiguo lugar de peregrinación. Cuando nos quedamos sentados en un templo o en una iglesia, sentimos una exaltación en la mente y el espíritu. Todo eso es el efecto de muchos miles de sinceras oraciones que impregnan el ambiente de una vibración sagrada. Las oraciones en lenguas antiguas producen esa vibración de forma especialmente pronunciada al recitarlas de todo corazón y con la mente bien concentrada. Incluso al visitar un templo de otra tradición puede sentirse esa sublime sensación de bienestar.

Desde el principio de los tiempos existen vibraciones o pulsaciones que, al final, se convierten en sonidos audibles. Ese tipo de vibraciones sonoras sagradas se llaman mantras. Un mantra es un nombre *(nama)*, una forma *(rupa)* y una acción *(karma)* de la Consciencia divina. Muchos mantras no tienen un significado literal, aunque puede que nosotras se lo asignemos porque nuestra mente necesita manejar «significados». El propósito de un mantra es trascender la mente invocando un sonido celestial, lo cual nos transporta a un nivel de comprensión superior.

Actualmente, el término «mantra» ha pasado a formar parte de nuestra lengua hablada y se utiliza para hacer referencia a una palabra que, al ser pronunciada, ejerce su poder y trasciende nuestros pensamientos, sentimientos y nuestra visión común del mundo.

Al repetir el sonido sagrado, se manifiesta la Consciencia divina.

Repite al escuchar, escucha al repetir

Las oraciones y sonidos sagrados de la antigüedad de cualquier tradición son llamadas que nos animan a embarcarnos en un viaje hacia la Divinidad. «Om» y «amén» contienen un profundo sentimiento de presencia divina. Asimismo, las vibraciones de paz de la expresión sánscrita *om shanti* se corresponden con el término hebreo *shalom*, que significa «paz». Es como si todas estas vibraciones nos unificaran, aunque diverjan nuestras tradiciones.

Una maravillosa vibración que podemos escoger es *amor*. ¡Qué sensación tan maravillosa nos entra cuando alguien nos dice las palabras: «Te quiero»! El amor es una vibración presente en todos los idiomas del mundo. Repítelo en francés, *amour*; o en italiano, *amore*; o en inglés, *love*. Escoge «amor» o cualquier otra expresión que te reverbere por todo el cuerpo al repetirla y repítela, en silencio, cien, doscientas veces al día.

Esta técnica de repetir una oración, palabra o sonido sagrados se llama *yapa*. Con cada repetición, sintonizamos un poco más con nuestra auténtica naturaleza. Al oírlo, verlo y decirlo, se nos expanden el cuerpo, la mente y el mundo a la vez que prende nuestra luz interior.

«Om»: El sonido sagrado de la conciencia universal

«Om» es el mantra sagrado de la Divinidad que se repite y venera como el sonido primordial del que emanan todos los demás y que despierta la Consciencia universal. Visto así, es el gurú de los sonidos, el cual invoca a la Consciencia divina en todos y cada uno de los sonidos.

El *Mándukiópanishad* habla largo y tendido sobre el significado de «Om». En un intento de explicar su sencilla esencia, lo divide en cuatro sonidos y etapas: *A, U, M* y el sonido que trasciende toda pronunciación verbal.

A es el principio de todos los sonidos. Suele ser el primer sonido que emiten los bebés, ya que basta con abrir la boca y decir «ah». Es un sonido que se produce con la parte posterior de la lengua. Seguidamente está el sonido *U*, que se obtiene al estirar los labios hacia delante; y, finalmente, al cerrar los labios y los dientes, se produce el sonido *M*.

A-U-M constituye una trinidad similar a otras mucho más conocidas: cuerpo, mente y alma; crear, preservar, destruir; pasado, presente, futuro; los tres *gunas*; Madre, Padre, Dios; la Santísima Trinidad; etcétera. «Om» reúne a las tres partes en un único y sencillo sonido.

Una vez terminada de pronunciar dicha trinidad, se sigue echando lo poco que queda de aire pero sin ningún sonido perceptible. Ésta es la cuarta parte de «Om»: *anahath,* el sonido que no se pronuncia; la vibración previa y posterior a cualquier sonido. Si escuchamos atentamente después de repetirlo, podemos sentir cómo resuena el *mmm,* a veces como una vibración constante y, otras, oscilante. Es el sonido de nuestra fusión con el infinito. Es el *pránava,* el sonido del prana, la energía divina.

Cualquier otro mantra sánscrito proviene de esa vibración esencial que es «Om». Al ser algo tan sutil, se le suelen añadir otros mantras o vibraciones para poderlo experimentar con mayor facilidad, como, por ejemplo, «Om shanti» o, también, «Om namáh Shiváia».

Al cabo de un tiempo de hacer *yapa* o repetición constante del mantra, éste comienza a repetirse por sí sólo, fase en la que simplemente disfrutamos de escucharlo. Eso se llama *ayapa* y es el sonido de la propia regeneración de la energía universal.

Al hacer *yapa,* todas las células del cuerpo y toda la mente vibran con ese sonido y adoptan sus cualidades. Aunque hoy en día existen impresoras que dibujan modelos geométricos que corresponden a los sonidos que se emiten, dicho concepto ya existía hace siglos en forma de la repetición de un mantra. Al repetir «Om» y otros mantras, se forma un modelo geométrico llamado *iantra* (o también *mándala*). Al ver dichos dibujos sagrados a través del tercer ojo, los yoguis los plasmaban en papel y en piedra. Hoy en día se siguen utilizando los *iantras* como ayuda para concentrar la mente y meditar.

Verdad sólo hay una. Caminos hay muchos.

—Vedas—

Al repetir el sonido sagrado, se manifiesta la Consciencia divina.

CÓMO REPETIR Y ESCUCHAR «OM» PARA EXPERIMENTARLO COMO CONSCIENCIA DIVINA

Siéntate tranquila y cómodamente en una silla o en el suelo.

Mantén alineadas la cabeza, el cuello y la columna vertebral. Expande el chakra del corazón.

Respira hondo unas pocas veces para calmar el cuerpo, la mente y las sensaciones.

Empieza a repetir el sagrado mantra *«Om» de cuatro maneras distintas:*

Primero, inspira profundamente y pronuncia la O más tiempo que la M: OOOOOOOMMM.

Esto sirve para activar los chakras (centros de energía) de tierra y para sentir que tenemos una base bien estable.

Repítelo varias veces.

En segundo lugar, inspira profundamente y pronuncia la O y la M la misma cantidad de tiempo: OOOOOMMMMM.

Esto sirve para equilibrar los chakras de tierra y los superiores.

Repítelo varias veces.

En tercer lugar, inspira profundamente y alarga el sonido de la M: OOOMMMM.

Esto sirve para elevar la conciencia hacia los chakras *superiores para meditar.*

Repítelo varias veces.

En cuarto lugar, inspira profundamente y repite «Om» alargando el sonido M *igual que antes y, entonces, deja que salga todo el aire sin producir ningún sonido, escuchando únicamente:* OOOMMMMM...........

Esto sirve para ascender a los niveles más elevados de consciencia.

Repítelo varias veces.

Quédate en silencio y escucha, consciente de que eres un ser divino.

I.28 *Al vocalizarlo con gran devoción, el sonido sagrado nos revela nuestra naturaleza divina.*

Para conseguir reunificar todo nuestro ser, el sonido sagrado tiene que hacer resonar las cuerdas de nuestro corazón. Por lo general, lo que nos suele pasar al repetir una oración es que tenemos la mente y el corazón en otras cosas y la oración se queda en un mero movimiento de los labios. Pero para recibir auténticamente la gracia, todos los niveles de nuestro ser deben funcionar al unísono.

Al vocalizarlo con gran devoción, el sonido sagrado nos revela nuestra naturaleza divina.

I.29 *Al repetirlo con total fe, brilla, resplandeciente, la luz interior.*

En realidad, el secreto consiste en repetir un mantra o hacer una práctica espiritual de todo corazón. Puede que al principio estemos muy pendientes de pronunciar bien el mantra o de recitar bien la oración y, de tanto querer «hacerlo a la perfección», puede que no le pongamos el principal ingrediente, que es la devoción; porque el auténtico poder proviene del corazón.

Al repetirlo con total fe, brilla, resplandeciente, la luz interior.

EXPERIMENTA EL CANTO DE TU CORAZÓN

Siéntate cómodamente en una silla o en el suelo.

Escoge un mantra o una oración que te haga sentir que el corazón se te llena de amor. Aunque no entiendas el significado, lo más importante es el sentimiento.

Empieza repitiendo ese sonido sagrado en voz baja.

Al cabo de un rato, cuando ya te hayas acostumbrado al sonido y a la sensación de su vibración, sigue repitiéndolo con mucha delicadeza y concentración, con los labios y la lengua, como susurrándolo desde el corazón.

Ahora, para interiorizarte aún más, repítelo en silencio desde el corazón. Siente su vibración en cada pulsación de tu corazón. Mantente así unos pocos minutos.

Siente cómo esa vibración se desborda en tu corazón e inunda todo tu ser. Así, mientras estés haciendo tus quehaceres de ese día, el mantra seguirá repitiéndose con cada pulsación de tu corazón.

Siéntelo como algo cercano y querido. Sele fiel y te revelará el secreto del poder del universo.

CAPÍTULO 6

Las cuatro cerraduras
y las cuatro llaves

Cómo mantener la ecuanimidad

Estos *sutras* tratan sobre los posibles desequilibrios que podemos experimentar a nivel físico, mental y emocional, porque son un impedimento para reconocer nuestra auténtica naturaleza. Para ello, se ofrecen distintas maneras de evitarlos así como de recuperar ese precario equilibrio, en caso de haberlo perdido. También nos sirven para comprender por qué se suele decir que estar en el camino espiritual es estar pendiente de un hilo.

Un desequilibrio a nivel físico, mental o emocional suele
impedirnos percibir nuestra auténtica naturaleza.

Dichos desequilibrios pueden causarnos desasosiego, preocupación,
alterarnos la respiración y hacernos perder la esperanza.

Dichos desequilibrios pueden evitarse al realizar fielmente alguna
práctica sagrada.

Para preservar la apertura del corazón y la tranquilidad mental,
desarrolla las siguientes actitudes:

Amabilidad con los que son felices.
Compasión por los que no son tan afortunados.
Respeto por los que personifican nobles cualidades.
Ecuanimidad ante aquellos que son lo contrario a tus valores.

Se puede recuperar y mantener el equilibrio
haciendo espiraciones lentas y relajadas;
o enfocando la atención en un objeto que nos motive;
o desarrollando la devoción por la luz suprema
y rebosante de dicha que reluce en el interior;
o al recibir la gracia de un gran ser que irradie
cualidades divinas;
o reflexionando sobre la sensación de paz surgida
durante una experiencia, un sueño
o durante el sueño profundo;
o dedícate a hacer cualquier cosa que te expanda
y satisfaga el corazón.

I.30 *Un desequilibrio a nivel físico, mental o emocional suele impedirnos percibir nuestra auténtica naturaleza.*

I.31 *Dichos desequilibrios pueden causarnos desasosiego, preocupación, alterarnos la respiración y hacernos perder la esperanza.*

I.32 *Dichos desequilibrios pueden evitarse al realizar fielmente alguna práctica sagrada.*

Estos *sutras* se entienden fácilmente y no necesitan de más comentarios. (¡Aunque quizás no resulte tan fácil llevarlos a la práctica!).

I.33 *Para preservar la apertura del corazón y la tranquilidad mental, desarrolla las siguientes actitudes:*

Amabilidad con los que son felices.
Compasión por los menos afortunados.
Respeto por los que encarnan nobles cualidades.
Ecuanimidad ante aquellos que son lo contrario
a tus valores.

He aquí una buena dosis de consejos prácticos que nos sirven para incorporar los valores espirituales más elevados a nuestra vida diaria. Muchas veces hay cosas que nos distraen cuando hacemos las «prácticas formales», es decir, posturas de yoga, técnicas de respiración o de meditación. Sin embargo, puede resultarnos más fácil gestionar dichas distracciones si las reducimos a nuestro ámbito privado porque, cuando salimos de nuestro espacio sagrado, el mundo nos presenta muchos más retos.

Este *sutra* nos ofrece cuatro llaves de un valor incalculable, que, al introducirlas en las cerraduras adecuadas, nos abrirán unas puertas que nos servirán para mantenernos interiormente en calma en cualquier circunstancia de la vida. ¡Pero el mayor reto consiste en acordarnos de que *las llaves para acceder a nuestra propia paz, las tenemos nosotras!*

Tras una primera lectura de este *sutra*, puede que pensemos: «¡Ah, esto es fácil! ¡Claro que yo reaccionaría así también!». Al empezar a aplicar estos sutiles principios en nuestra vida, podemos caer en el autoengaño de creernos que somos más amables y comprensivas de lo que en realidad somos, pero nos resultará realmente fácil cuando nuestros pensamientos, nuestras palabras y nuestra conducta concuerden perfectamente con ellos.

Estas llaves también pueden servirnos para reaccionar ante nuestras propias acciones, las cuales pueden resultar incluso más complejas que las de los demás. Cuando se entromete nuestra mente con sus prejuicios, ¿conseguimos desbancarla con el corazón? Vamos a analizar cómo pueden ser algunos de esos retos.

Como es lógico, puedes utilizarlos como ejemplo de cómo afrontar los retos que te plantee la vida.

Amabilidad con los que son felices

Imagínate que has quedado con una amiga que hace mucho que no ves. Después de preparar el pícnic, vas al parque para que te cuente cómo le ha ido en todo este tiempo. Al encontrar el sitio perfecto, estiras el mantel en la hierba, pones toda la comida y empezáis a disfrutar de lo rica que está y de la maravillosa compañía. Después del segundo bocado, ya te sientes satisfecha tanto a nivel físico como emocional.

Pero, entonces, viene un señor y se sienta muy cerca de vosotras; se enciende un puro enorme y, después de un par de caladas con cara de felicidad, se recuesta en la hierba con una sonrisa de oreja a oreja al tiempo que su humo si dirige directamente a vuestra comida y a tu nariz.

Antes de hacer nada, observa tu mente. ¿Te sientes molesta o, incluso, enfadada? «¿Pero por qué tiene *éste* que ponerse justo al lado nuestro e intoxicarnos con ese humo pestoso?». ¿Estás empezando a juzgarlo? ¿Estás pensando lo inconsciente que debe ser ese hombre para ser capaz de hacer algo así? «¿Lo estará haciendo a posta para molestarme?».

Seguramente te ha subido la tensión y te han bajado las defensas, no por las toxinas del puro, sino por todos esos sentimientos y pensamientos que se han apoderado de ti.

Pues, ahora, dale una oportunidad a tu corazón y vuelve a mirar al hombre y a observar la situación. Él tiene aspecto de estar feliz, relajado y en paz con el mundo al darse ese gusto. ¿Seguro que quieres cambiar la onda y estropear ese buen rato con tu amiga reaccionando con rabia y fariseísmo? Porque ésos son unos sentimientos de los que puedes tardar horas en recuperarte.

Prueba, en cambio, a abrir tu corazón para poder abordar su felicidad con tu amabilidad. Es decir, con una vibración de amabilidad, dile al hombre que te alegras de que esté disfrutando tanto de su puro tan caro, pero que, como a ti también te gustaría poder disfrutar de tu comida, pregúntale si no le importaría echar el humo en otra dirección o, mejor aún, irse a fumárselo a otro sitio. Lo más normal es que su respuesta se corresponda con la energía y las palabras que tú expreses.

Aunque la mayoría de las situaciones que te encuentres en la vida no sean tan dramáticas como ésta, el remedio sigue siendo el mismo. Intenta anular la indignación que se te apodera de la mente con tu deseo de sentir amor por todo el mundo, y alucinarás con los resultados.

Compasión por los que no son tan afortunados

La palabra «compasión» es maravillosa, delicada y amable. Se compone de dos partes: *com,* que significa «con» y *pasión,* que significa «una intensa emoción, tanto agradable como desagradable». Muchas veces es difícil identificar el tipo de pasión que sentimos e incluso, a veces, nos encontramos con que sentimos las dos al mismo tiempo.

La compasión es una forma de amor infinito porque nada consigue alterarla ni limitarla. Aunque se suele ensalzar como una virtud de una pequeña minoría, ¿es realmente así? Las mujeres solemos tener un don natural para irradiar cariño y compasión; una compasión sincera que, a menudo, se extiende a personas que se encuentran en unas circunstancias tremendas que no tienen forma de cambiar.

¿Qué puede llegar a dominarnos entonces hasta el punto de anular dicha cualidad natural? Hay momentos en los que dudamos de si ayudar o no a una persona que es infeliz y que necesita el bálsamo de nuestra compasión. ¿Pueden nuestras propias preocupaciones y tensiones dejar a nuestro sentimiento de compasión en un segundo plano?

Una situación que nos crea ansiedad y que puede lograr que nos olvidemos de nuestra naturaleza compasiva es cuando llegamos tarde a algún sitio. Cuando vamos con prisas, cualquier cosa que nos haga retrasarnos lo más mínimo nos aumenta la ansiedad. Creo que a todo el mundo le ha pasado esto: estamos esperando porque el semáforo está en rojo y, en el instante que cambia a verde, ¡quitamos el pie del freno y estamos a punto de apretar a fondo el acelerador para salir disparadas! ¡Pero los demás coches no se mueven! Nos aumenta el nerviosismo por momentos. Sacamos la cabeza por la ventanilla y estiramos el cuello lo más que podemos para ver qué pasa e, incluso, tocamos un poquito el claxon. «¿Pero qué le pasa? ¿Por qué no se mueve si el semáforo está en verde? ¡Seguro que está despistada o hablando por el móvil. ¡Venga, mujer, tira ya! ¡Que no puedo pasarme aquí todo el día». El cuerpo se nos ha inundado de adrenalina.

Pero, entonces, al acelerar a todo gas cuando el semáforo está cambiando de ámbar a rojo, por el rabillo del ojo ves que una mujer ciega, acompañada de su perro guía, está acabando de cruzar la calle y subiendo a la acera. *¡Ésa era la razón de la lentitud en arrancar!* Esa misma lentitud que te ha puesto de los nervios, te ha llenado de ansiedad y hasta te ha llegado a enfadar. Al fijarte en la mujer y en su perro guía, se te vuelve a enternecer el corazón, y toda esa rabia y mal humor se ven reemplazados por compasión.

Pues la próxima vez que te encuentres en una situación parecida, acuérdate de esta historia, dale el beneficio de la duda y deja que la compasión sea la que conduzca tu coche.

Compasión por los menos afortunados

Cuando decidimos que el sufrimiento de alguien es genuino, la intensidad de nuestra compasión por esa persona depende de hasta qué punto consideramos que «ella misma tiene la culpa». Pongamos que una amiga tuya viene a contarte sus penas después de haber sido despedida de un tercer trabajo. Pero como resulta que los tres despidos se han producido porque la pillaron «tomando prestado» dinero de la caja para gastos menores, tú piensas: «¡Pues si es que ha cogido el dinero y la han pillado! ¿Por qué hará esas tonterías, con lo lista que es esta chica? ¡Y tampoco es que le haga tanta falta el dinero! ¿No?». Con todos esos juicios y críticas en mente, piensas en lo que le vas a decir al verla, en un tono de «amor severo». Pero el problema es que a ella ya la han regañado y humillado por lo que ha hecho y, al encontrarse sin trabajo otra vez y tan desanimada, ha venido a verte en busca de compasión y cariño. Es el momento perfecto para que te replantees toda la situación y el papel que debes desempeñar. Deja que tu corazón pare toda esa retahíla de críticas y piensa: «¡Qué triste está la pobre! Se siente rechazada y avergonzada, y sabe que ahora le costará mucho más encontrar otro trabajo por el mal currículum que tiene». Lo que tienes que hacer es calmarla con compasión en lugar de hacer de madre regañona para que escarmiente. Haga lo que haga la gente, estés tú de acuerdo o no, déjales siempre bien claro que disponen de tu cariño.

> *Mediante la compasión, comprendes que todos*
> *los seres humanos son iguales que tú.*
>
> —SU SANTIDAD EL DALÁI LAMA—

Compasión por los menos afortunados

Nuestra forma de tratar a los demás suele ser un reflejo de cómo nos tratamos a nosotras mismas. Si sentimos compasión por las personas de nuestro entorno, nos será más fácil aplicárnosla a nosotras mismas cuando seamos nosotras la causa del problema.

¿Te has equivocado de tecla alguna vez en el ordenador y borrado, sin querer, el trabajo que llevas horas haciendo? ¿O quizás pensabas que habías programado el horno para que se calentara a una hora determinada y, al llegar tus invitados, descubres que la cena no se ha hecho? En momentos así y, sobre todo, en los más serios, es de crucial importancia sentir compasión por nosotras mismas. En lugar de empezar a despotricar contra ti misma, párate un momento y dite con dulzura, como si le hablaras a una niña: «No pasa nada, cariño. Podemos encargar la cena por teléfono». Ahí es donde vas a necesitar todo el cariño y compasión de los que seas capaz. Aunque para muchas de nosotras, la compasión es una calle de un solo sentido –siempre de nosotras hacia afuera–, ¡deja que la calle dé la vuelta y trata a todo el mundo con el bálsamo de tu compasión, empezando por ti misma!

La compasión por mí mismo es el mejor remedio que conozco.
—THEODORE ISAAC RUBIN—

Respeto por los que poseen nobles cualidades

Gracias a Internet y a todos los medios de comunicación, revistas y libros electrónicos, hoy en día la mayoría de nosotras tenemos la suerte de disponer de una abundancia de información histórica que nos permite conocer a grandes seres y acceder a sus legados. Tenemos una fuente de inspiración casi ilimitada que, además de hacernos gozar y servirnos para admirar sus cualidades, nos infunde ánimos al demostrarnos que es posible alcanzar semejante grandeza, porque si algunos pueden lograr semejantes hazañas, ¿por qué no también los demás? En gran medida, lo que necesitamos para alcanzar lo extraordinario es ánimo e inspiración. ¿Quiénes son algunos de estos grandes seres? Posiblemente podemos coincidir en algunos de ellos. Personas como la madre Teresa de Calcuta, Martin Luther King Jr., Mahatma Gandhi, Nelson Mandela fueron la fuente de inspiración para que se produjeran milagros en nuestro mundo y, gracias a ellos y a sus legados, toda la humanidad ha ascendido algunos peldaños. Pero también existen en nuestro entorno innumerables heroínas y héroes que poseen grandes virtudes de forma humilde y de los que apenas sabemos nada.

Todas tenemos tanto limitaciones humanas como nuestra propia grandeza. De nosotras depende en qué aspectos nos enfocamos porque cuanto más nos fijemos en las cualidades más elevadas de los demás, más amplios serán nuestros horizontes. Cuando nos invade el desánimo, se nos anquilosan nuestras cualidades al tiempo que subimos a los demás a un pedestal: «¡Impresionante el talento que tiene! ¡Yo nunca conseguiré bailar así!». «¡Qué bien cocina! ¡A mí, en cambio, siempre se me quema todo!». Pero también puede darse que, debido a nuestra inseguridad, encontremos cualquier excusa para menospreciar a los demás. «Vale, puede que sea una gran líder pero, de tanto dedicarse a su trabajo, tiene a su familia abandonada».

En lugar de esto, intenta encontrarle buenas cualidades a todo el mundo, aunque quizás algunas tengamos que hacer de arqueólogas y cavar muy hondo. Pueden ser cosas tan sencillas como fijarte en la delicadeza con que alguien coge una flor, o en su buen gusto al vestir o en sus valores éticos en el trabajo. Sea lo que sea, por muy poca cosa que te parezca, enfócate en esa virtud y, así, te será fácil acceder a tu corazón. Cuanto más pongamos en práctica esta forma de relacionarnos con los demás, más fácil nos resultará reconocer sus cualidades divinas y, a la larga, también las nuestras.

Los maestros espirituales están por todas partes, siempre y cuando tengamos el corazón preparado para reconocerlos. Toda esa «gente corriente» me ha aportado algunas de las lecciones más valiosas de mi vida.

Ecuanimidad ante aquellas personas que son lo opuesto de tus valores

Hay personas y situaciones que, con tan sólo mencionarlas, nos da una subida de tensión. Cierto es que, cuando sentimos que alguien nos ofende con su forma de ser cruel o brutal, consideramos que tenemos derecho a juzgarlos y a tomar represalias.

Este mundo sería maravilloso si todo el mundo se comportara con respeto y conciencia, pero, desgraciadamente, no parece que las cosas vayan por ese camino en esta era. Aunque puede que incluso nosotras mismas nos hayamos comportado de forma poco amable, que hayamos pensado o dicho algo desagradable, o que hayamos herido a alguien, somos las primeras en reprobar, juzgar o criticar a cualquiera que se comporte así.

La Divinidad está presente hasta en los seres que llevan a cabo las atrocidades más imperdonables. Es cierto que, a veces, resulta muy difícil ver la Divinidad en ellas porque tienen la mente y las emociones tan alteradas y oscuras que es difícil percibir la bondad que reside en su interior. Pero para conseguir mantenernos abiertas de corazón y con la mente en calma, debemos aprender a perdonar incluso a los imperdonables.

La auténtica valía de un hombre no se mide por cómo se comporta en tiempos de holgura y sosiego, sino por su actitud ante los retos y las controversias.

—DR. MARTIN LUTHER KING JR.—

Solemos malinterpretar la virtud del perdón. Es algo que nos cuesta otorgar por miedo a que la persona infractora «se libre» de un castigo. Pero lo cierto es que el perdón es uno de los peldaños que conducen hacia la compasión porque nos aporta una oportunidad de liberar tanto a los demás como a nosotras mismas. Acumular odio en nuestro corazón no sirve más que para que se nos cierre a cal y canto. Aunque puede que la persona infractora sienta los efectos de nuestro odio, solemos ser nosotras las que más sufrimos si mantenemos ese sentimiento demasiado tiempo en el corazón, porque nos corroe todas las fibras de amor que podamos tener, además de encadenarnos a la persona que criticamos. Al permanecer demasiado en esa situación, no hacemos más que confirmar que los que se han portado mal con nosotras es porque tenían la capacidad de herirnos, lo cual les permite seguir haciéndonos daño y convertirse en el objeto de nuestro rechazo. Por tanto, al verlos como seres divinos somos nosotras, más que ellos, las que salimos beneficiadas.

El perdón es un bálsamo vital para nuestra salud y felicidad. Cuando perdonamos a alguien a regañadientes, en el fondo lo seguimos considerando responsable: «*Aunque* me haya hecho esto, yo (¡generosa de mí!) se lo perdono». A medida que se nos ablanda el corazón gracias al perdón, empezamos a comprender que la otra persona también se siente herida e infeliz, y es entonces cuando el perdón se transforma en compasión.

Con la compasión dejamos de considerar que alguien es culpable de nuestro sufrimiento porque comprendemos que es nuestra percepción la que sufre o la que se cura. Esa misma luz benevolente que resplandece en nuestro corazón reluce también en el de la otra persona.

Para preservar la apertura del corazón y la tranquilidad mental, desarrolla las siguientes actitudes:

Amabilidad con los que son felices.
Compasión por los menos afortunados.
Respeto por los que encarnan nobles cualidades.
Ecuanimidad ante aquellos que son lo opuesto de tus valores.

CÓMO UTILIZAR LA LLAVE QUE NOS SIRVE PARA DESBLOQUEAR UNA ACTITUD QUE NOS PERMITA MANTENERNOS ABIERTAS DE CORAZÓN Y CON LA MENTE EN CALMA

Al acabar el día, dedícale unos pocos minutos a revisar las distintas actitudes que hayas adoptado.

¿Ha surgido alguna situación en la que hayas utilizado la «llave» incorrecta y no hayas podido desbloquear la sensación de paz?

En cambio, también puede que haya surgido otra situación en la que la llave correcta te haya permitido sentirte en calma de forma inesperada.

Anota en un diario las lecciones que vayas aprendiendo.

Refuerza aquellas actitudes que quieras incorporar en tu vida y transforma las que ya no concuerden con la persona que quieres ser.

Después de varias semanas de hacer todo esto, fíjate en cómo has cambiado para mejor.

I.34 *Se puede recuperar y mantener el equilibrio haciendo espiraciones lentas y relajadas;*

I.35 *O enfocando la atención en un objeto que nos motive;*

I.36 *O desarrollando la devoción por la luz suprema y rebosante de dicha que reluce en el interior;*

I.37 *O al recibir la gracia de un gran ser que irradie cualidades divinas;*

I.38 *O reflexionando sobre la sensación de paz vivida durante una experiencia, un sueño o durante el sueño profundo.*

Para nuestra vida espiritual, es de vital importancia mantener el equilibrio o recuperarlo en caso de haberlo perdido. El primer paso consiste en reconocer que lo hemos perdido. Afortunadamente, hay muchas maneras de recuperarlo, una vez que sabemos que la balanza se está inclinando demasiado hacia un lado. Estos *sutras* hablan por sí mismos y nos dan unas pautas para recuperar nuestro equilibrio.

I.39 *O dedícate a hacer cualquier cosa que te expanda y satisfaga el corazón.*

Aquí se nos da carta blanca para escoger algo en lo que enfocar el corazón. Mientras que los *sutras* anteriores nos aportan una generosa variedad de sugerencias para enfocar la mente y el corazón, entre las cuales la mayoría de las personas encontrará algo que les encaje, en caso de no encontrar esa llave que desbloquee *tu* corazón, los *sutras* nos invitan a crear la nuestra propia basándonos en dos principios:

En primer lugar, encuentra algo que te aporte inspiración por el mero hecho de invocarlo; y, en segundo lugar, escoge algo que adores y entrégate a ello de todo corazón. Si lo haces con sinceridad y total entrega, te sentirás transportada a sus cualidades divinas y, a partir de ahí, quedarás sumida en la paz interior. Se trata de dos recetas infalibles para la práctica espiritual.

O dedícate a hacer cualquier cosa que te expanda y satisfaga el corazón.

CAPÍTULO 7

Samadhi

La unión con la Consciencia divina

A partir de este *sutra* hasta el final del libro I, se nos describen los grandes beneficios que se obtienen al enfocar la conciencia en lo más elevado, la cual, entonces, se fusiona con nuestra Consciencia divina *(samadhi)* en diversos niveles de unión. Los niveles de *samadhi* representan la interiorización progresiva de la conciencia individual *(chitta)* hasta disolverse en el océano de la conciencia universal *(chit)* y es lo que se describe en los siguientes *sutras*.

Gradualmente, y como resultado de enfocar la conciencia, el conocimiento del individuo abarca desde el átomo más diminuto hasta la más inmensa magnitud.

Al igual que un cristal puro parece adoptar el color de todo lo que lo rodea, pero permanece inmutable en su interior, el corazón de la yóguini se mantiene puro y sin ser afectado por su entorno al alcanzar el estado de unidad con todo. Esto es samadhi.

Cuando la conciencia se fusiona con un objeto o forma «material», si se perciben su nombre, cualidad y conocimiento, eso es savitarka samadhi o samadhi reflexivo.

*Cuando la conciencia se fusiona con un objeto o forma «material»,
si sólo se percibe conocimiento, eso es nirvitarka samadhi
o samadhi espontáneo.*

*Cuando la conciencia se fusiona con un objeto o forma «sutil»,
se producen dos formas de samadhi: savichara (percibir nombre,
cualidad y conocimiento) y nirvichara (percibir sólo
el conocimiento).*

*Estos estados de samadhi tienen la capacidad de extenderse más
allá de todos los objetos y formas «materiales» y «sutiles» con el fin
de revelar la naturaleza en su aspecto inmanifiesto.*

*Todos los tipos de samadhi descritos hasta ahora son sabiya
(con semilla) y tienen la capacidad de germinar, lo cual
nos hace regresar a la consciencia ordinaria.*

*En la pureza de nirvichara samadhi,
la Consciencia divina se vuelve luminiscente.*

*Cuando la consciencia se sume en el auténtico conocimiento
absoluto (ritámbhara pragña), se produce la percepción
espiritual directa.*

*Dicho auténtico conocimiento absoluto (ritámbhara pragña)
no tiene nada que ver con los conocimientos obtenidos mediante
la experiencia personal, la deducción ni con las introspecciones
de los sabios.*

*Al experimentar dicho auténtico conocimiento absoluto
(ritámbhara pragña), se quedan atrás todos los samskaras
(impresiones) previos y se impide que broten los nuevos.*

*El nirbiya (sin semilla) samadhi eclipsa todas las impresiones
y manifestaciones.*

I.40 *Gradualmente, y como resultado de enfocar la conciencia, el conocimiento del individuo abarca desde el átomo más diminuto hasta la más inmensa magnitud.*

Aquí se nos detallan los beneficios que se derivan de una diligente práctica espiritual. Hasta ahora, había que enfocar la mente y las emociones en algún objeto o forma, pero esta nueva práctica nos sirve para acumular suficiente poder espiritual como para poder ascender al siguiente nivel de la conciencia: el *samadhi*.

Puede que ahora se nos revelen los secretos del universo, que pueden incluir desde el más diminuto de los átomos hasta la estrella más lejana. Pero esto no es algo que suceda mediante la observación ni la teoría, sino porque al conocer nuestra propia esencia, conocemos también todas las demás formas y objetos, y comprendemos que todo y todos somos unicidad.

> *Al ser la unicidad, lo sabemos todo.*
>
> —VEDAS—

Gradualmente y como resultado de enfocar la conciencia, el conocimiento del individuo abarca desde el átomo más diminuto hasta la mayor magnitud.

I.41 *Al igual que un cristal puro parece adoptar el color de todo lo que lo rodea, pero permanece inmutable en su interior, el corazón de la yóguini se mantiene puro y sin ser afectado por su entorno al alcanzar el estado de unidad con todo. Esto es* samadhi.

Esto es tomar conciencia del concepto de *veiraguia* (recordar el Ser) descrito en el libro I, *sutra* 15. Al aferrarnos al recuerdo de

145

que somos el Ser divino, nos fusionamos con dicho Ser y, aunque la mente y las emociones se distraigan temporalmente, la verdad siempre nos trae de vuelta al Ser.

Este *sutra* compara nuestra consciencia con un cristal puro y transparente que, al ponerlo sobre un trozo de tela rojo, parece ser de ese mismo color, pero que al quitar el trozo de tela, el cristal sigue siendo impecablemente incoloro. Podemos repetir este proceso con telas de cualquier color, y aunque siempre nos dé la impresión de que el cristal cambia de color, no es más que el de la tela, mientras que el cristal nunca deja de reflejar su propia naturaleza pura y clara.

De forma semejante, al abarcar la gloria de nuestro Ser divino, puede parecer que la mente y el corazón se tiñen de otras características, pero en cuanto volvemos a recordar al Ser, reconocemos, de forma inmediata y total, nuestra Divinidad pura e inalterable.

Una vez, una gran y poderosa reina le concedió audiencia a un hombre, cuya primera reacción al verla fue ridiculizar su forma de gobernar el país. Después de permitírselo durante un rato por cortesía, la reina le interrumpió el vituperio y empezó a hablarle con amabilidad:

«¿Y usted cómo reaccionaría si, al traerme una enorme cesta repleta de las mejores frutas, yo le dijera: "No, gracias, no me apetece su regalo"». Un poco sobresaltado, el hombre balbuceó: «Me sentiría molesto de que no le hubiera gustado mi regalo, pero recogería la cesta de frutas y me marcharía».

«Muy bien –le respondió la reina tranquilamente–. Pues usted me ha traído una enorme cesta llena de insultos. Le pido que se la lleve, ya que no deseo aceptar su regalo».

En esta historia, la reina se refugió en su auténtica esencia y permaneció tranquila y segura mientras el hombre intentaba cubrirla con toda aquella manta de insultos. Al igual que esa reina, todas nos encontramos a veces con personas que intentan sustraernos de la verdad de saber quiénes somos, pero si nos aferramos a la verdad omnipresente, somos libres de vivir felices en el seno de una realidad en constante cambio.

Al igual que un cristal puro parece adoptar el color de todo lo que lo rodea, pero permanece inmutable en su interior, el corazón de la yóguini *se mantiene puro y sin ser afectado por su entorno al alcanzar el estado de unidad con todo. Esto es* samadhi.

EXPERIMENTAR QUE EL CORAZÓN ES UN CRISTAL PURO

Siéntate tranquilamente, enfoca tu atención e imagínate que tu corazón es un cristal puro.

Disfruta de su transparencia y sus nítidos reflejos.

Ahora, empieza a recordar alguna situación o sensación. A ser posible, añádele un color (por ejemplo, si fue algo que te dio rabia, puede adoptar un color rojo).

Lentamente, acerca dicha situación o sensación, con su color correspondiente, al cristal puro de tu corazón.

Fíjate si al cristal le afecta el color. ¿Le afecta la situación a tu corazón? ¿Se manifiestan tus sentimientos con algún color determinado?

Observa si la mente y tus sensaciones se activan y se asocian con la situación o con la claridad del corazón de cristal.

Ahora, con mucho cuidado, elimina la situación y el color del reflejo del cristal.

¿Ha quedado algo de color en el cristal o permanece fiel a su naturaleza pura y transparente?

Practica este ejercicio con frecuencia para acordarte de tu verdadera naturaleza divina.

I.42 ***Cuando la conciencia se fusiona con un objeto o forma «material», si se perciben su* nombre, cualidad *y* conocimiento, *eso es* savitarka samadhi *o samadhi* reflexivo.**

Una vez que hemos ascendido a niveles superiores mediante *dhárana* (contemplación) y *dhiana* (meditación) *(véase* el libro III, *sutras* 1-2), y con la inspiración que nos han aportado algunos *sutras* anteriores, nuestra conciencia consigue fusionarse con el objeto o forma «material» que hayamos escogido, lo cual se denomina *savitarka* o primer nivel de *samadhi*.

En *savitarka samadhi*, la conciencia ya no se desenfoca del objeto (como sí sucede en *dhárana* y *dhiana)*, sino que revolotea entre el nombre del objeto, su cualidad y el conocimiento que éste contiene.

Un ejemplo muy sencillo es cuando concentramos toda nuestra conciencia en la llama de una vela (objeto «material»): lo identificamos por su *nombre*, «llama»; somos conscientes de sus *cualidades*, luz y calor; y el *conocimiento* de la llama se refiere a nuestra observación de que produce luz. Una vez identificados dichos tres atributos, nuestros pensamientos y sensaciones empiezan a enfocarse en el *nombre*, la *cualidad* y el *conocimiento* que contienen, pero sin seguir un orden determinado, por lo que se producen nuevas variaciones cada vez que nos centramos en uno u otro aspecto. Todo ello hace que la mente y las sensaciones estén en constante aunque leve fluctuación, lo cual permite que aumente nuestra concentración y alcancemos el *savitarka samadhi,* una etapa que viene acompañada de una sensación de gratitud. Sin embargo, aunque insignificante, basta con esa leve fluctuación para impedirnos alcanzar el estado de la conciencia totalmente trascendental.

Cuando la conciencia se fusiona con un objeto o forma «material», si se perciben su nombre, cualidad *y* conocimiento, *eso es* savitarka samadhi *o samadhi reflexivo.*

I.43 *Cuando la conciencia se fusiona con un objeto o forma «material», si* sólo *se percibe* conocimiento, *eso es* nirvitarka samadhi *o samadhi espontáneo.*

En este nivel de *samadhi,* desaparece la identificación con la forma «material» del objeto (su nombre y sus cualidades) y lo único que queda es conocimiento. La conciencia ya no revolotea más, sino que se fusiona con la percepción esencial del objeto o forma «material».

Siguiendo con el ejemplo de la llama de una vela, en *nirvitarka samadhi* ya no hay identificación con el nombre «llama» ni con la cualidad de luz o calor, sino que un conocimiento que trasciende los sentidos nos sirve para conocer las características invisibles de la llama. Es decir, alcanzamos a conocer el origen y propósito de su luz.

A menudo le preguntaban a Albert Einstein, el gran científico y visionario, cómo consiguió descubrir las propiedades más profundas de algo tan sutil como la luz, y decía que no se debía tanto a las pruebas de laboratorio, sino a los muchos años que se pasó contemplando y meditando sobre los secretos que se escondían en la luz. Cuando, por fin, se fusionó con ella en *nirvitarka samadhi,* se le revelaron todos sus secretos.

En *nirvitarka samadhi* nos introducimos de pleno en el ámbito de lo místico y nos encontramos con un entramado de particularidades que superan ampliamente la capacidad de comprensión de la mente intelectual.

Cuando la conciencia se fusiona con un objeto o forma «material», si sólo se percibe conocimiento, eso es nirvitarka samadhi *o* samadhi *espontáneo.*

CÓMO FUSIONAR NUESTRA CONCIENCIA CON UN OBJETO O FORMA «MATERIAL»

(Ten en cuenta que se explica esta práctica para que podamos comprender el *savitarka* y el *nirvitarka samadhis,* pero sin la intención de inducirlos. Sin embargo, de producirse cualquiera de ellos, debe considerarse fruto de la *gracia).*

Siéntate cómodamente ante una vela encendida, a la altura de los ojos.

Empieza a repetir mentalmente la palabra «llama».

Siente las cualidades de calor y luz que emite dicha llama.

Experimenta el conocimiento secreto de cómo la llama emite luz.

Rememora seguidamente los tres aspectos y deja que los pensamientos y las sensaciones se enfoquen en dichos tres atributos.

Cuando sientas que la conciencia se distrae con otras cosas, suavemente vuelve a enfocarte en el nombre, la cualidad y el conocimiento de la llama.

Deja que desaparezcan el nombre y la cualidad, y percibe tan sólo la esencia de esa radiante luz de la llama.

Al regresar a la conciencia material, observa adónde te ha transportado tu consciencia.

I.44 Cuando la conciencia se fusiona con un objeto o forma «sutil», se producen dos formas de samadhi: savichara (*percibir* nombre, cualidad *y* conocimiento) *y* nirvichara (*percibir* sólo el conocimiento).

Estos dos niveles de *samadhi* son aún más elevados que los dos que acabamos de describir porque, mientras que tanto en *savitarka samahi* como en *nirvitarka samadhi* el lenguaje y los cinco sentidos nos fuerzan a mantener un concepto de objeto o forma «material» para poder acceder a su conocimiento, en el caso de *savichara* y *nirvichara samadhi,* el conocimiento se obtiene al fusionar la conciencia con las formas y objetos «sutiles». Mientras que en *savichara samadhi* sigue habiendo una fluctuación entre *nombre, cualidad y conocimiento* –porque dichos tres aspectos permanecen como aspectos individuales–, en *nirvichara samadhi,* se fusionan el *nombre* y la *cualidad,* permitiendo así que el *conocimiento* sea el único aspecto que pueda fundirse con nuestra conciencia.

Dichos niveles de *samadhi* son más difíciles de comprender porque están más allá de los confines del lenguaje, del tiempo y del espacio que conocemos, y, al ser más sutiles, requieren de un enfoque más profundo para poder revelarnos su esencia.

Algunos ejemplos incluyen meditar en un mantra sagrado (en particular en sánscrito); en los chakras (vórtices de energía), los cuales almacenan patrones mentales y emocionales así como previsiones kármicas; o en uno de los cinco elementos sutiles *(tanma-tras)* retenidos en los chakras. Dichos objetos o formas «sutiles» pueden consistir también en formas refinadas de pensamientos o sentimientos como el amor, la compasión, la intuición y demás.

Por poner un ejemplo, el *anahatha chakra* (chakra del corazón) existe a un nivel «sutil» más que «material», por lo que no puede experimentarse mediante los cinco sentidos físicos. Sin embargo, sí que podemos sentir que nuestro *anahatha chakra* es un recipiente que emana compasión y amor infinitos y experimentar dicho amor y compasión en nuestra vida; eso es *savichara samadhi*.

Experimentamos el *nirvichara samadhi* cuando lo único que existe en nuestra conciencia es compasión y amor infinitos. Dicho nuevo nivel de consciencia no tiene causa ni efecto, lugar ni momento. Los inenarrables estados de pura dicha *(sa-ánanda samadhi)* y el resplandor del Ser puro *(sa-asmitá samadhi)* que acompañan al *nirvichara samadhi* nos sirven para irradiar amor y compasión por todo y por todos.

Cuando la conciencia se fusiona con un objeto o forma «sutil», se producen dos formas de samadhi: savichara (percibir nombre, cualidad y conocimiento) y nirvichara (percibir sólo el conocimiento).

CÓMO EXPERIMENTAR LA FUSIÓN
CON UN OBJETO O FORMA «SUTIL»

(Ten en cuenta que se explica esta práctica para poder comprender el savichara y el nirvichara samadhis, pero sin la intención de inducirlos. Sin embargo, de producirse cualquiera de ellos, debe considerarse fruto de la gracia).

Siéntate cómodamente.

Empieza a repetir mentalmente «anahatha chakra».

Siente la compasión y el amor infinitos que irradia este chakra desde el centro del corazón.

Deja que te posea el conocimiento de cómo irradian el amor y la compasión de tu anahatha chakra.

Permite que tus pensamientos y sensaciones se fusionen con la conciencia del nombre, la cualidad y el conocimiento del anahatha chakra.

Deja que desaparezcan el nombre y la cualidad, y déjate sumergir en el conocimiento del amor y compasión infinitos, la esencia del anahatha chakra.

Al volver a ser consciente del mundo material, observa hasta dónde te ha transportando la consciencia.

I.45 **Estos estados de samadhi** *tienen la capacidad de extenderse más allá de todos los objetos y formas «materiales» y «sutiles» con el fin de revelar la naturaleza en su aspecto inmanifiesto.*

Nuestra conciencia se enfoca primero en lo «material» y, seguidamente, en lo «sutil». Su poder trascendental nos conduce a la esencia de la energía manifiesta y, seguidamente, a la naturaleza de su forma no manifiesta *(prárkriti)*, que es donde los tres *gunas* (atributos de la naturaleza) están en perfecto equilibrio entre sí, pero que se redistribuye ante la más mínima fluctuación, lo cual hace que se manifieste toda la materia fenoménica (creación). Por tanto, incluso en estos elevados estados de *samadhi* aún no somos capaces de fusionarnos por completo con el verdadero Ser, porque, para ellos, tenemos que atravesar, e incluso trascender, todos los mundos fenoménicos, tanto los manifestados como los que aún están por manifestar.

Estos estados de samadhi *tienen la capacidad de extenderse más allá de todos los objetos y formas «materiales» y «sutiles» con el fin de revelar la naturaleza en su aspecto inmanifiesto.*

I.46 *Todos los tipos de* samadhi *descritos hasta ahora son* sabiya *(con semilla) y tienen la capacidad de germinar, lo cual nos hace regresar a la consciencia ordinaria.*

¡Tanto ascender a los excelsos estados de *samadhi* para darnos cuenta de que son transitorios! El término *sabiya* (con semilla) nos recuerda que la dicha de este estado superior es transitorio y que, en cualquier momento, pueden volver a aparecer nuestros antiguos patrones mentales y sensaciones.

Aunque todos estos *samadhis* son de un nivel superior al de cualquiera de nuestras prácticas espirituales, no deja por ello de ser limitada su capacidad de mantener nuestra consciencia en dicho exaltado estado. Aunque puede que dure minutos o días, llega un momento en que nuestra conciencia regresa a su nivel individual a causa de las fértiles semillas que mantienen vivos nuestros pensamientos, sentimientos y karmas (el karma se describe en el libro II, *sutras* 12-14). Sin embargo, al ir asentando la mente y el corazón de forma continuada, dichos estados de *samadhi* se producen con mayor frecuencia y seguimos ascendiendo de forma natural.

Todos los tipos de samadhi *descritos hasta ahora son* sabiya *(con semilla) y tienen la capacidad de germinar, lo cual nos hace regresar a la conciencia ordinaria.*

I.47 *En la pureza de* nirvichara samadhi, *la Consciencia divina se vuelve luminiscente.*

En el estado de *nirvichara samadhi* (percepción consciente únicamente de las formas sutiles), las semillas (kármicas), aunque no han desaparecido del todo, tienen menos posibilidades de germinar. Cuando se llega a este punto, en cualquier momento puede regresarse a la consciencia individual, aunque es menos probable debido a la potente y continua identificación con la luz del Ser divino.

A medida que se incrementa el porcentaje de nuestra consciencia que recuerda estos estados trascendentales y anhela regresar a ellos, nos resultan mucho más atractivos y embriagadores que nuestro nivel de consciencia anterior.

En la pureza de nirvichara samadhi, *la Consciencia divina se vuelve luminiscente.*

I.48 *Cuando la consciencia se sume en el* auténtico conocimiento absoluto (ritámbhara pragña), *se produce la percepción espiritual directa.*

I.49 *Dicho* auténtico conocimiento absoluto (ritámbhara pragña) *no tiene nada que ver con los conocimientos obtenidos mediante la experiencia personal, la deducción ni con las introspecciones de los sabios.*

I.50 *Al experimentar dicho* auténtico conocimiento absoluto (ritámbhara pragña), *se quedan atrás todos los* samskaras *(impresiones) previos y se impide que broten los nuevos.*

Ritámbara pragña, el auténtico conocimiento absoluto, no tiene nada que ver con los conocimientos intelectuales que se describen en el libro I, *sutra* 6, los cuales, al provenir de libros, de instrucciones orales o de los sentidos, no consiguen satisfacer el profundo anhelo por la Verdad.

Se trata de un conocimiento superior, absoluto y auténtico que nos imparte directamente una gracia invisible. Aunque en los niveles anteriores de *samadhi* puede haber sido necesario ser guiadas por la mente o el corazón (es decir, mantenernos alerta, enfocadas en el objeto, etcétera) para conseguir mantener la concentración y la percepción consciente, en este nivel existe un poder magnético que nos empuja, sin ningún esfuerzo, hacia *ritámbhara pragña.*

Cuando la consciencia se sume en el auténtico conocimiento absoluto (ritámbhara pragña), *se produce la percepción espiritual directa.*

Dicho auténtico conocimiento absoluto (ritámbhara pragña) *no tiene nada que ver con los conocimientos obtenidos mediante la experiencia personal, la deducción ni con las introspecciones de los sabios.*

Al experimentar dicho auténtico conocimiento absoluto (ritámbhara pragña), *se quedan atrás todos los* samskaras *(impresiones) previos y se impide que broten los nuevos.*

I.51 *El* nirbiya *(sin semilla)* samadhi *eclipsa todas las impresiones y manifestaciones.*

Este estado de *samadhi* es el más elevado y en él resplandece el Ser divino e inmortal, ya que han quedado esterilizadas todas las otras semillas y *samskaras* (impresiones del pasado). Mientras que en todas las formas de *sabiya* (con semilla), *samadhi* sigue quedando un núcleo con una sutil conciencia del «yo», en el *nirbiya* (sin semilla) *samadhi,* han desaparecido ya conceptos ilusorios como el nacimiento y la muerte, y han sido reemplazados por el conocimiento del Ser divino e inmortal.

Al vivir en el mundo, pero sin abandonar este estado de *samadhi,* irradiamos una compasión y un amor absolutos, al tiempo que nuestra mente y nuestro corazón permanecen para siempre fusionados con la Consciencia divina que percibimos en todo y en todos. Éste es el *samadhi* final: la unión total y eterna con la Divinidad.

Peregrino, peregrinaje y camino; no era más que yo mismo caminando hacia Mí mismo y, al llegar, me he encontrado a mí mismo en mi misma puerta.

—RUMI—

El nirbiya *(sin semilla)* samadhi *eclipsa todas las impresiones y manifestaciones.*

(Nota aclaratoria: Aunque, según mi propia experiencia, resulta interesante saber que existen dichos exaltadísimos estados de *samadhi* y que los podemos alcanzar, el hecho de saberlo también puede hacer que nos desviemos y apartemos de los aspectos prácticos, porque no son estados que podamos *alcanzar,* sino la culminación de nuestro proceso consciente de evolución. Lo que sí te puedo garantizar es que, cuando tu consciencia vuele por esos elevados ámbitos, no te servirá de nada conocer todos esos nombres y lo que significan porque, en cuanto tu mente se ponga a pensar, en los nombres y atributos de dichos niveles de *samadhi,* aunque sólo sea un instante, volverás a encontrarte en el mundo de los pensamientos y los sentimientos. ¡Sin embargo, si entras en dichos exaltados estados de *samadhi,* o te estableces definitivamente en ellos, disfruta de la experiencia!).

LIBRO II

SÁDHANA PADA

Ejercitarnos en la práctica espiritual

En el libro II, «Sádhana pada: Ejercitarnos en la práctica espiritual», se nos explican las prácticas y experiencias que facilitan la reunificación de la consciencia.

Para hacer una incursión en nuestro interior, nos es de gran utilidad tener una guía o un mapa, y eso es lo que hace Sádhana pada al desplegar ante nosotras toda una serie de prácticas que pueden servirle a cualquier persona, sea cual sea la etapa en la que se encuentre. Dichas prácticas se nos presentan en dos formatos: en trocitos listos para ser incorporados a nuestra vida diaria y en forma de prácticas más formales que necesitan de silencio.

CAPÍTULO 1

Kría yoga

El venerable camino de las tres vías

Kría yoga abarca el venerable camino de las tres vías: *karma yoga* o servir a los demás; *gñana yoga* o sabiduría intuitiva; y *bhakti yoga*, o la vía del amor y la devoción.

El kría yoga, o yoga en la acción, incluye:

Tapas: Prender la llama que nos purifica.
Suadhiáia: Estudio de la Divinidad mediante textos sagrados,
la naturaleza y la introspección.
Íshvara pranidhana: Entregarse de todo corazón
a la Luz divina que existe en todo y en todos.

Dichas prácticas nos expanden la conciencia interior
y nos conducen a la liberación.

II.1 Kría yoga, *o yoga en la acción, incluye:*

Tapas: Prender la llama que nos purifica.

Suadhiáia: Estudio de la Divinidad mediante textos sagrados, la naturaleza y la introspección.

Íshvara pranidhana: Entregarse de todo corazón a la Luz divina que existe en todo y en todos.

II.2 *Dichas prácticas nos expanden la conciencia interior y nos conducen a la liberación.*

El *kría yoga,* o yoga en la acción, conecta a la perfección las enseñanzas del yoga con nuestra vida diaria en el mundo y constituye el perfecto manual de funcionamiento para nuestras manos, mente y corazón porque, al combinarlas en las proporciones adecuadas, todo lo que hacemos, pensamos y sentimos coexiste en perfecta armonía y permite que se unifiquen nuestro espíritu interior con el mundo exterior.

La práctica de *tapas* forma parte del *karma yoga* (servir a los demás de forma altruista) y es una invitación a aceptar cualquier experiencia sin esperar ningún resultado determinado a cambio, una actitud que sirve para que prenda en nosotras la llama purificadora. El mundo material se pone amablemente a nuestro alcance y nos ofrece una multitud de oportunidades para crecer y purificarnos a nivel individual, porque la auténtica recompensa consiste en comprender y aceptar todos los retos que se nos presenten como si fueran regalos para intensificar nuestra propia claridad.

Suadhiáia es una práctica del *gñana yoga* que nos da la oportunidad de estudiar y reflexionar sobre los ámbitos divino y natural, así como sobre nosotras mismas, con la misma minuciosidad. Al sintonizar al máximo nuestros aspectos mental e intuitivo, nos abrimos a toda la inspiración que nos pueden aportar.

Íshvara pranidhana es un aspecto del *bhakti yoga,* esa práctica de la que nos hemos ocupado hace poco y que consiste en enfocarnos, de todo corazón, en la Luz divina en todo y en todos, gracias a lo cual experimentamos la embriaguez de la Divinidad en cualquier momento, hagamos lo que hagamos.

> *La mano mora en la sociedad mientras*
> *que el corazón se acurruca en la Divinidad.*
> —BHÁGAVAD GUITA—

Esta fórmula es potente y está repleta de gracia.

La diosa Gáiatri insufla vida en el mundo

Esa misma tríada del *kría yoga* queda reflejada, con toda claridad, en el *gáiatri mantra,* un mantra sagrado que constituye una oración universal consagrada en el *Rig Veda* y que se utiliza desde hace miles de años para invocar la Luz divina origen de nuestra permanente creación. Se puede experimentar toda la sabiduría y las prácticas del *kría yoga* al realizar una intensa repetición del *gáiatri mantra.*

Es una oración dedicada a la diosa Gáiatri, el aspecto femenino de la consciencia pura y considerada la madre de los Vedas. Gáiatri crea todas las formas de vida a partir de la Luz divina y reside en el corazón de cualquier alma humana a la vez que, externamente, realza el esplendor del mundo de la naturaleza.

Hasta hace poco tiempo, era un mantra que se mantenía totalmente en secreto y que no se podía escuchar y menos aún cantar a menos que se hubiera recibido una iniciación de purificación y se anhelara experimentar su dinámico poder de liberación. Sin embargo, gracias a su gran compasión, la diosa Gáiatri ha ofrecido este mantra tan transformador a todo el mundo secular y no iniciado. Sus potentes efectos de purificación abarcan cualquier entorno y ejercen un profundo efecto en todo el planeta a niveles profundos. Podemos experimentar directamente su poder al recitarlo acompañadas de una grabación del *Gáiatri mantra* o, simplemente, al escucharlo.

El sagrado *Gáiatri mantra* es una manera inmejorable de comprender el *kría yoga,* porque nos permite profundizar en nuestra comprensión espiritual sin necesidad de que intervenga la mente y porque, al repetirlo, su significado vibratorio nos llega directamente al corazón.

Om bhur bhuvá suahá
tat saviturваréniam
bhargó devásia dhimahí
dhió ionáh prachó-daiat

Al contener en su abrazo a la tierra, el cielo y al más allá,
se revela su fuente sagrada
al evocar la resplandeciente llama,
la luz omnipresente que a todos nos venera.

Kría yoga, *o yoga en la acción, incluye:*
Suadhiáia: *El estudio de la Divinidad mediante textos sagrados, la naturaleza y la introspección.*

En el Gáiatri mantra:
Om bhur bhuvá suahá/ tat savitur varéniam
Al contener en su abrazo a la tierra, al cielo y al más allá, se revela su fuente sagrada

Los dos primeros versos del *Gáiatri mantra* constituyen una reflexión sobre los tres niveles contenidos en los entornos divino y natural, lo cual se relaciona con el *suadhiáia. Bhur* es la tierra; *bhuváh,* los cielos; y *suahá* es la consciencia superior que está más allá del alcance de las palabras que conocemos (nótese que *sua* es también la primera sílaba de *suadhiáia*). Mediante el estudio, conseguimos ascender al nivel más elevado, a la fuente que consideramos sagrada.

Estudiar es amar

El estudio o *suadhiáia* se puede realizar de muchas maneras. Para avanzar en nuestros estudios de lo mundano y lo divino, tenemos la suerte de tener a nuestro alcance una enorme variedad de libros, así como la responsabilidad de desarrollar una aguda capacidad de discernimiento. Al elevar el estudio al rango de práctica espiritual, se ven afectadas tanto nuestra responsabilidad social como la de nuestro intelecto.

En palabras de Paramahamsa Yogánanda: «Lee una frase de un libro, y cuando ya la hayas incorporado en tu vida, pasa a la siguiente». Mediante esta gran cita nos podemos hacer una idea de la calidad de estudio que estamos buscando, así como de la devoción y dedicación que necesitamos tener. Haz una evaluación de los libros que estás leyendo. ¿Te estimulan la conciencia y te sirven de inspiración para hacer grandes cosas o no hacen más que coger polvo? Es mejor tener unos pocos libros escogidos que te aporten inspiración a tener una biblioteca inmensa que te abarrote tanto las estanterías como la mente. Los libros pueden ser unos grandes maestros cuando nos animan a escoger el camino más elevado y a sentir compasión por los demás. Hay mucha gente que sigue leyendo y que adora los clásicos de toda la vida porque, de una u otra forma, sirven para transmitir la gema de la sabiduría.

Suadhiáia también incluye el estudio del mundo natural mediante una respetuosa y reverencial observación de la munificencia y singularidad de la vida diaria. Saluda a la luz de la mañana con entusiasmo y veneración, y, al comenzar el atardecer, acoge el milagro de la noche interiorizándote. Permite que cualquier mariposa u hormiga constituyan una deliciosa presencia en tu vida. Estudia la naturaleza y siente el abrazo de su presencia.

Para estudiar la naturaleza, los mejores profesores son los niños y niñas. ¿Alguna vez has salido a pasear con uno o una de tres o cuatro años? Quizás le hayas dicho alguna vez: «¡Ay, venga, cariño! ¡Ahora no tenemos tiempo de pararnos a mirar ese bichito!». Pues en lugar de meterles prisa, es mejor que dejemos que ellos y ellas nos muestren las maravillas de la naturaleza.

Kría yoga, *o yoga en la acción, incluye:*
Suadhiáia: *El estudio de la Divinidad mediante textos sagrados, la naturaleza y la introspección.*

En el Gáiatri mantra:
Om bhur bhuvá suahá/ tat savitur vareniam
Al contener en su abrazo a la tierra, al cielo y al más allá, se revela su fuente sagrada

Al embarcarnos en un periplo de introspección o en un profundo estudio de nosotras mismas, solemos fijarnos en la superficie de nuestro cuerpo y en sus defectos: quizás unas cuantas arrugas más, otra cana por aquí, esos bombones que han ido a parar directamente a las caderas. ¡Pero qué distintas nos sentiríamos si le dedicáramos un rato a observar realmente el milagro de la vida y repetir una delicada frase o afirmación, con una sonrisa de reconocimiento! ¡Repítete constantemente que eres un ser divino, nada más ni nada menos! ¡Una maravillosa forma de practicar *suadhiáia* es conocer y admirar ese aspecto superior de ti misma!

La semilla del universo

La práctica del *suadhiáia* incluye la oración y el *yapa* (repetición de un mantra).

Un mantra es un sonido de una o más sílabas que trasciende la mente y las emociones y que, al repetirlo para obtener los efectos de sus vibraciones, nos transporta al nivel de *suahá*. El mantra es como una semilla: en su sencillez se oculta todo el potencial que contiene. Al fijarnos en una bellota, resulta difícil imaginarnos la enorme encina que se encuentra en su interior. Pues algo parecido sucede con un mantra porque, aunque no parezca gran cosa, hasta el más corto (como *Om),* es capaz de volvernos a unir con nuestra naturaleza divina si lo repetimos de todo corazón.

Suadhiáia: *El estudio de la Divinidad mediante textos sagrados, la naturaleza y la introspección.*

Om bhur bhuvá suahá/ tat savitur varéniam
Al contener en su abrazo a la tierra, al cielo y al más allá, se revela su fuente sagrada

Kría yoga, *o yoga en la acción, incluye:*
Tapas: *Prender la llama de la purificación.*

En el Gáiatri mantra:
Bhargó Devasia Dhimahí...
al evocar la resplandeciente llama...

Aunque, literalmente, *tapas* significa «quemar» o «purificar», en un sentido más sutil representa una actitud que nos sirve para afrontar todas las experiencias de la vida, ya sean agradables o desagradables, como una oportunidad para purificarnos.

A la mayoría de nosotras, un volquete cargado de mineral de oro no nos parecería más que un montón de tierra normal y corriente. Para purificar toda esa mena, hay que tirarla a un fuego abrasador para que las impurezas se vayan convirtiendo lentamente en cenizas hasta que, finalmente, no quede más que una cantidad diminuta de resplandeciente oro purificado (¡Pura alquimia!). Como el valor del oro depende de su nivel de pureza, cuando más tiempo permanezca en el fuego, más refinado saldrá, y mayor será su valor. Primero será de doce quilates; después de catorce, y a base de ser purificado por el fuego, se obtiene el más puro y preciado oro de veinticuatro quilates.

Según la mayoría de las tradiciones, el *karma yoga,* o sendero del servicio desinteresado a los demás, es con lo que se obtiene este mismo proceso de refinamiento de nuestra consciencia, la alquimia que purifica la mente y el corazón. En el contexto del crecimiento espiritual, con frecuencia se asocia *tapas* con el ascetismo, lo cual es un desafortunado eufemismo para sobreexplotar o incluso dañar el cuerpo, la mente y las emociones. Se sabe de personas que, en un intento de «desapegarse» de los «placeres» del cuerpo, hacen largos ayunos, se pasan de pie sobre una sola pierna varios días seguidos, se tumban en camas de clavos, andan sobre brasas ardientes, se ponen cilicios y participan en todo tipo de prácticas para experimentar dolor. ¡Todo porque creen que si algo les hace sufrir, les servirá para quemar impurezas y controlar la mente! Sin embargo, suele obtenerse justo lo contrario, porque la mente y el cuerpo piden a gritos sentirse aliviados y reconfortados. Además, muchas de esas austeridades pueden dañar seriamente al cuerpo y desfigurarlo. No olvidemos que el cuerpo es el templo que alberga nuestro espíritu divino.

Quien intenta destruir el cuerpo,
también me destruye a mí, el que lo habita.

—Bhágavad Guita—

Aunque, vistas desde fuera, dichas austeridades puedan resultar muy espectaculares, *no* son la forma más elevada de *tapas.* Hoy en día, no parece realmente necesario hacer ningún tipo de *tapas* dado que, cada día, el mundo nos presenta una buena remesa de retos que sirven para purificarnos, y si a ese cuerpo y a esa mente ya debilitados les infligimos dolor o sufrimiento añadido, no servirán más que para alejarnos más aún del espíritu divino. Observa con atención cómo se manifiesta *tapas* en tu vida. Aunque las dificultades que se te presenten puedan incluso hacerte dudar de la existencia de la Divinidad, observa bien si, al final, sus llamas no acaban por purificarte.

Kría yoga, *o yoga en la acción, incluye:*
Tapas: *Prender la llama de la purificación.*

En el Gáiatri mantra:
Bhargó Devasia Dhimahí...
al evocar la resplandeciente llama...

Hay una infinita cantidad de posibilidades de hacer *tapas*

Imagínate que llevas mucho rato dando vueltas con el coche buscando aparcamiento y justo cuando empiezas a dar marcha atrás para meterte en un sitio que has visto, se cuela de golpe otro coche en él y te lo quita.

O que vas por la carretera y un coche se salta un ceda el paso delante de ti, lo que te obliga a pegar un frenazo. ¿Serías capaz de transmutar toda esa frustración que te entra o toda esa rabia contra todo los demás? ¿Sabrías sacarles provecho a esas sensaciones e inconvenientes como medios de purificación o te las tomas como una excusa para insultar y gritar a los demás?

¿Y si no es que alguien te haga algo, sino que algo vaya mal, como, por ejemplo, que, de repente, el coche no te arranque porque se le ha descargado la batería? Ya has metido todo el equipaje y estás a punto de marcharte de fin de semana porque necesitas cambiar de aires. Hasta has calculado la ruta para evitar los atascos del tráfico de salida de los viernes. ¡Pero al girar la llave en el contacto, el motor no arranca y pierdes toda esperanza de evitar los embotellamientos y llegar a tu destino antes de que se haga de noche! ¿Vives esa situación como una oportunidad maravillosa para gestionar la frustración que sientes a nivel mental y emocional, o como la excusa perfecta para ponerte a gritarle al primero que se te cruza por delante? Nuestra forma de reaccionar ante tales situaciones constituye el marco en el que se desarrollarán nuestras prácticas espirituales.

Hasta la más mínima alteración mientras realizamos nuestras prácticas de yoga puede hacernos caer en picado desde las más altas esferas hasta el mundo material. Un simple mosquito que nos esté zumbando por la oreja mientras hacemos una relajación profunda puede convertir nuestra relajación profunda, en un abrir y cerrar de ojos, en un vaivén de nuestros brazos digno de cualquier molino de viento. En cambio, si nos servimos de *tapas* para aferrarnos con fuerza a nuestro centro, su fuerza trascendental nos acompañará siempre en nuestra vida diaria.

Cuanta más luz irradiemos, más podremos servir sin esperar ninguna recompensa a cambio, y cuando se nos plantee una situación desagradable, la veremos como un medio de purificación, lo cual nos ayudará a regresar a nuestro estado de amor y dicha. Se considera que esa actitud es una de las formas de *tapas* más difíciles pero más efectivas, puesto que el principal propósito de *tapas* no es otro que aceptar los retos de la vida manteniendo el cariño y la compasión por todo y por todos, y sobre todo, por nosotras mismas.

A veces puede darnos la sensación de que se nos expone a una cantidad de *tapas* superior a la que podemos soportar, pero son justamente esos momentos cuando debemos echar mano de la fuerza que hayamos acopiado gracias a nuestras prácticas y dar gracias por ello (si podemos).

En un momento de grandes dificultades, le preguntaron a la madre Teresa de Calcuta si creía que Jesucristo la había puesto a prueba alguna vez más allá de sus límites. Después de pensárselo unos instantes, respondió: «No, no creo que nunca me ponga a prueba más allá de mis límites. ¡Sólo que hay veces que ojalá Jesucristo no me considerara tan fuerte!».

Kría yoga, *o yoga en la acción, incluye:*
Tapas: *Prender la llama de la purificación.*

En el Gáiatri mantra:
Bhargó Devasia Dhimahí...
al evocar la resplandeciente llama...

Kría yoga, *o yoga en la acción, incluye:*
Íshvara pranidhana: *Entregarse de todo corazón a la Luz*
divina que existe en todo y en todos.

En el Gáiatri mantra:
Dhió ionáh prachódaiat
La luz omnipresente nos venera a todos

Íshvara pranidhana es un tema recurrente en los *Yoga sutras* y suele considerarse una de las prácticas más agradables y más fáciles.

El hecho de incluir la devoción en nuestra vida hace que cambie por completo, hasta el punto de que podemos alcanzar el despertar final al tomarnos regularmente una pausa para sentir, en nuestro interior, esa entrega totalmente sincera a la luz omnipresente que vive en nosotras.

A la mente humana le cuesta abarcar un concepto tan vasto como que la consciencia es omnisciente y omnipresente. El narcisismo del ser humano, a lo largo de la historia, le ha llevado a asociar su propia imagen con la de la Divinidad, llegando incluso a proyectar un aspecto *masculino* sobre lo que no tiene forma para, así, afianzar la exclusividad de una divinidad viril, reforzada por escritores y traductores (casi exclusivamente hombres). La naturaleza masculina de la Divinidad ha constituido una realidad indiscutible hasta hace bien poco.

En el caso de nosotras, la experiencia de la energía divina se asocia a menudo con los ciclos de la naturaleza, las alegrías que nos aportan las relaciones personales y el cariño de la familia. Sin embargo, esa dedicación y devoción tan espontáneas suelen no verse correspondidas y, en nuestra búsqueda de un cariño equiparable, nos desvivimos por una o más figuras masculinas (padres, hijos, maridos, sacerdotes, rabinos, maestros, etcétera), sin llegar a fijarnos en la Divinidad que mora en nuestro interior. Por esa razón, tenemos que encontrar maneras de validar nuestro propio poder sin, por ello, dejar de relacionarnos con los demás.

Al ahondar en nuestro corazón, superamos los límites de la mente y nos percatamos de que la Consciencia divina constituye la energía primordial, presente en todos los seres vivos. Una persona, un animal, el caer de una hoja o una piedra hundiéndose en el agua, todo eso forma parte de la Divinidad, y cuando nuestro corazón toma conciencia de ello, nos enamoramos de la energía divina que hay en todas las cosas y el mundo se convierte en nuestro amante. ¿Cómo iba a ser, si no?

Kría yoga, *o yoga en la acción, incluye:*
Íshvara pranidhana: *Entregarse de todo corazón a la Luz divina que existe en todo y en todos.*

En el Gáiatri mantra:
Dhió ionáh prachódaiat
La luz omnipresente nos venera a todos

EXPERIMENTAR EL *KRÍA YOGA* MEDIANTE LA REPETICIÓN DEL *GÁIATRI MANTRA*

Apréndete el gáiatri mantra *y empieza a repetirlo unas pocas veces al día.*

Al mismo tiempo que escuchas los sonidos sánscritos, recuerda la traducción al castellano. Comprende y siente que la verdad de dichas palabras resuenan en tu corazón

> *Om bhur bhuváh suahá tat*
> *savitur vareniam bhargó*
> *devásia dhimahi dhió*
> *ionáh prachódaiat*

> Al albergar en su abrazo a la tierra, el cielo y al más allá,
> se revela su fuente sagrada [representada por *suadhiáia*]
> al evocar la resplandeciente llama, [representada por *tapas*]
> la luz omnipresente que nos venera a todos. [representada
> por *íshvara pranidhana*].

Pasado un tiempo, deja de pensar en la traducción y concéntrate solamente en la vibración, fijándote cómo te reverbera en el corazón y por todo el cuerpo, en tus pensamientos y en tus sentimientos, inundando toda tu vida de luz. (Si esta forma de repetirlo te resulta incómoda, busca alguna de las muchas grabaciones que hay en Internet hasta encontrar una que te llegue al corazón y te resulte fácil de repetir al mismo tiempo).

Después de la sesión formal de repetición sentada, disfruta del gáiatri mantra como sonido de fondo para trabajar o jugar, para que, así, su significado siga reverberando en tu corazón.

CÓMO EXPERIMENTAR EL *KRÍA YOGA* EN LA VIDA DIARIA

Repasa los distintos aspectos del kría yoga *y cómo los has practicado durante el día.*

Crea tu propia práctica para cada uno de los tres aspectos del kría yoga *y cámbiala o altérala según necesites.*

¿De qué manera te gustaría hacer karma yoga *(servir de forma altruista) y* tapas *(prender la llama de la purificación)?*

¿De qué manera te gustaría practicar el gñana yoga *(sabiduría intuitiva) y el* suadhiáia *(estudio sagrado de la Divinidad)?*

¿De qué manera te gustaría practicar el bhakti yoga *(devoción) y el* íshvara pranidhana *(entregarse de todo corazón a la Luz divina que existe en todo y en todos)?*

Deja que estos tres aspectos se entrelacen libremente en tu vida y te aporten plenitud.

CAPÍTULO 2

Los *kleshas*

Retirar los velos

La luz del Ser divino está cubierta por cinco velos que nos impiden percibirla, pero al tomar conciencia de ellos, se van retirando uno a uno y conseguimos volver a percibir la Luz divina en nuestro interior.

*Al retirar los cinco kleshas o velos,
vuelve a resplandecer el Ser divino.*

Los cinco kleshas o velos son:

Avidiá: *Desconocimiento de nuestra naturaleza divina.*
Asmitá: *Confianza excesiva en el yo individual.*
Raga: *Excesiva atracción por los placeres pasajeros.*
Dvesha: *Evitar en exceso las experiencias desagradables.*
Abhinivesha: *Inasible conciencia de la inmortalidad.*

*La ignorancia de nuestra naturaleza divina (avidiá)
constituye un fértil campo de cultivo en el que echan raíz
las semillas aletargadas de los otros cuatro velos.*

La ignorancia de nuestra naturaleza divina (avidiá)
fomenta la identificación con lo transitorio en lugar
de con la quietud interior que existe en el corazón.

Al confiar demasiado en el yo individual (asmitá),
se lo confunde con el Ser divino.

Un exceso de interés por los placeres transitorios (raga)
produce pasiones vehementes.

Evitar con exceso las experiencias desagradables (dvesha)
produce rechazo.

La inasible conciencia de la inmortalidad es algo inherente
incluso para los sabios (abhinivesha).

Mediante una observación y unos criterios precisos,
estos kleshas se tornan traslúcidos.

Si estos velos se han materializado como acciones,
deben destruirse mediante prácticas de interiorización.

II.3 *Al retirar los cinco* kleshas o *velos, vuelve a resplandecer el Ser divino.*

Los cinco kleshas o *velos son:*
   Avidiá: *Desconocimiento de nuestra naturaleza divina*
   Asmitá: *Confianza excesiva en el yo individual*
   Raga: *Excesiva atracción por los placeres pasajeros*
   Dvesha: *Evitar en exceso las experiencias desagradables*
   Abhinivesha: *Inasible conciencia de la inmortalidad*

La Divinidad brilla con luz propia en nuestro interior. Al asumir un cuerpo físico en el momento del nacimiento, ciertas creencias mentales y emocionales se materializan en forma de velos, los cuales, al principio, son traslúcidos y aún dejan pasar la luz resplandeciente, la cual se refleja, por ejemplo, en los ojos de un recién nacido. Sin embargo, al irnos involucrando en el mundo material, empiezan a germinar las semillas de infinitas posibilidades de acciones maravillosas o desagradables que están almacenadas en la mente y en las emociones, lo cual hace que los velos se vayan volviendo más gruesos y vaya perdiendo intensidad el conocimiento de que somos seres divinos.

Esa luz interior se ve aún más oscurecida cuando consideramos, equivocadamente, que nuestros pensamientos y sentimientos constituyen nuestra identidad, hasta el punto de que llegamos a olvidarnos de su resplandor y quedamos convencidas de que «no somos más que seres humanos».

¡Que la luz siga resplandeciendo!

¿Has usado alguna vez un quinqué? Al principio, da una luz muy brillante, ilumina toda la habitación y nos permite ver con claridad pero, al cabo de un rato, a medida que el tubo de cristal se va manchando de hollín, la luz se vuelve cada vez más tenue. Al avivar la llama, lo único que se consigue es que se acumule todavía más hollín hasta que llega un momento en que ya no se ve más la luz. Por no haber querido limpiarlo antes, nos vemos en la obligación de sacar el tubo de cristal, lavarlo y volverlo a colocar. Las prácticas yóguicas eliminan los velos de forma similar a cuando lavamos el tubo de cristal del quinqué, lo cual permite que nuestra luz vuelva a resplandecer con toda claridad.

Al retirar los cinco kleshas *o velos, vuelve a resplandecer el Ser divino.*

II.4 *La ignorancia de nuestra naturaleza divina* (avidiá) *constituye un fértil campo de cultivo en el que echan raíz las semillas aletargadas de los otros cuatro velos.*

Al estar recubierta nuestra naturaleza divina por el velo de la ignorancia, el entorno facilita que los otros cuatro velos arraiguen profundamente, pero cuando eliminamos el velo primordial, podemos ver nuestra naturaleza divina y los otros cuatro velos quedan desactivados.

II.5 *La ignorancia de nuestra naturaleza divina* (avidiá) *fomenta la identificación con lo transitorio en lugar de con la quietud interior que existe en el corazón.*

Construimos nuestra vida, nuestras esperanzas y nuestros sueños sobre la convicción de que tenemos cierto control sobre las fuerzas de la naturaleza, pero como es frecuente que esas esperanzas y sueños salgan volando por los aires a la primera de cambio, todo eso hace que tengamos la mente en constante actividad, el corazón lleno de esperanzas y que nuestros sueños sean simplemente inalcanzables. Si tenemos la suerte de que se nos cumple alguno de dichos sueños, posiblemente nos aburramos de él al cabo de cierto tiempo y, entonces, comenzaremos a construir nuestro próximo castillo de naipes en nuestra imaginación. Todos estos sueños son como los copos de nieve que se derriten en cuanto los cogemos con la mano, a pesar de lo cual, seguimos convencidos de que los logros y las decepciones forman parte íntegra del carácter cambiante de la naturaleza.

Sin embargo, si dirigimos nuestra mirada hacia dentro, nos espera un gran descubrimiento. Ahí es donde encontramos un lugar sagrado donde reinan la paz y la quietud, y donde se nos puede expandir el corazón.

Una elegante representación de este concepto se encuentra en la práctica espiritual del giro derviche que se realiza en la orden mística del sufismo del Oriente Medio. Creado por Mevlana

Rumi, el giro derviche constituye toda una ceremonia que arrebata hasta a los no creyentes. Entregados a su giro, con la palma de la mano izquierda hacia abajo en homenaje a la tierra y la derecha hacia arriba, orientada hacia el cielo, mantienen el pie izquierdo arraigado en el mundo mientras se impulsan con el derecho al ritmo de la oración de su corazón. Su elegante movimiento circular rebosa gracia e introspección. Esta danza representa la vida en forma de unión entre el constante movimiento y la quietud total, mientras el corazón se mantiene abrazado con la Divinidad.

Al tiempo que somos conscientes de la Divinidad que llevamos en nuestro interior, vamos danzando por el mundo rebosando dicha.

La ignorancia de nuestra naturaleza divina (avidiá) *fomenta la identificación con lo transitorio en lugar de con la quietud interior que existe en el corazón.*

II.6 *Al tenerse demasiada confianza en el yo individual* (asmitá), *se lo confunde con el Ser divino.*

La Divinidad mantiene su anonimato hasta en los hechos más extraordinarios. En cambio, nosotros aceptamos los elogios y alabanzas por la mayoría de las cosas que hacemos: «Eso lo he construido *yo*»; «*Yo* he sanado a esa persona». ¿De verdad crees que tú, como ser individual, eres capaz de construir algo de extraordinaria belleza o que tienes el poder de sanar a los demás? Aunque esa estrechez de miras con respecto a nuestra interacción con el mundo físico pueda servirnos para reforzar nuestra autoestima, es incapaz de captar la realidad suprema.

¿Qué nos pasa cuando le ponen pegas o critican algo que hemos hecho nosotras? Que, casi siempre, nos enfadamos sobremanera porque nos aterroriza tener que hacerlo otra vez.

En cambio, cuando nuestra autoestima se basa en la creencia de que somos la Divinidad, todo lo que hacemos procede de esa fuente y nos sentimos siempre conectadas con la danza cósmica.

Una sabia amiga me recordó que hay tres palabras importantes que siempre debemos recordar: «no», «sí» y «¡guau!». Intenta usarlas en la cantidad que representa ese orden. Es decir, usa el «no» con moderación porque, aunque nos sirve para mantener un cierto control ilusorio de nuestra vida, si se usa en exceso da pie a resistencias, miedos e incluso rabia. Un uso excesivo del «no» hace de nuestra vida algo pesado y rígido.

Una dosis generosa del «sí» en nuestra vida nos ayuda a abrirnos a la aventura y a nuevas posibilidades. El «sí» también nos sirve para dejar de creer que tenemos el control, permitiendo así que sea el corazón el que lleve el timón. La vida nunca es aburrida si decimos «sí» a menudo.

Al decir y pensar «¡guau!» lo más frecuentemente posible, nos entra una sensación de admiración y de gratitud que nos hace recordar el infinito potencial del Ser divino.

Al tenerse demasiada confianza en el yo individual (asmitá), *se lo confunde con el Ser divino.*

II.7 *Un exceso de interés por los placeres transitorios* (raga) *produce pasiones vehementes.*

II.8 *Evitar con exceso las experiencias desagradables* (dvesha) *produce rechazo.*

Estos dos *sutras* representan los dos extremos del péndulo que nos eclipsan la vida: el bien y el mal; placer y dolor; amor y odio. Aunque solemos pensar que las cosas son blancas o negras, la verdad es que existe toda una infinidad de tonos intermedios en cualquiera de los cuales podemos pararnos y encontrar nuestro equilibrio y nuestro bienestar. Hacemos yoga con la esperanza de alcanzar un equilibrio en nuestra vida.

Si nos pasamos el tiempo deseando estar «como en un globo», lo más probable es que esos estados se nos vuelvan inalcanzables y, en cambio, nos sintamos obligadas a experimentar «estados de meseta» cada vez más inasequibles. En vez de disfrutar tanto de estar «en el cielo» y detestar pasear por los infinitos valles que hay «abajo», podemos dedicarnos a buscar la inmensa llanura de la armonía.

¿De verdad fueron felices y comieron perdices?

En mis muchos años de monja y pastora espiritual, una de las mayores alegrías que me ha dado esta vocación ha sido la de oficiar casamientos. Es un día mágico en el que cada contrayente le promete amor y entrega al otro, y siempre se me llena el corazón de alegría ante el esplendor del amor.

Sin embargo, en una creciente mayoría de parejas, algo sucede después de haber tomado esos votos tan serios. Durante la boda, se prometen apoyarse mutuamente en la riqueza y en la pobreza, en la salud y en la enfermedad, así como no fijarse en nadie más. Pero si le damos al botón de avance rápido, nos encontramos con que, al cabo de unos años, esos dos tortolitos se han convertido en aves rapaces que ya no se encuentran ante un altar, sino en un juzgado. Esa pasión que tanto azuzaba las llamas del amor, aviva ahora el fuego de la animadversión a base de acusaciones mutuas y profundas heridas. Y yo me pregunto muchas veces: «¿Qué será lo que produce un cambio tan radical?».

Al acostumbrarnos a los extremos, nos empezamos a aburrir cuando en nuestra vida predominan el equilibrio y la calma. Al enamorarnos, en ese punto álgido de la pasión, nos cuesta acordarnos que, ahí, más abajo, hay todo un valle. En lugar de escalar a los picos más altos para acabar despeñándote por un precipicio, pasea tranquilamente por unas preciosas colinas, porque una relación equilibrada aporta crecimiento y liberación para todas las personas implicadas.

Un exceso de interés por los placeres transitorios (raga) *produce pasiones vehementes.*

Evitar con exceso las experiencias desagradables (dvesha) *produce rechazo.*

La Bhágavad Guita nos describe las virtudes del camino de en medio: «Paz es lo que consigue quien ve al mismo Ser tanto en amigos como en enemigos; cuya mente se mantiene equilibrada ante la honra y la deshonra, el frío y el calor, el placer y el dolor; y quien se mantiene ecuánime tanto ante los elogios como ante las críticas».

No es que la Guita abogue por evitarlo todo ni excederse en todo, sino, más bien, por enfocarnos en el camino místico del equilibrio. En muchos casos, al principio nos entra tal entusiasmo por nuestras prácticas espirituales que consideramos imprescindible volvernos ascetas y privarnos de todos los placeres del mundo físico. Pero al eliminar todas las cositas agradables que hacen que la vida en la tierra resulte divertida y entretenida, lo que estamos haciendo es buscar la Divinidad afuera y nos arriesgamos a olvidarnos de que lo que andamos buscando ya lo tenemos dentro.

Los dulces nos hacen ser más dulces

Cuando estaba en la India, una vez tuve la gran suerte de ser invitada a un *sátsang* (estar en presencia de sabios) privado con Sri Shástrayi, un gran maestro de yoga. Mientras nos hablaba de los Vedas y demás temas filosóficos, colocaron ante él una bandeja llena de dulces con un aspecto delicioso y él, sin interrumpir su discurso, me animó a que comiera tantos como me apeteciera.

Debió darse cuenta de la sonrisa que se me puso de oreja a oreja al coger un buen puñado de ellos, porque me preguntó: «¡Ah! ¿Te gustan los dulces?».

«¡Me encantan!», le dije yo. Al preguntarme, entonces, por qué, respondí: «Pues...» y me quedé un instante pensando, aunque a regañadientes, porque no quería desviar mi percepción de la sensación que tenía en la boca en ese momento. «¡Pues porque me hacen ser dulce!».

El gran filósofo soltó una carcajada y dijo: «¡Qué buena comprensión de las enseñanzas! Los Vedas nos dicen que podemos experimentar el *sukha* [dulzura o felicidad] de la vida de la forma que sea porque eso nos recuerda al Ser divino y porque, si no experimentamos dulzura, suponemos que no existe. Si no hay *sukha*, no nos queda más opción que identificarnos con su opuesto: *dukha* [tristeza o amargura]».

Aunque son muchos los maestros y traductores de las escrituras que animan a evitar las dulzuras de la vida para estar mejor preparadas para la gran compensación –la *iluminación*–, en realidad lo que nos conviene es justo lo contrario porque, si nos aderezamos la vida con generosas dosis de alegría y dulzura, sus semillas echarán raíz en nuestro interior y darán sus frutos en todo lo que hagamos. ¡Esa alegría permanente es la mayor iluminación que hay y puede ser tuya ahora mismo!

Un exceso de interés por los placeres transitorios (raga) *produce pasiones vehementes.*

Evitar con exceso las experiencias desagradables (dvesha) *produce rechazo.*

II.9 *La inasible conciencia de la inmortalidad es algo inherente incluso para los sabios* (abhinivesha).

Una de las razones cruciales por las que realizar prácticas espirituales es como preparación para el momento de la muerte física. En el proceso de la muerte podemos vernos asaltados constantemente por muchos miedos y dudas, por lo que acordarnos de que somos seres divinos y, por lo tanto, inmortales, puede servirnos de gran alivio en esos momentos de lucha.

Cuanto más nos entretenemos con las diversiones de la vida, menos nos identificamos con el desgaste constante de nuestro cuerpo, pero la respiración nos recuerda sin cesar que estamos en una cuenta atrás del tiempo total que se nos haya concedido. Las personas a las que se les diagnostica una enfermedad grave suelen vivir mucho más en el «ahora», porque tienen la gran suerte de conocer su destino y las decisiones que toman se basan en el tiempo limitado que les queda en este precioso planeta, hasta el punto de que, a veces, es como si tuvieran más ansias de vivir que la mayoría de nosotras, que desperdiciamos el tiempo al creernos que nuestro contrato es ilimitado y no tiene fin.

La forma curiosa que tiene nuestra sociedad de pensar en la vida y en la muerte está inscrita en cualquier lápida:

Nombre
1908-2000

¿Cómo interpretas tú esa información? Ambas fechas son muy importantes –la primera es cuando esa persona vino al mundo, y la segunda, cuando se fue. ¿Y esa rayita? ¡Eso fue el resto de su vida! ¿Una rayita? ¡Qué interesante! ¡Es como si, desde que nacemos, bastase con saltar esa rayita para alcanzar nuestro objetivo: la muerte! ¡En su caso, fue un salto que duró noventa y dos años, nada menos!

¡Pero lo que necesitamos es un recordatorio, pero *no* saltar una rayita y ya! Es mejor que frenemos y disfrutemos de la belleza y plenitud de cada momento.

La inasible conciencia de la inmortalidad es algo inherente incluso para los sabios (abhinivesha).

Una santa por todos los motivos

La santa que más me ha inspirado en la vida ha sido Sri Shárada Devi. Más conocida como la esposa de Sri Ramakrishna Paramhansa, fue, de por sí, toda una maestra llena de luz, a la que muchos llamaban la Santa Madre y que transmitió sus enseñanzas a través del ejemplo de su propia forma de ser.

Muchas veces, cuando venían a verme amigas o seguidoras que estaban atravesando un momento de crisis pero no se atrevían a expresar lo que sentían por miedo a que yo las considerara poco «espirituales», les contaba una de mis enseñanzas favoritas de Sri Shárada Devi para reconfortarlas.

Una vez fallecido Sri Ramakrishna, la Santa Madre pasó a ser la cabeza espiritual (¡o, mejor dicho, el corazón espiritual!) de la organización, pero algunos de los discípulos monjes tenían sus dudas de que una *mujer* pudiera tener la suficiente talla espiritual como para guiarlos, a pesar de que había sido el maestro en persona el que la había honrado otorgándole dicho cargo.

No obstante, había unos pocos que sí le reconocían su divinidad, y uno de ellos, un joven monje que la veneraba como la Santa Madre, se encargaba personalmente de ella y le servía las comidas con gran amor, devoción y respeto.

Una mañana que ella le estaba esperando, apareció otro monje con el desayuno y ella le preguntó: «¿Dónde está mi *otro* hijo querido?».

«Madre –respondió el monje–, vengo para informarte de que anoche dejó esta vida mortal». Al escuchar esas palabras, se entregó plenamente a su pena y empezó a llorar profusamente.

«Madre, ¿cómo *te* dejas dominar así por esa emoción, si sabes que el cuerpo es algo temporal y que lo único inmortal es el alma? *¡No somos ni el cuerpo ni la mente!*». ¡Tuvo el descaro de citar el Vedanta (escritura sagrada) ante ella!

La Madre, con una sonrisa llena de la compasión que le brotaba directamente de la pureza de su corazón, le dijo: «Claro, hijo mío, me conozco todas las sagradas enseñanzas, pero sigo teniendo forma humana y, por lo tanto, sentimientos. Ahora mismo, tengo el corazón destrozado por la pérdida física de mi querido hijo y demuestro mi respeto a ese dolor con mi llanto».

En las tradiciones espirituales, hay que respetar tanto la mente como el corazón y, como se hace tanto hincapié en controlar la mente, es de vital importancia que le demos al corazón su lugar de honor, porque es el guardián de la chispa de la Divinidad, del auténtico Ser. Sé feliz y recuerda siempre que eres inmortal.

> *Fui mineral y, al morir, me convertí en planta.*
> *Al morir como planta, renací como animal.*
> *Al morir como animal, fui un hombre [o una mujer].*
> *¿A qué le voy a tener miedo? ¿Acaso soy algo inferior por morirme?*
>
> —RUMI—

La inasible conciencia de la inmortalidad es algo inherente incluso para los sabios (abhinivesha).

II.10 *Mediante observación y criterio precisos, estos* kleshas *se tornan traslúcidos.*

Si los velos recubren *nuestros sentimientos y pensamientos,* nos basta con observarlos con detenimiento para eliminarlos.

Mediante observación y criterio precisos, estos kleshas *se tornan traslúcidos.*

II.11 *Si estos velos se han materializado en acciones, deben destruirse mediante prácticas de interiorización.*

Si los *kleshas* se manifiestan en nuestras palabras y acciones, es porque ya tienen unas raíces muy profundas, por lo que no basta con observarlos para eliminarlos, sino que ha llegado el momento de utilizar prácticas más profundas, más sutiles y, por lo tanto, más potentes. Se requieren períodos de quietud, introspección y devoción para destruir esos velos que ocultan nuestra luz interior.

Si estos velos se han materializado en acciones, deben destruirse mediante prácticas de interiorización.

CÓMO HACER QUE DESAPAREZCAN LOS CINCO *KLESHAS*

Túmbate cómodamente en el suelo o en la cama.

Coloca la mano derecha sobre el abdomen y la izquierda sobre el corazón.

Empieza a observar la respiración. ¿Es profunda y regular? ¿O son respiraciones cortas e irregulares?

Concéntrate en la idea de que la respiración provoca la vida.

Al inspirar, te entra por todo el cuerpo una corriente de energía vital.

Al espirar, observa cómo sale la energía del cuerpo.

Acto seguido, se produce un momento de incertidumbre; un espacio entre dos respiraciones y entre dos mundos.

Observa si notas algún malestar a nivel físico, emocional o mental.

Repite este proceso durante unos pocos minutos. Invoca una sensación de gratitud por tener esas respiraciones que te hacen estar viva.

Ahora, poco a poco, concéntrate en el centro del corazón y en la luz que hay en su interior: el Ser divino.

¿Empiezas a sentir la luz del Ser divino?

Quédate tranquila y ten paciencia hasta que sientas que los velos empiezan a difuminarse.

¿Puedes identificar si algún aspecto de tus creencias es lo que mantiene el velo de la ignorancia (avidiá)?

Una vez que lo hayas identificado, ¿puedes visualizar un símbolo, un sentimiento o una palabra que te haga regresar a la luz de la Divinidad?

Respira hondo para que se incremente la energía y se esparza la luz por todo el cuerpo, la mente y las emociones. Regresa al estado de plena consciencia.

Atesora el recuerdo de esta experiencia en lo más profundo de tu corazón y tráetelo a la memoria durante el día todas las veces que quieras.

Con el tiempo y la práctica, verás cómo los velos se vuelven más transparentes.

Cuando la Luz divina brilla a través de nosotras, ilumina el ser que somos y derrama su resplandor sobre todo lo que hacemos.

CAPÍTULO 3

Karma y *karma yoga*

Lo que sembramos, es lo que recogemos

Estos *sutras* intentan explicar los intrincados aspectos del karma, es decir, del ciclo de acciones que se convierten en semillas para acciones futuras. Aunque es un concepto ampliamente conocido, suele entenderse mal, por lo que esperamos que el presente comentario elimine parte de esa confusión y te permita comprender bien los principios y propósitos básicos del karma.

El útero del karma (karmashala), *cubierto por los kleshas (velos), engendra experiencias ahora y en el futuro.*

Mientras los velos envuelvan al útero del karma (karmashala), *cualquier acción se verá afectada por ello.*

El fruto que dé el karma depende del tipo y calidad de la semilla que se plante y de cómo se la cuide durante su crecimiento.

II.12 *El útero del karma* (karmashala), *cubierto por los* kleshas *(velos), engendra experiencias ahora y en el futuro.*

II.13 *Mientras los velos envuelvan al útero del karma* (kar-mashala), *cualquier acción se verá afectada por ello.*

II.14 *El fruto que dé el karma depende del tipo y calidad de la semilla que se plante y de cómo se la cuide durante su crecimiento.*

La opinión generalizada del karma es que se trata de una especie de castigo universal por nuestros pecados y de recompensas por nuestras virtudes, una definición simplista que se ve reforzada por la idea de que hay alguien o algo «allí arriba» que nos juzga y dictamina sentencias. Por eso, cuando les pasa algo malo a las personas buenas, nos indignamos ante lo injusta que es la vida y dudamos de la cordura de dicho juez superior.

En cambio, los *Yoga sutras* y la Bhágavad Guita definen el concepto de karma como una energía neutral que, al ser activada por los pensamientos y las emociones, se manifiesta en forma de acciones, las cuales producen una reacción que, a su vez, desencadena una nueva acción, y así sucesivamente. Aunque no siempre de forma consciente, depende de nosotras que se active un karma o que permanezca latente. Aunque la mayoría preferimos creer que lo que más nos afecta son las acciones de los demás, en realidad lo que más nos influye es lo que hagamos nosotras.

Ese concepto de juicio o culpa desaparece al comprender que nuestro karma depende directamente de la densidad de los velos *(kleshas)* que envuelven a nuestra naturaleza divina. Cuando tiene que traspasar unas capas opacas, la luz interior se ve muy tenue y borrosa, lo cual es un factor importante porque nos distorsiona todo lo que nos motiva y lo que hacemos, y al ser incapaces de identificarnos fácilmente con nuestra verdadera naturaleza, todo lo que hacemos y pensamos va dirigido a obtener beneficios materiales. Esto es lo que mantiene la rueda de la acción y la reacción en constante movimiento, que es quien rige nuestro día a día, mes tras mes y vida tras vida.

Si tenemos una visión dualista del mundo, automáticamente lo polarizamos todo en términos de bueno o malo, o blanco y negro. En cambio, si lo percibimos como un arcoíris lleno de colores, cada karma será un mensaje de cómo moldear nuestra vida.

El karma se parece a la electricidad. Los enchufes que tenemos en casa nos dan acceso a la energía eléctrica que necesitamos. ¿Eso es bueno o malo? Si, al enchufar una lámpara, se enciende, entonces dirás: «¡Ah! La electricidad es algo bueno. Tengo buen karma. Tengo luz para poder leer de noche». En cambio, si metes el dedo en ese mismo enchufe y te da un calambre, igual exclamas: «¡Uy! ¡La electricidad es algo muy malo! ¡Qué mal karma debo tener para que me dé un calambrazo en mi propia casa!». Pues al igual que la electricidad, el karma no es ni bueno ni malo, sino que su efecto viene determinado por el trato que nosotras le demos.

Los karmas individuales se convierten en nuestros maestros porque nos incitan a acordarnos del verdadero Ser. En caso de que coincidan unas pocas personas para recibir una lección conjunta, las consecuencias pueden parecernos desproporcionadas en relación con la pequeñez del suceso que las desencadenó y es en esos momentos cuando se nos refuerza la creencia de que el karma es bueno o malo, aunque, en realidad, no es más que una lección más grande que tenemos que aprender.

Los frutos pueden madurar de tres maneras

Cómo gestionar nuestro karma es algo que se parece a construir un jardín. Antes de plantar nada, tenemos que ser realistas y determinar qué tipo de plantas pueden crecer en ese tipo de tierra y en ese clima, porque, según cuáles sean las condiciones, cualquier planta o árbol puede, en potencia, producir frutos deliciosos o incomestibles. Por eso debemos decidir, con la máxima precisión, qué semillas vamos a plantar y qué plantas vamos a criar.

Del útero del karma *(karmashala)* llegan a nuestro jardín tres tipos de karma: *prarabdha, agami* y *sanchita*.

Prarabdha es el karma generado por nuestras acciones del pasado y que nos afecta en el presente. Es el que determina los hechos que ya están predeterminados y no pueden cambiarse, como, por ejemplo, dónde y cuándo nacemos, quiénes serán nuestros padres biológicos, etcétera. Aunque quizás nos gustaría que esos hechos hubieran sido distintos, es imposible cambiarlos. Los árboles que llevan plantados hace tiempo ya nos están dando sus frutos y es demasiado tarde para cambiar *ni* dichos frutos *ni* su sabor.

Agami karma se manifiesta en el futuro, como resultado de las cosas que hagamos ahora, lo cual nos da tiempo para cambiar cosas pero sólo si reaccionamos con rapidez. Antes de plantar algo, hay que pensárselo muy bien. Después de preparar bien la tierra, plantamos cuidadosamente las plántulas de manzano que hemos preparado y sabemos que seremos recompensadas con una buena cosecha de manzanas dulces si cada una de esas plantas recibe la cantidad óptima de agua, luz solar y espacio para crecer, además de eliminar, meticulosamente, cualquier mala hierba que pueda suponerles una amenaza a nuestras delicadas plántulas. Al plantar y desherbar con discernimiento y compasión, nuestras plantas se desarrollarán plenamente. De forma semejante, los karmas que plantemos ahora darán fruto en el futuro.

Si plantamos un hueso de melocotón, no tiene sentido que esperemos recoger manzanas al cabo de unos pocos años. Si las semillas son de mala calidad o no cuidamos bien del árbol durante su crecimiento, todas esas condiciones quedarán reflejadas en los frutos que obtengamos. Puede que no podamos cambiar la calidad de los frutos, pero sí podemos cambiar nuestra actitud hacia ellos. ¡En vez de quejarnos de que el árbol nos dé manzanas ácidas, una solución creativa sería añadir un poco de edulcorante y hacer un pastel de manzana!

Puede que alguna amiga te haya comentado alguna vez algo en este sentido: «Mi novio no es muy cariñoso conmigo. ¡A ver si cambia de actitud *después* de casarnos!». Esperar que alguien cambie tiene mucho peligro. Ahora es el momento de cortar las yemas del *agami karma*. Si esa mujer sopesa bien la situación y toma la decisión de no casarse con ese hombre, podrá evitarse muchos disgustos en el futuro.

Sanchita karma es el que se encarga de poner a buen recaudo, dentro del *karmashala*, las semillas sin germinar. Para evaluar qué semillas de karma plantar, rememoramos ciertas experiencias de la vida y las plantamos con cuidado, conscientes de que, una vez que hayan germinado, no queda más remedio que recoger sus frutos, por mucho que intentemos arrancarlas, porque sus raíces son profundas y pueden seguir creciendo bajo tierra. Lo mejor es fiarnos de nuestra intuición a la hora de decidir qué semillas queremos plantar.

Las opciones ante las que te encuentres pueden ser algo así: «Esta situación me recuerda a cuando trabajaba en aquel sitio, donde tenía un buen sueldo pero lo pasaba fatal. Ahora se me ha presentado una situación parecida y casi vuelvo a cometer el mismo error, pero, esta vez, me he frenado a tiempo».

El karma no lo vivimos solas porque cualquier persona que se nos cruza en la vida influye sobre el desarrollo de nuestro karma. De soltera, tu karma está ligado al de tus amistades y tu familia. Si te casas, tienes tu karma, el de tu pareja y la combinación del de los dos, por no hablar del de tus hijos, suegros, nietos y de tantas otras personas más. Los vientos del cambio esparcen las semillas de nuestro karma a enormes distancias.

El *karmashala* almacena innumerables semillas de esta vida y de otras, y puede dar la sensación de que brotan y dan sus frutos muchas a la vez. En esta vida, acumulamos necesidades de acciones o reacciones –karmas– a partir de todas las decisiones que tomamos. Si todo esto te desborda, puede serte útil expandir tu concepto de mortalidad para comprender que, nosotras, como almas que somos, vamos a reencarnarnos muchas veces para quemar muchos karmas.

El útero del karma (karmashala), *cubierto por los* kleshas *(velos), engendra experiencias ahora y en el futuro.*

Mientras los velos envuelvan al útero del karma (karmashala), *cualquier acción se verá afectada.*

El fruto que dé el karma depende del tipo y calidad de la semilla que se plante y de cómo se la cuide durante su crecimiento.

Cómo interactúan los *gunas* (atributos de la naturaleza) con el karma

Nadie se libra de la acción (karma) *ni por un momento, porque los* gunas *nos mueven a todos sin que podamos evitarlo.*

—BHÁGAVAD GUITA—

Los omnipresentes *gunas* (atributos de la naturaleza) son unas fuerzas que no sólo influyen sobre nuestro karma, sino también sobre nuestra actitud hacia él, pero si conseguimos reconocerlos y trascenderlos, influirán menos en nuestro karma.

Si estamos enredadas en el *tamas* (estático) *guna*, quizás no consigamos comprender las causas de nuestras circunstancias y adoptemos una actitud de que podemos hacer lo que nos apetezca sin atenernos a las consecuencias. Pero nuestra ceguera puede hacernos crear más karma sin darnos cuenta.

Una conductora adolescente conduce tanto más alocadamente cuanto más incapaz sea de imaginarse que puede llegar a perder el control del coche. Aunque puede que se le bajen un poco los humos si tiene un pequeño percance sin importancia, también es posible que un efecto bumerán le haga quedar sumida en *tamas*, paralizada por el miedo y que, al mismo tiempo, no le sea ni remotamente posible alcanzar *sattva*, el punto de equilibrio.

Cuando nos domina el *guna* de *rayas*, nos pasamos el día quejándonos de lo injusta que es la vida, convencidas de que nos merecemos algo mejor, pero, a veces, cuando nos sucede algo bueno, nos regodeamos e ignoramos las circunstancias o los sentimientos de los demás. Cuando nos domina *rayas,* no nos gusta compartir nuestra buena suerte con los demás, lo cual nos hace crear más karma.

Cuando a una persona extremadamente rayásica le diagnostican una enfermedad, se enfada mucho y se siente víctima, pero si consigue transformar su rabia en una indignación justificada, puede que eso la anime a poner una denuncia por el mal funcionamiento del sistema de salud o a iniciar una denuncia colectiva contra una empresa por publicidad engañosa. Aunque es posible que todas esas acciones no le sirvan para librarse del karma de su enfermedad, sí que puede servirle tanto a ella como a los demás para que no se siga creando más karma en dicho ámbito.

Un instante de indecisión cuando nos posee
la rabia nos evita cien días de pesar.
—PROVERBIO CHINO—

Cuando nos rige básicamente *sattva,* aceptamos con ecuanimidad todos y cada uno de los karmas que nos surgen en la vida, conscientes de que, en el fondo, son una bendición. Si, de forma inesperada, recibiéramos una gran cantidad de dinero, nuestra reacción inmediata sería compartirlo con personas necesitadas. Cuando tenemos que afrontar circunstancias negativas, comprendemos que son el fruto de semillas que fueron plantadas hace mucho tiempo. La aceptación nos sirve para reaccionar con más suavidad ante esos karmas y frustra cualquier necesidad de hacer pagar a otros por ello, porque sabemos que no sólo no nos sentiríamos aliviadas al hacer daño a terceras personas, sino que, además, nuestro sufrimiento sería aún mayor. En cambio, gracias a la compasión, somos capaces de comprender el sufrimiento de los demás, y si conseguimos, metafóricamente hablando, «meternos en la piel del otro», muy posiblemente tendremos la sensación de que nuestro karma es una bendición.

Cuando alguien se quejaba de lo dura que es la vida, mi madre siempre le decía: «Coge todos tus problemas, ponlos en el centro de un círculo junto con los de todos los del resto del mundo y obsérvalos. Te apuesto lo que quieras a que preferirás volverte a quedar con los tuyos».

El útero del karma (karmashala), *cubierto por los* kleshas *(velos), engendra experiencias ahora y en el futuro.*

Mientras los velos envuelvan al útero del karma (karmashala), *cualquier acción se verá afectada.*

El fruto que dé el karma depende del tipo y calidad de la semilla que se plante y de cómo se la cuide durante su crecimiento.

Transformar el karma

Basta con echarles una ojeada a las enseñanzas del Antiguo y el Nuevo Testamento para comprobar que se habla del karma en muchas ocasiones, siendo una de las más notables el dicho de: «Ojo por ojo, diente por diente». Por lo que se ve, miles de años después, seguimos peleándonos, intentando vengarnos o desquitarnos de algo o de alguien, y haciendo todo lo posible para que nadie se salga con la suya.

La reflexión del reverendo Martin Luther King Jr, al preguntarle justamente por ese dicho, fue que si aplicamos lo que se dice en el Antiguo Testamento *al pie de la letra* y arrancamos un ojo por un ojo y un diente por un diente, acabaremos todos *ciegos y mellados*.

A pesar del constante y creciente asedio de agobios a los que nos enfrentamos en nuestro día a día, tenemos a nuestra disposición cientos de prácticas yóguicas para conectar con el aspecto *sáttvico* de la naturaleza para que, al cabo de cierto tiempo y por muy difícil que nos pueda parecer, nuestra mente y nuestras emociones acaben por calmarse en lugar de agravar la situación aún más.

> *Todo lo que hace un gran ser constituye un ejemplo*
> *a partir del cual todos los demás construyen su escala*
> *de valores. Un gran ser nunca molesta a quien aún*
> *sigue apegado a los frutos de sus acciones.*
> *Gracias a su constante altruismo, todo lo que haga*
> *un gran ser es para el bien de los demás.*
>
> —BHÁGAVAD GUITA—

El útero del karma (karmashala), *cubierto por los* kleshas *(velos), engendra experiencias ahora y en el futuro.*

Mientras los velos envuelvan al útero del karma (karmashala), *cualquier acción se verá afectada.*

El fruto que dé el karma depende del tipo y calidad de la semilla que se plante y de cómo se la cuide durante su crecimiento.

Cómo transformar el karma mediante el karma yoga

Si es inevitable actuar, ¿cómo podemos sortear la necesidad de reaccionar para evitarnos acumular más karma? ¿Hay alguna forma de salirnos de ese círculo vicioso? El secreto está en el *karma yoga* o en el *seva* (servicio altruista a los demás).

Al reconducir los efectos de nuestras acciones mediante el servicio desinteresado a los demás, el *karma yoga* atenúa la ley del karma (la acción y su consiguiente reacción). Si lo que cosechamos depende de lo que sembramos, mejor sembrar semillas de alguna fruta dulce y sabrosa.

Hay tantas maneras de servir como personas a las que servir. El *karma yoga* consiste en hacer las cosas lo mejor que podamos, sin esperar ni elogios ni críticas. Hacer lo que corresponda por el hecho de hacerlo, sin esperar ninguna recompensa, constituye la esencia del *karma yoga*. Aunque nos sintamos satisfechas al ver felices a los demás, esa sensación debe ser un efecto secundario, porque no es nuestro objetivo.

Una cosa os puedo asegurar: los únicos de entre todos vosotros que serán realmente felices, serán los que hayan buscado y encontrado la manera de servir a los demás.

—ALBERT SCHWEITZER—

Para ser capaces de entregarnos de forma desinteresada, primero debemos abrir nuestro corazón para poder identificar qué necesitan los demás, para lo cual los tenemos que escuchar con todo respeto y proporcionarles lo que nos pidan en lugar de decirles lo que opinamos al respecto. A medida que se nos abre más el corazón, les servimos sin juzgarlos en absoluto, inundándolos de compasión y permitiéndoles mantener su dignidad. El dar de esta forma beneficia tanto a la persona que da como a la que recibe. Aunque puede que con el *karma yoga* sigamos haciendo las mismas cosas que antes y cumpliendo con las mismas obligaciones, lo hacemos con más entusiasmo porque no tenemos expectativas ni esperamos resultados. Y si queremos añadirle un poquito más de fuerza, podemos incluirle algo de *bhakti* (devoción) visualizando que todo lo que hacemos se lo dedicamos a la Divinidad.

En todas las tradiciones espirituales se ensalza el servicio desinteresado como una de las mejores maneras de purificar el corazón. Si quieres iniciarte en este camino, existen muchas organizaciones acreditadas con las que puedes colaborar o a las que puedes dar tu apoyo. Puede que, al principio, sientas ganas de que se te reconozca lo que haces; que te escriban una carta de agradecimiento, que pongan tu nombre en una placa o algo por el estilo. Puedes reducir ese apego haciendo algunas donaciones anónimas. También es posible que, al principio, te sientas más cómoda ayudando con dinero que colaborando en alguna tarea determinada. Empieza, paulatinamente, a dar más de ti misma y verás el efecto que eso tiene sobre el resto de tu vida.

Al desapegarnos de los frutos de nuestras acciones,
nos sentimos siempre satisfechos y no necesitamos nada.
Aunque parezca que estamos haciendo cosas (karma),
en realidad es el Ser superior el que lo hace todo.

—BHÁGAVAD GUITA—

Todo el mundo tiene *samskaras* (impresiones) del nacimiento, de la infancia e incluso de otras vidas. El tipo de *karma yoga* que decidas hacer puede servirte para reducir los efectos de traumas del pasado y para sanarte. Si te criaste en una familia pobre pero ahora llevas una vida holgada, puede hacerte muy feliz dar de comer a otras personas o regalarles ropa. Si te quedaste huérfana de padre o madre cuando eras pequeña, te sentirás feliz participando en algún programa de apadrinamiento de niñas. Adapta el *karma yoga* a las cosas que más te gusten.

Una buena definición del karma podría ser la «Plegaria de la serenidad»: «Concédeme serenidad para aceptar todo lo que no puedo cambiar, valor para cambiar lo que soy capaz de cambiar y sabiduría para entender la diferencia».

> *No cabe duda de que un grupito de ciudadanos,*
> *con sensatez y compromiso, pueden cambiar el mundo.*
> *De hecho, es lo que siempre ha pasado.*
>
> —MARGARET MEAD—

El útero del karma (karmashala), *cubierto por los* kleshas *(velos), engendra experiencias ahora y en el futuro.*

Mientras los velos envuelvan al útero del karma (karmashala), *cualquier acción se verá afectada.*

El fruto que dé el karma depende del tipo y calidad de la semilla que se plante y de cómo se la cuide durante su crecimiento.

Cómo ganarse correctamente el sustento: ¿Tu dinero suena a «muuuu»?

Puede que te preguntes: «¿Y qué pasa con mi trabajo? ¡Tengo que ganarme la vida! ¡Tengo que mantener a mi familia! ¡No puedo permitirme dedicar *todo mi tiempo* al servicio desinteresado!».

> *Encuentra un trabajo que te encante y no tendrás*
> *que trabajar ni un día más en tu vida.*
>
> —ANÓNIMO—

Cualquier tipo de servicio que hagas tiene que ser compatible con tu camino espiritual. Si sacrificas tus convicciones por ganar dinero, siempre te sentirás en deuda, por muy abultada que sea tu cuenta bancaria. Incluso aunque el servicio que hagas al mundo no tenga que ver con tus prácticas, puedes conectarlos realizando tu servicio de todo corazón.

La recompensa económica que obtienes contiene la vibración del trabajo que realizas. Por ejemplo, si eres vegetariana porque crees en *ahimsá* (respeto a todas las formas de vida), pero te pones a trabajar en una carnicería, puedes sentir que te estás contradiciendo, pero si las necesidades te *obligan* a hacer ese trabajo, envía una bendición para el espíritu del animal con cada trozo de carne que vendas, para infundirle conciencia y gratitud a tu actividad y para que puedas sentirte más tranquila interiormente. Sin embargo, si esa contradicción no deja de remorderte la conciencia por mucho que te esfuerces, deberías plantearte cambiar de profesión.

Cuando nuestro *áshram* estaba construyendo LOTUS (Light of Truth Universal Shrine), un templo ecuménico, recibí una gran lección. Cuando la gente se enteró de nuestro gran empeño por reunir a todas las religiones bajo un mismo techo, se entusiasmaron tanto que enseguida querían empezar a hacer donaciones económicas o a ofrecernos su tiempo como colaboradores. Después de estar unos pocos días de visita, a un hombre muy rico le encantó todo lo que estábamos haciendo y le hizo entrega a Sri Suámiyi de un cheque por una notable cantidad de dinero. Con expresión de agradable sorpresa, Sri Suámiyi le preguntó de qué trabajaba para ganar tanto dinero, a lo que el hombre respondió con algo de timidez: «Bueno, Suámiyi, pues soy ganadero».

«¡Ah! –dijo Suámiyi–, ¿así que ganas dinero criando vacas para mandarlas después al matadero?». El hombre asintió.

Al tiempo que le devolvía el cheque, Suámiyi le dijo: «Puedes venir siempre que quieras aquí con nosotros, ¡pero no podemos aceptar tu dinero porque suena a "MUUUU"!».

Incluso nos afecta algo tan sutil como el tipo de acciones que compremos o en qué invirtamos en bolsa. Si tienes el dinero metido en un banco porque te ofrece buen interés, ¿has mirado en qué invierte el banco ese dinero? Hoy en día existen fondos financieros responsables que no invierten en armas, alcohol, tabaco ni cosas así. Tu forma de ganarte el sustento y en qué inviertes tu dinero se transmite en todo lo que se compre con él. Piensa un poco con quién (*sátsang*) se va a mover tu dinero y gánatelo de forma sensata.

Cuando hagas algo, sea lo que sea, ofrece *todos sus resultados* a lo más elevado y sé consciente de que ese acto reverberará contigo toda la vida. Al mantener una actitud de servicio en tu corazón, puedes tener por seguro que siempre tendrás cubiertas todas tus necesidades.

El *karma yoga* y tú

En estos tiempos en que todo el mundo está tan ocupado, la mayoría considera que es un lujo y una suerte de unas pocas personas poderse coger un tiempo para una misma, para retirarse del mundo y centrarse en lo espiritual. Para nosotras eso es un gran *karma yoga*. Si sentimos que cultivamos el espíritu, nos resulta fácil cultivar el de los demás, pero si no nos cultivamos a nosotras mismas, seremos incapaces de desarrollar cualidades como el amor, la fe y demás virtudes espirituales. Si no nos ocupamos de nuestras propias necesidades, se van quedando grabadas y escondidas cada vez más al fondo de nuestro corazón.

Al *karma yoga* le podemos dedicar entre quince minutos y una hora al día. Al hacerlo con regularidad, basta con ese poco tiempo para revitalizarnos el cuerpo, la mente, las emociones y para conectar con nuestro espíritu.

Ofrece siempre del agua que rebose de tu pozo,
no de la que quede al fondo.
—DICHO SUFÍ—

Lo bueno de todo esto es que ahora, en estos momentos, está madurando la consciencia de la «Edad de Oro y muchas personas se interesan por su desarrollo espiritual y se lo están trabajando. Esta elevación de nivel de la consciencia colectiva hace que la rueda del karma se convierta en una espiral que nos saque de la Edad de Hierro y nos haga ascender a la de Oro.

¡Pero si nuestra máxima prioridad en la vida ya es el corazón y lo espiritual, entonces la Edad de Oro ya está aquí!

El útero del karma (karmashala), *cubierto por los* kleshas *(velos), engendra experiencias ahora y en el futuro.*

Mientras los velos envuelvan al útero del karma (karmashala), *cualquier acción se verá afectada.*

El fruto que dé el karma depende del tipo y calidad de la semilla que se plante y de cómo se la cuide durante su crecimiento.

EXPERIMENTAR UN KARMA DEL PASADO QUE TE AFECTE DIRECTAMENTE EN EL PRESENTE

Recuerda una escena importante que te haya pasado en la vida, tanto si fue provocada por ti como por otra persona. ¿Puedes remontarte a la experiencia de lo que sucedió y la influencia que tuvo sobre la siguiente situación que estuviera relacionada con eso? ¿Reverbera aún alguna de esas dos situaciones ahora, en el presente?

Podría ser algo así como que una profesora te animó a que hicieras una carrera. De no haberte entregado ella el formulario de matrícula, así como la solicitud de la beca de estudios universitarios, igual a ti no se te habría ocurrido pedirla, pero gracias a su amabilidad, pudiste hacer la carrera de Derecho, lo cual, años más tarde, te ha servido para ser senadora.

Explora ahora en sentido contrario. Elige un suceso dxe tu vida actual y retrocede hasta su origen. Si pudieses cambiar o replantar la semilla, ¿cómo sería de diferente?

La próxima vez que te pongas a hacer algo importante, piensa cómo afectará al resto de tu vida toda esa concatenación de acontecimientos. ¡Aún estás a tiempo de cambiar!

EXPERIMENTAR CÓMO BENEFICIA A LOS DEMÁS EL *KARMA YOGA* (SERVICIO DESINTERESADO)

Decide qué tipo de servicio altruista te gustaría hacer. Puede ser para una persona en concreto o con alguna organización.

Si prefieres empezar haciendo alguna donación económica, es una manera fantástica de comenzar a abrir el corazón. Más adelante, puedes involucrarte cada vez más y encontrar un lugar donde colaborar y que se adecúe a tu forma de ser.

Empieza a reservar tiempo para hacer servicio desinteresado a nivel semanal o mensual y observa si te inventas excusas para saltártelo.

Al convencerte de que quieres hacer seva (servicio altruista), se te empieza a abrir el corazón ¡y hasta puede que, al cabo de un tiempo, te empiecen a entrar ganas de cancelar otras actividades para poder hacer tu karma yoga! En poco tiempo te darás cuenta de que lo poquito que das resulta una nimiedad en comparación con la felicidad que recibes a cambio. Observa si encuentras menos obstáculos en la vida.

EXPERIMENTAR LAS BENDICIONES DEL *KARMA YOGA* (SERVICIO DESINTERESADO) EN TI MISMA

Observa qué es lo que te nutre y te hace crecer en medio de todo el ajetreo de la vida. Para ser capaces de entregarnos a los demás con cariño, tenemos que sentir la Divinidad en nuestro interior.

Si tienes dolores en el cuerpo, pueden venirte de maravilla un lujoso baño de espuma, un masaje relajante o incluso un par de minutos más de relajación profunda. Una confortable siesta por la tarde te puede sentar tan bien como toda una semana en un spa.

Si tu sufrimiento es a nivel mental o emocional, no te olvides de hacer cosas divertidas, para no sentir y pensar siempre en cosas serias. Lee un libro ameno y entretenido; ve una comedia romántica (que no tenga nada que ver con tu propia relación); haz ese curso de pintura que llevas tanto tiempo aplazando para más tarde o, simplemente, quédate disfrutando de lo bonito que es ver llover.

Cuando nos acordamos de nutrirnos primero interiormente, servir a los demás nos sale de forma espontánea.

Haz del karma yoga una costumbre porque, así, la rueda del karma, en lugar de girar en círculos, describirá una espiral ascendente que te transportará a la dicha de tu auténtica naturaleza.

Capítulo 4

Gñana yoga

El yoga de la sabiduría intuitiva

Este capítulo nos abre las puertas al sutil poder de la sabiduría intuitiva, la gran sabiduría del *gñana yoga*.

Estos *sutras* se encuentran justo en el linde entre el mundo físico y el espiritual, y nos transportan al umbral del *ashtanga yoga* (el camino de ocho facetas), donde se nos ofrecen unas prudentes introspecciones para mantener dicha prístina sabiduría.

La sabiduría intuitiva nos permite expandirnos más allá del mundo natural y en permanente cambio (lo que se ve), hasta alcanzar el ámbito del Espíritu divino (lo que ve).

Comprendido esto, las dificultades antaño vitales pierden toda su fuerza.

El origen de estas dificultades yace en la incapacidad de reconocer que el Espíritu divino (lo que ve) es omnisciente y, por lo tanto, está separado del mundo natural (lo que se ve) en permanente cambio.

Al percibir que son un espejismo (Maia), la naturaleza
(lo que se ve) y sus atributos, los gunas, existen para servir al
Ser divino (lo que ve) tanto con alegría como con liberación.

Dichos atributos de la naturaleza (gunas)
son tan tangibles como intangibles.

El Ser divino (lo que ve) contempla el mundo
sin que eso le afecte.

El mundo natural (lo que se ve) existe para beneficio
del Ser divino (lo que ve).

Cuando tomamos conciencia del Ser divino (lo que ve), el mundo
natural ilusorio (lo que se ve) se torna transparente, aunque les siga
pareciendo muy real a los que están enmarañados en él.

Al unirse el Ser divino (lo que ve) con la naturaleza (lo que se ve),
dicha potente y dinámica sinergia crea el mundo ilusorio que
impide que se perciba el Espíritu.

Dicha unión se consuma al olvidarnos del Ser divino (lo que ve).

Dicha unión no puede producirse cuando se recuerda el Ser divino
ininterrumpidamente.

Establecidos en la gracia de la Sabiduría intuitiva,
experimentamos la liberación.

El estado de liberación puede reconocerse por siete características:
ya no tenemos ansias de conocimiento; de mantenernos lejos
de nada ni de nadie; de acumular cosas materiales; ni de obrar;
y siempre nos acompañan la felicidad, la fe y la claridad.

II.15 *La Sabiduría intuitiva nos permite expandirnos más allá del mundo natural y en permanente cambio (lo que se ve), hasta alcanzar el ámbito del Espíritu divino (lo que ve).*

Al expandírsenos la consciencia, nos damos cuenta de que existe una diferencia esencial entre el mundo espiritual de nuestro interior y el de la naturaleza, fuera de nosotras. De ahí surge la Sabiduría intuitiva, la cual se consolida al conseguir reconocerla de forma constante. La intuición nos susurra con una voz que, a menudo, queda ensordecida por la más ruidosa y estrepitosa de nuestros pensamientos. Es esa voz silenciosa de nuestro espíritu la que nos conduce hacia la luz. Tenemos que confiar siempre en la Sabiduría intuitiva porque es fruto de la gratitud del hecho de saber, y no le afectan en nada los mensajes de este mundo en permanente cambio, al tener sus raíces en la realidad invariable.

Elisabeth Kübler-Ross fue una destacada pionera en el campo de la preparación al final de la vida, y cuando le preguntaban si creía en la reencarnación, respondía muy agudamente: «¡No es que crea en la reencarnación! ¡Es que sé que es cierta!».

Cuando se nos desarrolla la intuición, nos alegra darnos cuenta de que nuestra vida no es una consecuencia de las influencias externas y tomamos conciencia de que lo que más nos influye es el Ser verdadero. Cualquier experiencia mundana tangible la recibimos a través de los sentidos para que la interpreten nuestra mente y nuestras emociones. Todo lo que es material es transitorio, y eso nos lleva a lamentarnos cuando lo perdemos, porque nos damos cuenta de que el mundo es incapaz de garantizarnos que seremos siempre felices. Cuanto más nos damos cuenta de lo compleja que es la influencia que ejerce la naturaleza sobre nosotras, menos nos cuesta expandirnos más allá de sus lindes y sintonizar con nuestro verdadero conocimiento.

Quien conoce el Ser, posee todo el conocimiento.

—BHÁGAVAD GUITA—

La sabiduría del corazón

Por regla general, se suele describir el *gñana yoga* desde una perspectiva meramente mental, utilizando términos como «razón», «discernimiento» y «criterio», los cuales resultan adecuados sólo si se analiza la sabiduría desde una perspectiva mental. Pero la sabiduría también surge del corazón en forma de intuición.

Al permitir que la sabiduría intuitiva dirija nuestra vida, no nos basamos en juicios duales como bueno o malo, sino que, sencillamente, observamos en qué dirección se dirige la luz de l os *gunas*, según los bandazos que den. Si un día nos encanta encontrarnos con una amiga, pero no soportamos verla al día siguiente, es tan sólo porque eso depende de cómo actúen la mente y las emociones en ese momento. Si no nos mantenemos alerta, los efectos de situaciones pasadas pueden hacernos reaccionar de forma violenta. *No es fácil cambiar los patrones de conducta.* Pero al tomar conciencia del verdadero Ser, todo lo que existe en el mundo pasa a un segundo plano y ya no tenemos ganas de poseer nada ni de evadirnos del mundo. Al contrario, el mundo viene a visitarnos en nuestra quietud.

Cuando entendemos qué es el mundo físico, nada puede ya impedirnos disfrutar y divertirnos con cualquier cosa. Aunque puede que, al principio, nos sintamos un poco desbordadas al experimentar el mundo de forma tan inusual, se vuelve más fácil y placentero a medida que nos acostumbramos a ello, como sucede con cualquier destreza que acabamos de adquirir.

¿No tenías miedo, de pequeña, cuando querías aprender a montar en bicicleta? «¿Cómo me voy a poder sujetar sobre unas ruedas tan finitas? ¿Cómo se hace para ir recto y, sobre todo, cómo se frena?». Tuviste que empezar con una bicicleta con ruedines mientras alguien te la sujetaba por el sillín. Al cabo de un tiempo, te quitaron los ruedines, pero esa persona siguió sujetándote la bici por el sillín hasta que, un día, por fin, conseguiste pedalear tú sola, aunque tambaleándote un poco aún. Pero de eso hace ya muchos años y ahora no vacilas ni un solo instante cuando te subes a tu bici, y sólo te sientes libre y feliz, y el mundo no es más que un lugar para divertirte.

El auténtico poder se obtiene cuando conseguimos expandirnos más allá de los cambios constantes de la naturaleza y mantenernos firmes en nuestra sabiduría intuitiva.

La sabiduría intuitiva nos permite expandirnos más allá del mundo natural y en permanente cambio (lo que se ve), hasta alcanzar el ámbito del Espíritu divino (lo que ve).

II.16 *Comprendido esto, las dificultades antaño vitales pierden toda su fuerza.*

II.17 *El origen de estas dificultades yace en la incapacidad de reconocer que el Espíritu divino (lo que ve) es omnisciente y, por lo tanto, está separado del mundo natural (lo que se ve) en permanente cambio.*

II.18 *Al percibir que son un espejismo (Maia), la naturaleza (lo que se ve) y sus atributos, los gunas, existen para servir al Ser divino (lo que ve) tanto con alegría como con liberación.*

Llegadas a este punto, la sabiduría del yoga nos presenta dos conceptos bien distintos: lo que ve (el verdadero Ser) y lo que *se ve* (todo lo demás). Casi siempre nos identificamos con *lo* que *se ve,* en lugar de con el sujeto que ve, y las dificultades que se nos plantean se deben a que no entendemos que la naturaleza de este mundo es el cambio y que no podemos ralentizar, parar ni poseer nada. *Lo único a lo que nos podemos asir* es al conocimiento del auténtico Ser.

Érase una vez una gran reina que, al tener la gran fortuna de haber tomado conciencia de la verdad eterna de que es imposible poseer nada, decidió despojarse de todas sus posesiones, para lo cual repartió un edicto por todo su reino en el que se las ofrecía a quien las quisiera, con la única condición de que dichos tesoros no podrían salir del palacio real hasta que tocaran las cinco de la tarde del día en cuestión.

A las 16:55 del día de la gran distribución de los tesoros, cuando todo el mundo se había ya apostado a lado de los bienes que habían escogido, entró en el palacio una extraña e imponente dama a la que la reina saludó de inmediato al tiempo que le pedía disculpas porque todas las cosas de valor ya estaban asignadas. Pero, sin perturbarse por ello en lo más mínimo, justo antes de que tocaran las cinco campanadas, dicha mujer se sentó al lado de la reina y le preguntó tranquilamente: «Majestad, cuando dijisteis que se iba a regalar *todo* lo que había en palacio, ¿eso os incluía a vos también?».

Pasmada y boquiabierta, la reina balbuceó: «Dije que *todo*, sí, así que supongo que eso también me incluye a mí». Entonces, la dama exclamó con atrevimiento: «¡Pues os escojo a *vos*!». «Pero, ¿por qué me queréis a mí si ya no poseo nada?», le replicó la reina, totalmente perpleja. Entonces, justo al empezar a repicar las campanas, la dama abrazó a la reina y exclamó: «¡Que nadie se mueva y que nadie salga de palacio sin haber devuelto los tesoros a su lugar original!», dicho lo cual, se echó a reír y les explicó a todos: «Todos os habéis quedado con las baratijas, pero *yo* me he pedido el tesoro más grande de todos: ¡la mismísima reina! ¡Porque si la poseo a *ella*, soy dueña de *todo*!».

No sólo nos aferramos a los bienes materiales, sino también a nuestro cuerpo y a nuestra mente para poder seguir igual que somos o para ser distintas de como somos. De jóvenes, queremos parecer y comportarnos como si fuéramos mayores, pero cuando ya tenemos canas, nos teñimos el pelo para parecer más jóvenes. Sin embargo, al tomar conciencia de que no hay nada en la naturaleza que no cambie, nos liberamos del deseo de que las cosas sean de una forma distinta a como son y, entonces, podemos disfrutar de todos y cada uno de los momentos.

Una manera muy entretenida de observar dicho fenómeno es ponernos a mirar un álbum de fotos nuestras desde que éramos pequeñas hasta ahora. Empieza por el principio e intenta recordar cómo te sentías y qué opiniones tenías en cada uno de esos momentos. Aunque quizás no tengas recuerdos de cuando eras bebé, fíjate a partir de qué edad empiezas a tenerlos y ve pasando lentamente las páginas y mirando las fotos, observando qué sentías en aquellos instantes de tu vida congelados por la cámara. Observa las fotos de tu primer día en el colegio o en una clase de *ballet*. Aunque tuvieras un cuerpo más pequeño y quizás ahora quieras y necesites otras cosas, ¿no notas que hay algo dentro de ti que no ha cambiado nada? ¿Notas también que hay como un hilo de conciencia que engarza todos los segmentos de tu vida? Hay una invariabilidad interior, una presencia que nos cuida y nos guía. ¡Pues eso es nuestra *Sabiduría intuitiva!*

Recuerdo que una vez, mi madre, con noventa y un años, me empezó a llamar a voces para que fuera a verla a su habitación, y al entrar, me dijo: «¡Mira!», al tiempo que apuntaba con el dedo al espejo, al cual yo miré también, pero sin conseguir notar nada extraño. «¡Esa de ahí! –siguió señalando–. ¿Quién es esa anciana que me está mirando? ¡No puedo ser yo! ¡Yo no estoy tan vieja! ¿No?».

¡El tiempo pasa volando! ¡Un día estamos jugando a ser mayores poniéndonos los tacones de nuestra madre y, sin darnos cuenta, son *nuestros hijos e hijas* los que están jugando con *nuestras* cosas! Eso es lo que caracteriza al mundo: que no deja de cambiar. Lo único permanente lo tenemos dentro de nosotras.

Si confiamos en nuestra Sabiduría intuitiva, todo nos puede resultar agradable porque habremos encontrado la varita mágica que convierte en dicha todo lo que la vida nos aporta.

Comprendido esto, las dificultades antaño vitales pierden toda su fuerza.

El origen de estas dificultades yace en la incapacidad de reconocer que el Espíritu divino (lo que ve) es omnisciente y, por lo tanto, está separado del mundo natural (lo que se ve) en permanente cambio.

Al percibir que son un espejismo (Maia), *la naturaleza (lo que se ve) y sus atributos, los* gunas, *existen para servir al Ser divino (lo que ve) tanto con alegría como con liberación.*

II. 19 *Dichos atributos de la naturaleza* (gunas) *son tan tangibles como intangibles.*

Éstos son distintos estadios de la manifestación de los *gunas,* algunos de los cuales se hacen perceptibles cuando los sentidos nos informan de cómo están las cosas ahora y cómo cambian a continuación. En cambio, somos menos conscientes de los cambios intangibles, porque la mayoría no hemos desarrollado los recursos necesarios para captar lo que no puede conocerse a través de los sentidos. Sin embargo, a medida que va refinándose nuestra percepción interna, conseguimos saber que sabemos lo que hay que saber.

En un principio, la naturaleza era algo indefinido y sin expresión. A partir de ahí, se formaron los *gunas* (atributos de la naturaleza) y se mantuvieron en equilibrio, pero al evolucionar el universo, la predominancia de los *gunas* empezó a cambiar y se formó el mundo tal y como lo conocemos. El intelecto *(buddhi),* los pensamientos y las emociones *(ahámkara)* y los sentidos *(manas)* que hemos descrito anteriormente, se manifestaron como fruto de la interacción desproporcionada de los *gunas.*

En cierto modo, es como hacer pan. Empezamos por hacernos una idea del pan, de su sabor y de cómo hacerlo. Seguidamente, nos hacemos con todos los ingredientes, cuya cantidad variará según el tipo de pan que queramos hacer. Entonces, los mezclamos todos hasta obtener la masa perfecta. Algunas veces tendremos que añadirle algo más de harina o de agua para que tenga la consistencia adecuada, después de lo cual la dejamos reposar para que suba antes de meterla en el horno. Pero no utilizaremos nuestros sentidos para comerlo y disfrutarlo hasta que el pan se haya manifestado (horneado y enfriado) por completo.

Dichos atributos de la naturaleza (gunas) *son tan tangibles como intangibles.*

II.20 *El Ser divino (lo que ve) contempla el mundo sin que eso le afecte.*

II.21 *El mundo natural (lo que se ve) existe para beneficio del Ser divino (lo que ve).*

II.22 *Cuando tomamos conciencia del Ser divino (lo que ve), el mundo natural ilusorio (lo que se ve) se torna transparente, aunque les siga pareciendo muy real a los que están enmarañados en él.*

II.23 *Al unirse el Ser divino (lo que ve) con la naturaleza (lo que se ve), dicha potente y dinámica sinergia crea el mundo ilusorio e impide que se perciba el Espíritu.*

II.24 *Dicha unión se consuma al olvidarnos del Ser divino (lo que ve).*

II.25 *Dicha unión no puede producirse cuando se recuerda el Ser divino ininterrumpidamente.*

Puede que en este momento te preguntes: «Si la vida nos resultaría más fácil si nos mantuviéramos siempre conscientes del Ser divino, ¿por qué no se nos ha programado para hacerlo?». Para lo que se nos ha *programado* es para decidir en qué enfocar nuestra percepción consciente, pero la mayoría escogemos enfocarla en el mundo material, lo cual perpetúa el *gran espejismo (MahaMaia)* de la vida. Sin embargo, sólo es un espejismo para quien se da cuenta de que lo es, porque a todas las demás personas, sigue resultándoles *muy real*.

Despertar del sueño

En este sentido, el espejismo *(Maia)* es como soñar despierto. Un sueño (ya sea durante el día o de noche) siempre *parece* muy real. Las mediciones de las reacciones fisiológicas en la fase de ensoñación revelan que se incrementan tanto la presión arterial como las pulsaciones; los ojos se mueven rápidamente de un lado a otro y, a veces, se agitan los brazos y las piernas como si estuviéramos corriendo. Si duermes con alguien, puede que hayas recibido algún que otro puntapié o codazo mientras la otra persona tiene unos sueños muy dinámicos.

Al despertar, casi siempre nos damos cuenta de que estábamos soñando algo, aunque otras veces somos *incapaces* de distinguir entre los estados de vigilia y de sueño. Cuando tenemos un sueño maravilloso no queremos despertarnos, mientras que, según qué veces, por mucho que queramos despertarnos, las sensaciones de un mal sueño se prolongan durante el estado de vigilia. Así es cómo funciona *Maia*. A menos que consigamos despertar nuestra consciencia por completo, seguiremos siempre soñando despiertas. Es con la experiencia de la iluminación con lo que despertamos de verdad y nos damos cuenta de que todo es un espejismo, que todo es irreal.

Quizás esta mañana, al mirar por la ventana, te hayas dicho: «Hoy no me apetece salir a pasear. No hace Sol». Puede que a medianoche dudes incluso de que el Sol exista, ya que no hay forma de verlo. Racionalmente, todas sabemos que el Sol siempre está ahí aunque a veces lo oculten las nubes o se encuentre al otro lado de la Tierra. De la misma forma que el Sol sigue siendo la fuente de energía que nos da la vida y nos mantiene físicamente vivas incluso cuando se oculta, nuestro verdadero Ser nos infunde energía vital en el cuerpo, la mente y las emociones, pero como somos incapaces de *verlo* o de *experimentarlo,* ponemos en duda su existencia.

Hacerse el tonto

Mulá Nasrudín era un gran místico sufí que se hacía pasar por tonto para impartir sus enseñanzas. (¡Se hacía el tonto *a propósito!).* Un buen día, uno de sus discípulos le preguntó: «¡Gran Mulá! ¿Cuál es más importante: el Sol o la Luna?».

Sin dudarlo ni un segundo, respondió: «Por supuesto que la Luna. De día, el Sol no es tan importante ya que hay luz, pero, de noche, la Luna es imprescindible porque es nuestra única fuente de luz». Intentaba convencerlos de que la Luna, en lugar de reflejar la luz del Sol, brilla con luz propia. ¿Podríamos convencernos a nosotras mismas de que los pensamientos, las emociones y el intelecto no brillan con luz propia, sino que no son más que un reflejo? Porque son reflejos que proceden o bien del mundo material o de nuestra luz interior. A veces resulta complicado determinar dónde se originan.

Casi siempre, desarrollamos nuestra identidad a partir de *quién creemos que somos* así como del *feedback* que recibimos de los demás, en lugar de basarnos en nuestra luz eterna, pero al cultivar la Sabiduría intuitiva, la luz del Ser es la que ilumina todas las dimensiones de nuestro yo con claridad y resplandor, y en ese estado elevado de consciencia cuando nos sentimos infelices, *sabe-*

mos que nos sentimos infelices, al igual que, cuando nos sentimos felices, lo *sabemos* también, porque nos hemos convertido en «el sujeto que sabe», en cualquier circunstancia, y la naturaleza nos ayuda a liberarnos.

El Ser divino (lo que ve) contempla el mundo sin que eso le afecte.

El mundo natural (lo que se ve) existe para beneficio del Ser divino (lo que ve).

Al tomarse conciencia del Ser divino (lo que ve), el mundo natural ilusorio (lo que se ve) se torna transparente, aunque les siga pareciendo muy real a los que estén enmarañados en él.

Al unirse el Ser divino (lo que ve) con la naturaleza (lo que se ve), dicha potente y dinámica sinergia crea el mundo ilusorio e impide que se perciba el Espíritu.

Dicha unión se consuma al olvidarnos del Ser divino (lo que ve).

Dicha unión no puede producirse al recordar el Ser divino ininterrumpidamente.

II.26 *Establecidos en la gracia de la Sabiduría intuitiva, experimentamos la liberación.*

Ésta es la clave de la liberación. Al observarlo todo, siempre, a través de la sabiduría intuitiva, sabemos que somos el Ser eterno e inalterable. Cuando se contradice lo que experimentamos en el espíritu (lo que ve) con lo de la naturaleza (lo que se ve), la única manera de reconocer el Ser (lo que ve) es mediante nuestra profunda sabiduría y nuestro conocimiento intuitivos. En cambio, cuando se unen para alcanzar la liberación, la naturaleza (lo que se ve) nos ayuda a encontrar y a ser un reflejo del Ser eterno (lo que ve).

Nos convertimos en lo que pensamos. Si creemos que estamos limitadas, lo estaremos. Si creemos que somos libres, lo seremos.

Hay una estrategia maravillosa para enseñar a una elefanta a quedarse quieta en un sitio. De pequeña, le atan al pie una cadena muy gorda, la cual le transmite la señal de que no puede irse lejos si intenta marcharse. A medida que va creciendo, le cambian la cadena por una soga y, progresivamente, por algo más fino hasta que se hace adulta.

Aunque esto parezca ir en contra de la intuición, no existen cadenas ni cuerdas capaces de sujetar a un animal así de grande ya de adulto. En cambio, con este entrenamiento, basta con una simple cuerda porque, de pequeña, se le quedó grabado en la memoria que tenía puesta una cadena mucho más fuerte que sus músculos de cuando era una cría, por lo que, de adulta, está convencida de que una simple cuerda la sigue sujetando.

¿Cuántas cosas nos mantienen amarradas a la mente y las emociones?

Al practicar una observación constante, queda manifiesta la diferencia entre las cualidades variables de lo que se percibe y la cualidad invariable del sujeto que percibe.

El hombre [o la mujer] que no tiene vida interior
es esclavo[a] de su entorno.
—Henri Frédéric Amiel—

Establecidos en la gracia de la Sabiduría intuitiva, experimenta-
mos la liberación.

II.27 *El estado de liberación puede reconocerse por siete características: ya no tenemos necesidad de conocimiento; de mantenernos lejos de nada ni de nadie; de acumular cosas materiales; ni de obrar; y siempre nos acompañan la felicidad, la fe y la claridad.*

Existen varias formas de interpretar los distintos caminos que conducen a la liberación. Según algunos, se trata de algo gradual, como cuando se contempla un amanecer, en el que, a cada momento, va aumentando la intensidad de la luz hasta que termina por verse en su totalidad, momento en el que se reduce nuestra ansia por las cosas materiales e, incluso, nuestra sed de conocimiento, ante la prometedora presencia de lo eterno. Junto con la luz, se produce un amanecer, cada vez más intenso, de dicha, fe y claridad. (Esto es lo que se entiende por el camino *bhakti* [devoción] hacia la iluminación).

El otro camino no es gradual, sino que, más bien, apunta a que la consciencia se ilumina de forma espontánea una vez que se alinean todas las prácticas. Es una perspectiva que se asemeja más a cuando se enciende el interruptor de la luz que a un amanecer gradual, pero incluye los mismos anhelos y se sirve de la fuerza de voluntad para inducir al abandono de aquellos efectos materiales que puedan constituir un obstáculo en el camino. (Esto es lo que se entiende por el camino *gñani* hacia la iluminación).

Aunque muchos pregonan que el *gñana yoga* es el camino más directo y rápido para fundirnos con la luz eterna, parece ser más una cuestión de temperamento, porque ambos caminos hacia la Divinidad son igual de auténticos y válidos. Opta por el que mejor se adapte a tu forma de ser, porque cualquiera de los dos te aportará el equilibrio.

Una *gñani*, una *bhakti* y un puñado de cacahuetes

Observa a dos personas comiendo cacahuetes. ¿Puedes adivinar cuál es *gñani* (le atrae la sabiduría intuitiva) y cuál es *bhakti* (con devoción)? La primera se mete el fruto seco en la boca nada más partir la cáscara y disfruta del rico sabor hasta pasar al siguiente cacahuete. En cambio, la segunda, rompe la cáscara de varios y va haciendo un montoncito de cacahuetes para disfrutar comiéndoselos cuando haya terminado de pelarlos todos.

La primera persona tiene una personalidad más *bhakti* porque prefiere disfrutar del rico sabor de los cacahuetes durante todo el proceso. En cambio, la segunda no quiere que nada la distraiga de su objetivo y se reserva todas las ganas de disfrutar de comérselos hasta que haya terminado de pelarlos todos. La persona *bhakti* se asemeja más a la luz del amanecer, mientras que la *gñani* se parece más al interruptor de la luz. Pero el resultado es el mismo: ambas toman conciencia de que no hay diferencia entre ellas y el Ser divino.

Al contemplar el Ser mediante el Ser, uno se siente pleno en el Ser.

—BHÁGAVAD GUITA—

Dicho todo esto sobre el *gñana yoga,* te ruego que no caigas en la tentación de enfrascarte *demasiado* en la filosofía esotérica porque, aunque sea importante que sepamos por qué hacemos las prácticas, eso también puede convertirse en una forma de «encerrarnos» en divagaciones intelectuales que sólo sirven para mantener oculto al verdadero Ser. *La filosofía sin prácticas es ineficaz; las prácticas sin filosofía son efímeras.* El *ashtanga yoga,* el camino de las ocho facetas que se describe a continuación, propone unas prácticas que nos sirven para aplicar los *gñana yoga sutras* en nuestra vida diaria.

El estado de liberación puede reconocerse por siete características: ya no tenemos necesidad de conocimiento; de mantenernos lejos de nada ni de nadie; de acumular cosas materiales; ni de obrar; y siempre nos acompañan la felicidad, la fe y la claridad.

EXPERIMENTAR QUIÉN ERES
AL AVERIGUAR LO QUE NO ERES

Adopta una postura cómoda, con la espalda recta y los hombros relajados. Empieza a observarte el cuerpo. Comprueba que lo tienes todo relajado: los dedos de los pies, los pies, los tobillos, las espinillas, las pantorrillas, las rodillas, los muslos, las caderas, las manos, las muñecas, los antebrazos; etcétera.

Inspira por la nariz. Espira por la nariz, pero muy lentamente, y relájate al mismo tiempo. Inspira otra vez y espira incluso más lento que antes. Siente cómo te vas relajando profundamente.

Enfoca tu conciencia del «yo» en el centro del corazón.

Pregúntate: ¿quién soy yo?

¿Soy este cuerpo? ¿La carne? ¿Los huesos? ¿La sangre? ¿Las vísceras?

¡No! ¡No soy el cuerpo!

¿Quién soy?

¿Soy mis cuatros miembros del movimiento?

¿Soy estos brazos que puedo estirar? No, no soy ni los brazos ni la acción de estirar.

¿Quién soy yo?

¿Soy las piernas que hacen que este cuerpo camine y toque el suelo?

No, no soy las piernas ni su movimiento.

¿Quién soy yo?

¿Soy los órganos de los sentidos?

¿Soy los ojos que ven las cosas? No. *¡Ni soy los ojos, ni soy el acto de ver!*

¿Quién soy yo?

¿Soy los oídos que lo oyen todo? No, *no soy los oídos ni el acto de oír.*

¿Quién soy yo?

¿Soy esta nariz que huele todos los aromas? No, *no soy ni la nariz ni el acto de oler.*

¿Quién soy yo?

¿Soy esta lengua que saborea las cosas y que habla? No, *no soy la lengua, ni el sentido del gusto, ni el acto de hablar.*

¿Quién soy yo?

¿Soy la piel con su sentido del tacto? No, *no soy la piel ni el sentido del tacto.*

¿Quién soy yo?

Observa y siente lo siguiente:

> *los ojos y tu visión hacia tu interior y hacia el exterior,*
> *los oídos y tu acto de oír tu interior y lo de fuera,*
> *la nariz y el acto de oler en tu interior y en el exterior,*
> *la lengua y tu diálogo interior y exterior.*

¿Quién soy yo?

¿Soy la mente?

No, no soy la mente.

¿Cómo voy a ser la mente si la estoy observando? Entonces es que soy algo que no es la mente.

¿Quién soy yo?

¿Soy mis emociones?

No, no soy mis emociones porque soy yo quien las contempla y las cambia.

¿Quién soy yo?

Ni tan siquiera soy ese «yo» que enfocamos al principio en el centro del corazón porque fui yo quien lo puso ahí.

¿Quién soy yo?

Estoy más allá de todo esto. Soy verdad absoluta, conocimiento absoluto, dicha absoluta.

¿Quién soy yo?

Soy el sujeto que sabe.

CAPÍTULO 5

Ashtanga yoga

El camino de las ocho facetas

En este capítulo, se sintetiza la aplicación práctica de la sabiduría del yoga en forma de ocho facetas dinámicas. Puede que, al leer todos los *sutras* anteriores, te hayas preguntado: «¿Y cómo voy a poder hacer *yo* todo esto?». La respuesta está en el *ashtanga yoga,* el cual es considerado la esencia de los *sutras* hasta tal punto que muchos llaman directamente *ashtanga yoga* al hecho de estudiarlo.

Al practicar el ashtanga yoga, *el camino
de las ocho facetas, se activa la Sabiduría intuitiva,
la cual nos revela nuestro resplandor interior.*

El ashtanga yoga, *el camino de las ocho facetas, se compone de:*

Iama: *Reflejar nuestra auténtica naturaleza.*
Niama: *Evolucionar hacia la armonía.*
Ásana: *Disfrutar de existir; postura.*
Pranaiama: *Desarrollar y encauzar el prana universal (energía).*
Pratiahara: *Invitar a los sentidos a que miren hacia dentro.*

Dhárana: *Agrupar y enfocar la consciencia en nuestro interior.*
Dhiana: *Flujo ininterrumpido de la consciencia hacia el interior.*
Samadhi: *Unión con la Consciencia divina.*
Iama *(reflejar nuestra propia naturaleza) se experimenta mediante:*
Ahimsá: *Respeto, amor, compasión por todo y todos.*
Satia: *Veracidad, integridad.*
Astéia: *Generosidad, honradez.*
Brahmacharia: *Equilibrio y moderación de la energía vital.*
Aparigraha: *Conciencia de abundancia, plenitud.*

*Todas estas grandes verdades son universales e inherentes
a todos los seres.*

Si se alteran o ignoran, se pone en peligro la calidad de vida.

Niama *(evolucionar hacia la armonía) incluye:*

Shaucha: *Sencillez, pureza, refinamiento.*
Santosha: *Sentirse satisfecha y en paz con una misma
y con los demás.*
Tapas: *Prender la llama purificadora.*
Suadhiáia: *Estudio sagrado de la Divinidad mediante textos
sagrados, la naturaleza y la introspección.*
Ishvara pranidhana: *Dedicarse de todo corazón a la Divinidad.*

*Al enfrentarnos a pensamientos o sentimientos inquietantes,
cultivamos la actitud opuesta y superior. Esto se llama*
pratipaksha bhávana.

*Puede evitarse el deseo de actuar obedeciendo a impulsos
o pensamientos perniciosos, o de inducir a ello a otras personas,
o aprobar que los tengan o que las lleven a la práctica.
Esto también es* pratipaksha bhávana.

II.28 *Al practicar el* ashtanga yoga, *el camino de las ocho facetas, se activa la Sabiduría intuitiva y nos revela nuestro resplandor interior.*

II.29 *El* ashtanga yoga, *el camino de las ocho facetas, se compone de:*

Iama: *Reflejar nuestra auténtica naturaleza.*
Niama: *Evolucionar hacia la armonía.*
Ásana: *Disfrutar de existir; postura.*
Pranaiama: *Desarrollar y encauzar el prana universal (energía).*
Pratiahara: *Invitar a los sentidos a que miren hacia dentro.*
Dhárana: *Agrupar y enfocar la consciencia en nuestro interior.*
Dhiana: *Flujo ininterrumpido de la consciencia hacia el interior.*
Samadhi: *Unión con la Consciencia divina.*

Ashtanga se compone de dos palabras: *ashta*, que significa «ocho» y *anga*, que significa «facetas entrelazadas». A menudo se traduce *anga* como «rama», lo cual da una sensación de ir ascendiendo de forma lineal, como cuando se trepa a un árbol. Partiendo del tronco, nos encaminamos hacia la punta de la rama, pero como las ramas de este árbol no terminan en una punta, sino que se conectan con otras, puede resultar frustrante cuando no se consigue completar el recorrido de cada una por sí misma, aunque sea un todo integrado.

Más que recordar a un único árbol o a sus ramas, las muchas facetas del *ashtanga yoga* se parecen a una arboleda donde, mirados desde el tronco hacia arriba, los árboles dan la sensación de estar separados los unos de los otros, sin tocarse. Sin embargo, al aventurarnos unos cuantos centímetros bajo tierra, descubrimos que las raíces de dichos árboles aparentemente individuales están todas entrelazadas, unidas e interdependientes para ser más fuertes y acumular más fuerza como conjunto. Aunque todos surjan de la misma consciencia, cada uno manifiesta sus propias características. De forma parecida a las raíces entrelazadas de dichos árboles, se nos explica que *ashtanga* no consiste en una serie de reglas que hay que «cumplir», sino que se trata de una oferta de infinitas posibilidades y combinaciones para realizar nuestra forma de ser. Ésa es la razón por la que aconsejamos que interactúen entre sí y funcionen coordinadamente, en vez de cada una por su lado. Aunque puede que, a veces, decidamos dedicarnos más a una u otra para poder enfocarnos en un determinado aspecto de nuestro desarrollo, a la larga necesitaremos integrar todas las facetas para conseguir avanzar en nuestro viaje interior hacia la plenitud y para descubrir nuestra divinidad.

Cinco de dichas facetas se describen en el segundo libro: «*Sádhana pada*: Cultivar las prácticas espirituales», mientras que las últimas tres se describen en detalle en el tercer libro: «*Vibhuti pada*: Divina manifestación de la energía». Con dicha estructura, se nos sugiere que *dhárana* (contemplación), *dhiana* (meditación) y *samadhi* (unión con la Consciencia divina) no son prácticas aisladas, sino estados que alcanzan su plenitud gracias a las prácticas que los preceden.

Al encarnar en este mundo, nuestro limitado cuerpo físico debe albergar el vasto e infinito mar de la consciencia para manifestar las cualidades divinas en nuestra vida humana. Como seres humanos, deseamos ser un reflejo tanto de dichos elevados estados de consciencia como de nuestras cualidades humanas, algo que «el camino de las ocho facetas» nos ayuda a integrar.

Ashtanga yoga *es el camino de las ocho facetas.*

II.30 Iama *(reflejo de nuestra propia naturaleza) se experimenta mediante:*

Ahimsá: *Respeto, amor, compasión por todo y todos.*
Satia: *Veracidad, integridad.*

Astéia: *Generosidad, honradez.*
Brahmacharia: *Equilibrio y moderación de la energía vital.*
Aparigraha: *Conciencia de abundancia, plenitud.*

Los dos vértices de la energía dinámica

Iama (reflejar nuestra auténtica naturaleza) y *niama* (evolucionar hacia la armonía) son las dos primeras facetas del *ashtanga,* cada una de las cuales, a su vez, consta de otras cinco adicionales que nos sirven para vivir en paz y ser conscientes de nuestro espíritu en todo momento. Imagínate dos brillantes acoplados por la parte de arriba y que cada uno envía o recibe energía por el vértice. Dichos vértices representan las cualidades más destacadas de cada uno: *ahimsá* en *iama,* e *íshvara pranidhana* en *niama.* Cuando veneramos a todo y a todos como partes de nosotras mismas mediante *ahimsá,* también están naturalmente presentes las otras cuatro cualidades de *iama: satia* (veracidad); *ashtéia* (generosidad); *brahmacharia* (moderación) y *aparigraha* (abundancia).

Dedicarse de todo corazón a la Divinidad, *íshvara pranidhana,* incluye también la esencia de los otros cuatro *niamas: saucha* (sencillez); *santosha* (satisfacción); *tapas* (prender la llama de la purificación); y *suadhiáia* (estudio sagrado). Al integrar los *iamas* y los *niamas* en nuestra vida, reflejamos la belleza y la luz de un brillante, y todo lo que entre en contacto con ellos reflejará también su propia luz y belleza.

Ofrendas inspiradas, no mandamientos

Para simplificar la inmensa amplitud y profundidad de los *iamas* y *niamas,* muchos los denominan «el qué hacer y no hacer del yoga» o, incluso «los diez mandamientos del yoga». Pero eso es coger una forma de vida altamente refinada, llena de virtudes y transmitida a lo largo de miles de años, y reducirla a un gesto admonitorio con el dedo, como diciendo: «Si no haces tal o cual cosa, serás castigada». Al estudiarlos a un nivel más sutil, los *iamas* y *niamas* son, más bien, un tributo a la existencia que reafirma nuestra inherente naturaleza divina.

En la época en que se dictaron los diez mandamientos, la imagen que se tenía de la Divinidad era la de un patriarca fuerte y muy estricto, porque la moral y la conducta de los pueblos habían bajado mucho de nivel y muchos consideraron que había que cambiar las cosas aplicando unas medidas muy drásticas.

En cambio, en la época en que se formularon los ideales de los *iamas* y *niamas*, el ambiente era distinto, porque fue durante la Edad de Oro *(sat iuga)* y aún predominaba la virtud, aunque era evidente que el nivel de consciencia se iba deteriorando de forma gradual. Pero la positividad del estilo de vida de las personas quedaba patente en su sabiduría.

Iama: El reflejo de nuestra auténtica naturaleza.

Cada cual debe decidir, desde el corazón, en qué nivel de consciencia quiere vivir, tanto a nivel espiritual como en el mundo. Al estudiar y practicar los *iamas* y *niamas*, recuerda que sirven para despertar tu consciencia de la Edad de Oro *(sat iuga)*, en la que reina la virtud por encima de todo. Nos regalan estas dos gigantes pirámides de la virtud para que nos acordemos de vivir la vida con nobleza y veneración.

Sabedora de lo importante que es repetir afirmaciones, y siempre que me ha sido posible, he optado por traducir los distintos conceptos en un lenguaje positivo y que apueste por la vida. Cuando decimos: «Hoy *no* voy a tomar azúcar», la mente humana se salta el «no» y se fija en «azúcar». Asimismo, al leer constantemente traducciones con frases en negativo, estamos invocando la conciencia de la Edad de Hierro *(kali iuga)* en lugar de favorecer que resplandezca nuestra luz natural característica de la Edad de Oro *(sat iuga)*.

Se ha comprobado que lo más eficaz para los atletas es entrenar con frases en afirmativo. Al decir: «No separes los codos del cuerpo para tener un buen *swing* con el palo de golf», puede que no se alcance el resultado deseado. En cambio, se considera más efectivo decir: «Mantén los codos pegados al cuerpo cuando hagas el *swing*».

Las palabras o expresiones que evocan miedo, castigos o prohibición del placer nos deforman las prácticas espirituales y, en lugar de resaltar la gloria de nuestra auténtica naturaleza, la cercenan. En cambio, al considerar que todo es la Divinidad, reluce nuestra naturaleza más amorosa.

Defiende esas cualidades divinas para que reluzca tu consciencia de la Edad de Oro *(sat iuga)* en plena Edad de hierro *(kali iuga)*. Abre tu corazón para que las distintas facetas del *ashtanga yoga* te ayuden a tomar conciencia de tu auténtica naturaleza.

Iama: **Reflejar nuestra auténtica naturaleza.**

II.31 *Todas estas grandes verdades son universales e inherentes a todos los seres. Si se alteran o ignoran, se pone en peligro la calidad de vida.*

Siempre podemos poner excusas y encontrar razones para rebatir todas estas afirmaciones, aunque ello influya de forma negativa en nuestra calidad de vida. Pero, aunque las contravenciones parezcan tener tan poca importancia que pasan desapercibidas, hay una parte nuestra que se verá profundamente afectada. En esos tranquilos momentos en los que estamos a solas con nosotras mismas, somos conscientes de la incongruencia entre quién somos y en qué persona creemos que nos estamos convirtiendo. Es algo tan sutil que, aunque quizás tengamos la sensación de que algo no nos cuadra, somos incapaces de determinar qué es lo que la causa, hasta el punto de que, cuando alguien dice algo que, sin querer, nos desencadena dichos pensamientos y sensaciones contradictorias, puede que reaccionemos de forma desmedida, sin alcanzar a comprender cuál es la causa de nuestro malestar interior.

Una de las mejores maneras de mantenernos motivadas es mediante la energía del *sátsang* (estar en compañía de aquellas personas que comparten nuestra misma verdad). ¿A quién podemos dirigirnos cuando sintamos que necesitamos que alguien nos apoye para mantenernos enfocadas en nuestras prácticas? Si ese alguien ya ha experimentado los beneficios de las prácticas, nos animará a seguir adelante, pero si se trata de alguien que no comprende las cosas de igual manera, quizás nos convenza, con toda su buena voluntad, de que debemos abrirnos a otros horizontes.

Los iamas *y* niamas *se expresan en todos los aspectos de nuestros pensamientos, palabras y conductas.* Eso es lo que los hace tan potentes a la par que difíciles de mantener.

Todas estas grandes verdades son universales e inherentes a todos los seres. Si se alteran o ignoran, se pone en peligro la calidad de vida.

II.32 Niama *(evolucionar hacia la armonía) incluye:*

Shaucha: *Sencillez, pureza, refinamiento.*
Santosha: *Sentirse satisfecha y en paz con una misma y con los demás.*
Tapas: *Prender la llama purificadora.*
Suadhiáia: *Estudio sagrado de la Divinidad mediante textos sagrados, la naturaleza y la introspección.*
Íshvara pranidhana: *Dedicarse a la Divinidad de todo corazón.*

En este *sutra, íshvara pranidhana* se encuentra en la cúspide de la pirámide del brillante. Al practicar con gran respeto *íshvara pranidhana,* se potencian todos los otros *niamas;* y al vivir en armonía con los otros cuatro *niamas* es una manera de mostrar nuestro respeto por *íshvara pranidhana*.

Niama: Evolucionar hacia la armonía.

II.33 *Al enfrentarnos a pensamientos o sentimientos inquietantes, cultivar la actitud opuesta y superior. Esto se llama* pratipaksha bhávana.

Éste es uno de mis *sutras* favoritos porque me sirve para cambiar *mi* actitud en lugar de esperar que cambien la situación o las personas que «me hacen» sentir infeliz. Es una práctica imprescindible para poder mantenernos en armonía, equilibradas y abiertas de corazón.

Pratipaksha nos hace desarrollar los sentimientos, conductas y pensamientos contrarios. *Bhávana* es la raíz sánscrita del verbo inglés «to be». La combinación de ambos términos nos sirve para revertir nuestra actitud y adoptar una conducta noble.

La vida nos presenta, a diario, todo un abanico de frustraciones y retos. Aunque lo que todas esperamos es que, a medida que desarrollamos nuestro nivel de conciencia, vayan disminuyendo las pruebas que nos pone la vida, no sólo no es siempre lo que sucede, sino que, además, situaciones que antes sobrellevábamos con elegancia, ahora nos afectan *incluso más*. Sin embargo, si gozamos de más claridad mental, nos daremos cuenta de que probablemente la situación no puede cambiarse, pero que si lo que cambiamos es nuestra actitud, nos sentiremos en paz.

También es posible que nos empecinemos en considerar que la culpa de nuestros problemas e inconvenientes la tienen siempre los demás, lo cual puede hacernos creer que nuestro deber es enseñarles cómo se deben hacer las cosas. Pero esto sólo sirve para agrandarnos el ego y disminuir nuestras oportunidades de introspección. Si tienes por costumbre pensar que la culpa la tiene la otra persona, cambia de perspectiva y observa la situación desde otro ángulo. *Al enfrentarnos a pensamientos o sentimientos inquietantes, cul-*

tivamos la actitud opuesta y superior. Esto se llama pratipaksha bhávana.

Pratipaksha bhávana es una forma sencilla y directa de mantenernos con la mente en calma y el corazón abierto. ¿Cuántas veces al día tienes pensamientos y sientes cosas que te sacan de tu calma interior? ¡Hay días en los que hasta perdemos la cuenta! Pero si somos conscientes de ellos *antes* de que se manifiesten en palabras o en tipos de conducta, conservaremos la capacidad de revertirlos. ¿Sientes miedo? Trabájate el valor. ¿Rabia? Cultiva el amor. Intenta que no sea sólo cambiar una palabra, sino toda una escena o un patrón de conducta. En medio de una discusión acalorada con tu pareja, quizás oigas de repente los dulces sonidos de tu bebé en la habitación de al lado. Lo más posible es que, al oírlos, la mente y el corazón dejen de enfocarse en la discusión y que se te deshaga el corazón de amor por tu bebé. Pues la próxima vez que te sientas molesta con alguien, visualiza una imagen, como puede ser la cara de tu bebé o, si no, el capullo de una flor cuando se está abriendo o un atardecer maravilloso. Quizás entonces percibas más vulnerabilidad en la persona con la que te sientes molesta y adoptes una actitud más amable. Lo mejor de ese cambio es que las dos saldréis beneficiadas.

Convierte a una persona difícil en tu deidad personal

Cuando vivía en el *áshram,* hubo una época en la que yo era la encargada de un departamento en el que tenía que supervisar a muchos ashramitas, y había un monje gruñón que siempre se quejaba mucho cuando se le pedía que hiciera algo, sobre todo si se lo encargaba una mujer. Cada mañana, me daba pavor cuando llegaba el momento de decirle lo que había que hacer ese día. Aunque él no decía nada mientras estaba de pie delante de mí, al dar media vuelta, siempre se marchaba diciendo algo desagradable sobre mí entre dientes. Aunque a mí me resultaba muy molesta esa situación, él no cambiaba su actitud, dijera yo lo que dijera.

Entonces, decidí usar el *pratipaksha bhávana* y me inventé una práctica espiritual en la que él era la deidad principal. Cada mañana, al entrar él en mi oficina, yo visualizaba que le ponía una guirnalda de flores y le tocaba los pies y, cuando se daba media vuelta musitando algo, yo juntaba las palmas de las manos en señal de *pranam* para que le fuera bien. Esta especie de «adoración» empezó también a surgirme espontáneamente cada vez que me lo cruzaba por el *áshram* y, más adelante, incluso cada vez que pensaba en él. Ni que decir tiene que no se lo comenté a nadie. Era un secreto exclusivamente de mi mente y mi corazón.

Al cabo de una semana de hacer esta práctica, ya no se me revolvía nada por dentro cada vez que me lo cruzaba. Además, eso me venía muy bien porque me hacía enfocar la mente y el corazón en guirnaldas de flores y en adorarlo en lugar de buscar maneras de evitarlo.

Una mañana, se presentó en mi oficina a la misma hora de siempre y, con tono sorprendido, me dijo: «Sabes que no me caes muy bien, ¿verdad?». Yo sólo asentí con la cabeza para que no me traicionara la voz. Entonces, añadió: «Es curioso porque, desde hace una semana, es como si me empezara a apetecer venir a verte, bueno, un poquito. Pero, la verdad, no sé por qué. ¿Se te ocurre a ti por qué puede ser?».

Sonriendo por dentro, le respondí: «Bueno, quizás es que los dos estamos cambiando y está desapareciendo la razón por la que no nos caemos bien». Seguí haciendo esa práctica durante meses, y aunque no es que nos convirtiéramos en amigos inseparables, sí que ambos acabamos pudiendo decir: «Nos gustamos».

Al enfrentarnos a pensamientos o sentimientos inquietantes, cultivar la actitud opuesta y superior. Esto se llama pratipaksha bhávana.

CÓMO EXPERIMENTAR EL PROFUNDO EFECTO DE CAMBIAR NUESTRA ACTITUD

Siéntate cómodamente.

Piensa en alguna cualidad que quieras desarrollar en tu vida. Lo mejor es que sea algo que pueda expresarse con una o dos palabras, como, por ejemplo: «paz», «alegría», «cooperación», «saber adaptarme», etcétera. (En este ejemplo usaremos «alegría»).

Piensa ahora en un aspecto tuyo que ya no representa a la persona que quieres ser. ¿En qué punto del cuerpo lo sientes? Si puedes, verbalízalo, como, por ejemplo: «Me siento superior»; «Soy cabezota»; «Rabia»; etcétera. (En este ejemplo vamos a utilizar «rencor»).

Ahora, piensa en una cualidad que quieras enviarle al mundo. Puede ser la misma que hayas escogido para desarrollar en tu vida u otra distinta. (Para este ejemplo, vamos a usar «paz»).

Respira hondo varias veces.

Al inspirar, enfoca la mente y el corazón en integrar en tu vida la cualidad de «alegría». Nota cómo esa alegría se va metiendo en cada una de las células que rodean el punto donde acumulas ese rencor y cómo se va esfumando ese sentimiento no deseado.

Al espirar, haz que esa alegría convierta el rencor en paz y envíasela al mundo.

(Cuando la mente está bien enfocada, como sucede con esta práctica, es importante que no retengas la respiración ni expulses la

236

emoción negativa con la espiración, *porque, con la respiración, aumenta el poder de la mente y, al enfocarla en eso, se incrementa lo negativo en lugar de disminuirlo. ¡Es muy divertido ver cómo se esfuma el rencor y se transforma en paz!)*

EXPERIMENTAR EL EFECTO DE ESTA PRÁCTICA SOBRE LAS PERSONAS Y SITUACIONES DIFÍCILES

Cuando ya sientas que dominas la práctica anterior, úsala en distintas situaciones, con personas o cosas que te molesten.

Al tomar aire, inspira una cualidad positiva (puede ser la misma de la práctica anterior u otra distinta). Al espirar, envíale tu deseo a esa persona o cosa.

Para que resulte más potente aún, concéntrate en algo que te guste de esa persona. Con eso ya basta para cambiar la cualidad de tu vibración. (Lo que te guste de esa persona puede ser algo tan sencillo como una blusa bonita que tenga o el color de su corbata).

Continúa con la visualización hasta que desaparezcan las sensaciones negativas o consigas aislarte de las circunstancias. Si es una situación en la que te encuentras a menudo, repite esta práctica siempre que puedas y verás cómo te sorprenden los cambios que se producirán en esa persona o situación y en ti.

II.34 *Puede evitarse el deseo de actuar obedeciendo a impulsos o pensamientos perniciosos, o de inducir a ello a otras personas, o aprobar que los tengan o que las lleven a la práctica. Esto también es* pratipaksha bhávana.

El *pratipaksha bhávana* sirve incluso para calmar el *deseo* de hacerle daño a alguien, en lo cual también se incluye el hecho de participar en ello y permitir que a los demás les pasen cosas dañinas. Hay situaciones en las que nos sentimos impotentes ante las decisiones de alguien o de un gobierno y, en ocasiones, nuestro único recurso es protestar pacíficamente, presentando peticiones, escribiendo cartas o expresándonos de alguna forma. Todo eso puede reducir nuestra exasperación y darnos esperanzas de que las acciones que hayamos emprendido darán algún fruto.

Hace muchos años, descubrí que el mero acto de comer una uva puede servir para aliviar el sufrimiento de muchas personas. Cuando nos enteramos del calvario que estaban viviendo los vendimiadores, muchas personas decidimos hacer boicot a esa industria como expresión de solidaridad con los trabajadores. A pesar de que haya pasado tantísimo tiempo desde entonces, el recuerdo de este acto voluntario de camaradería me hace pensármelo dos veces antes de meterme una deliciosa uva en la boca.

Vemos muchas noticias de casos de explotación infantil o de los trabajadores. El hecho de tomar la determinación de colaborar de alguna manera, por muy pequeña que sea (como, por ejemplo, no comprar el producto en cuestión), hace que nuestra mente y nuestro corazón sepan que estamos cooperando con la solución y no con el problema.

Para poder conservar la paz interior, es importante que nuestras protestas, boicots, escritos y peticiones sean calmadas porque, de lo contrario, sin darnos cuenta, estaremos participando de la injusticia. Recuerda mantenerte firmemente en paz cuando participes en una manifestación pacífica porque de ese nido de paz es de donde surge la fuerza.

Puede evitarse el deseo de actuar obedeciendo a impulsos o pensamientos perniciosos, o de inducir a ello a otras personas, o aprobar que los tengan o que las lleven a la práctica. Esto también es pratipaksha bhávana.

CAPÍTULO 6

Iama

Reflejar nuestra auténtica naturaleza

En este capítulo vamos a estudiar en profundidad cinco facetas internas del *ashtanga yoga* llamadas *iama* que nos sirven para vivir en paz con nosotras mismas y con los demás.

*Al abrazarlo todo con veneración y amor (ahimsá),
experimentamos unión.*

*Al enfocarlos en la verdad y la integridad (satia), nuestros
pensamientos, palabras y obras adquieren el poder de manifestarse.*

*Al establecernos en la generosidad y la honradez (ashtéia),
se nos concede prosperidad material y espiritual.*

*Al llevar siempre una vida equilibrada y de moderación
(brahmacharia), nuestra fuerza vital no conoce límites.*

*Al aceptar la abundancia (aparigraha), percibimos que todo
es una bendición y se nos revela el propósito de nuestra
existencia en este mundo.*

II.35 *Al abrazarlo todo con veneración y amor* (ahimsá), *experimentamos unión.*

Ahimsá, el vértice del cono del brillante, es lo que da luz a los *iamas* porque, al convertir cada momento del día en algo sagrado al aceptarlo con veneración y amor, resulta fácil integrar los otros cuatro *iamas* en nuestra vida.

La práctica de *ahimsá* nos transporta a la conciencia de la Edad de Oro *(sat iuga)*, en la que el mundo en su totalidad, con sus personas, animales, plantas y objetos inanimados, constituye nuestra familia y círculo de amistades, porque, en el fondo, todos somos uno.

Para los que se arrastran con humildad, soy el Ser omnipresente.

—Suami Vivekánanda—

Cuando somos bebés, contemplamos el mundo con un corazón puro y con los ojos completamente abiertos. Experimentamos la pureza de *ahimsá* y nos sentimos en unión con todo y con todos. Pero al desarrollar la capacidad de discernir, surgen las diferenciaciones, por lo que se nos debe recordar constantemente que, aunque las personas y las cosas nos parezcan distintas, esencialmente somos lo mismo.

A lo largo de los tiempos, muchas historias y libros de religión han relegado a un segundo plano el aspecto de amor y compasión de la Divinidad para resaltar, en cambio, su rol aterrador y punitivo porque, según sus narradores, eso nos hace ser más humildes y creer, por tanto, en las reglas de la virtud.

Lo masculino y lo femenino en los textos sagrados

Como las cualidades (masculinas) de ira y castigo, características del Viejo y el Nuevo Testamento, necesitan urgentemente algo que las contrarreste, en toda la Biblia hebrea se repite, clandestinamente, el término *rachamim,* que es la cualidad de misericordia y compasión que se le atribuye al aspecto más amable de Dios. Es un derivado del término *rechem,* que designa las cualidades maternales o uterinas. *Rachamim* es lo que mantiene vivo el poder dinámico y regenerativo de este gran texto sagrado desde hace miles de años. Aunque en sus traducciones a las lenguas modernas quedan difuminados tanto los términos como la representación de lo femenino al resaltar principalmente las cualidades masculinas, es importante recordar que la vida es puro equilibrio; un frágil equilibrio.

El Nuevo Testamento tiene la ventaja de contar con las grandes parábolas de Jesucristo, rebosantes de la compasión. A lo largo de todo el texto, él no para de defender a los injustamente perseguidos y a los rechazados por la sociedad, como prueba de que, en el fondo de nuestro corazón, todos somos iguales. Pero dependiendo de quién narre la historia, la compasión se pasa por alto o es puesta de relieve. Las apariciones y visitaciones de la Virgen María a pequeños grupos de fervientes devotos (tal y como *ellos* narran en sus memorias) le permiten derramar infinita compasión sobre las multitudes.

En la Bhágavad Guita, Sri Krishna tiene tanto el papel de estricto maestro como el de compasivo compañero. La historia se alterna entre la severidad de tener que participar en una guerra justa y la paz de reconocer la Divinidad en todo y en todos. Queda en manos del lector o lectora optar por luchar o acurrucarse en la compasión que el dios Krishna siente por todos sus devotos.

Mientras que muchos ejemplos de las sagradas escrituras nos tientan con el poder de ejercer nuestra fuerza y superar el miedo, con menor frecuencia se nos recuerda que, al desarrollar el amor y la compasión, aprendemos a venerar a la Divinidad, en lugar de temerla.

Para enfrentarse a las fuerzas invasoras que dominaban la India, Mahatma Gandhi utilizó los principios de *ahimsá,* tan importantes para él, animando así a los ciudadanos de su país a que amaran al enemigo. Confundido por una actitud tan inesperada, el imperio extranjero cayó derrotado y los británicos se retiraron pacíficamente al tiempo que ensalzaban a Mahatma Gandhi. Al tener los principios de *ahimsá* enraizados en su corazón, trataba con gran respeto incluso a los que lo maltrataban, por lo que Gandhi constituye, incluso hoy en día, una enorme fuente de inspiración y un ejemplo de compasión ante la adversidad.

No se puede servir a los demás si no se hace desde el amor y la compasión. La mejor manera de encontrarse a uno mismo es desintegrándose sirviendo a los demás.

—Mahatma Gandhi—

Al abrazarlo todo con veneración y amor (ahimsá), **experimentamos unión.**

Esta maravillosa virtud llamada *ahimsá* casi siempre se traduce simplemente como «no violencia» o «no dañar». Una vez más nos encontramos con la técnica de poner un «no» delante de un concepto negativo para decirnos lo que *no hay que hacer* en lugar de relacionarlo con nuestra auténtica naturaleza, lo cual implica que somos seres «inherentemente» violentos y que, en el fondo de la mente, siempre estamos tramando alguna diablura. (Muchos autores traducen *iama* como «restricciones»). Hasta podríamos sentirnos insultadas por semejante acusación y protestar diciendo: «¡Yo no le hago *daño* a nadie! ¡No soy *violenta!* ¡Este *sutra* no va conmigo!». Sin embargo, en la Edad de Oro *(sat iuga),* no se referían a la violencia ni al hecho de hacer daño, sino a la veneración y a la compasión, y ése es el abismo que separa al precepto de *no matar* o *no dañar* del de la veneración y el amor. Visto desde esta última perspectiva, *ahimsá* implica que, por naturaleza, tenemos compasión y que, al llevarla plenamente a la práctica, también la experimentarán todos los seres vivos que se nos acerquen.

«Mi religión es la amabilidad», declara humildemente su santidad el Dalái Lama, un destacable ejemplo vivo de *ahimsá*.

Al poner en práctica la gran virtud de *ahimsá*, tomamos conciencia de que todos los seres sentimos dolor, alegría, decepciones, amor –el espectro de las emociones en su totalidad–, por lo que desarrollamos empatía por los demás y nuestra experiencia individual se convierte en la de todos.

Al abrir nuestro corazón, *ahimsá* llena de veneración y amor las muchas facetas de nuestra vida y tomamos conciencia de la importancia de respetar a todo el mundo, incluso a los que nos amenazan o nos hieren física o emocionalmente. Sin embargo, la mayoría nos olvidamos de *tratarnos a nosotras mismas con esa misma veneración y amor.*

La Biblia nos exhorta, con compasión, a que «ames al prójimo como a ti mismo», pero lo que a muchas nos cuesta es querernos y servirnos a nosotras mismas primero.

Al abrazarlo todo con veneración y amor (ahimsá), *experimentamos unión.*

Cuando nos negamos a tomarnos el tiempo necesario para cuidarnos el cuerpo, la mente y las emociones con dedicación y cariño, son ellos los que nos lo suelen recordar –de forma no precisamente amable– dejando de responder cuando los necesitamos. No somos capaces de pensar con claridad; puede que nos sintamos tristes o deprimidas; y, con el paso del tiempo, puede incluso que se nos manifieste alguna enfermedad, todo lo cual nos obliga –ahora sí– a dedicarnos tiempo a nosotras mismas. Pero resulta mucho más agradable y divertido hacerlo por iniciativa propia antes de que se apodere de nosotras algún «mal-estar». Querernos a nosotras mismas es querer a todo y a todos.

Préstale atención a la sabiduría de ese órgano llamado corazón. Con sus potentes latidos, se dedica a enviar sangre a todo el resto del cuerpo durante toda la vida. Aunque él sea el primero en consumir la sangre recién oxigenada que le viene de los pulmones, es lo suficientemente intuitivo como para saber que tiene que cuidar de sí mismo para seguir teniendo la fuerza necesaria para bombear la sangre por todo el cuerpo para que se alimente de oxígeno. Pero el corazón no piensa: «¡Uy! Parece que el estómago necesita sangre ahora porque está haciendo la digestión. Pues se la voy a enviar primero a él».

Esta sencilla ilustración nos permite comprender que, para poder servir mejor a los demás, tenemos que empezar por cuidarnos primero a nosotras mismas. Es la única manera para que, acto seguido, podamos dedicar nuestra vida a ayudar a los demás.

La mayoría podemos observar cómo se manifiesta *ahimsá* en miles de pequeñas acciones y detalles a lo largo del día. Cuando viajo a otros países, me admira ver cómo la gente decora los camiones, los coches y los tractores con guirnaldas de flores al tiempo que veneran a sus vacas, cabras, toros y camellos pintándoles dibujos multicolores en el pelaje. Es su forma de demostrar el respeto que sienten por toda esa belleza. Muchas veces no nos acordamos de que la consciencia reside en todas y cada una de las moléculas, y de que siempre nos vuelve lo que transmitimos.

Al abrazarlo todo con veneración y amor (ahimsá), *experimentamos unión.*

Hasta los coches tienen conciencia

Hace tiempo, iba en el coche con Sri Suami Satchidánandayi y llegamos tarde a un *sátsang* (reunión espiritual). Después de abrirle a toda prisa la puerta para que saliera, Susan la cerró de un portazo. De inmediato, Sri Suámiyi se giró y, con cara de gran preocupación, le pidió a Susan que le pidiera disculpas al coche, pero ella, al pensar que eso era una ridiculez y que quizás le estaba tomando el pelo, siguió andando. Entonces, Sri Suámiyi le preguntó: «¿No te das cuenta del favor que nos acaba de hacer el coche? Sin su ayuda, no podríamos haber llegado hasta aquí. Nos ha traído aquí sanos y salvos, y muy cómodos. En cambio, tú se lo agradeces teniendo la poca consideración de darle tal portazo que ha vibrado todo entero y se ha sentido herido». Ante una explicación tan detallada, Susan regresó al coche y, mientras lo acariciaba con delicadeza, le dijo que sentía mucho haberle dado ese portazo. Incluso hoy en día, al conducir, recuerdo siempre esa gran lección de hace tanto tiempo.

Cuando te hagas daño a ti misma o a los demás, aunque sea sin darte cuenta, derrama cariño y compasión a raudales sobre esa herida. *Ahimsá* es un gran recordatorio para quien se haya propuesto vivir cada instante de la vida consciente de que todo y todos somos la Divinidad.

Si te quisieras de verdad, serías incapaz de hacerle daño a nadie.

—Buda—

Al abrazarlo todo con veneración y amor (ahimsá), *experimentamos unión.*

EXPERIMENTAR LA ALEGRÍA DE VIVIR
VENERÁNDOLO TODO (*AHIMSÁ*)

Ahimsá es una práctica muy amplia que se practica sin interrupción. En lugar de proponerte venerarlo todo a partir de mañana mismo nada más despertar, es mejor que escojas algo concreto y evidente. Ahimsá también consiste en darte la oportunidad de hacer las cosas bien.

¿Conoces a alguien o hay alguna situación que pueda ayudarte a conseguirlo? ¿Sabes de alguien al que hayas tratado mal o que te haya tratado mal? Quizás hay alguien del trabajo a quien puedes calmar llevándole un ramo de flores o invitándole a tomar algo sano. Una forma maravillosa de iniciar la práctica de ahimsá *es curando alguna herida que ya exista.*

EXPERIMENTAR VENERACIÓN
POR LOS DETALLES SENCILLOS
Y PEQUEÑOS DE LA VIDA

Para no olvidarte nunca de ahimsá, *intenta fijarte en los pequeños detalles.*

Cuando cierres un cajón o una puerta, hazlo con delicadeza y respeto, afirmando que eso también tiene consciencia. Todos los días cerramos un montón de puertas y cajones, y eso nos puede servir para practicar ahimsa.

Empieza a fijarte en cómo caminas. ¿Das pasos ligeros o pesados?
¿Haces ruido al andar por casa o en la oficina? Hay veces que son
las personas más pequeñas y de poco peso las que hacen más rui-
do porque no es una cuestión de constitución física, sino de cons-
ciencia mental. ¿Tienes consideración por los vecinos del piso de
abajo? ¿Caminas con zapatos que rayan el suelo?

Cuando caminas descalza por el césped, ¿eres consciente de la
cantidad de pequeñas criaturas que viven en ese mismo trozo de
tierra? Si lo eres y pisas con delicadeza, las estarás bendiciendo a
la vez que caminas.

A medida que te vayas haciendo más consciente, ve añadiendo
más prácticas. Mantén siempre el concepto de ahimsá *como pun-*
to focal de tus pensamientos, palabras y acciones.

II.36 *Al enfocarlos en la verdad y la integridad* (satia), ***nues-***
tros pensamientos, palabras y actos adquieren el po-
der de manifestarse.

Satia es una enorme virtud que la mayoría de las tradiciones veneran como símbolo de la tácita verdad que anida en nuestro corazón. Mediante *satia* abarcamos toda la profundidad de esa verdad
que las palabras jamás alcanzarán a transmitir.

Hay muchas maneras de acceder a dicha verdad. La profundidad del abismo de nuestro corazón es una medida de la integridad
necesaria para abordar la auténtica verdad. El poder *(shakti)* de la
verdad es el fruto de la alquimia entre la integridad personal, el
conocimiento y la humildad.

¿Consigues «sentir» la verdad en forma de reacción física a la energía de tu entorno, mucho antes de que la mente capte las palabras? Puede que se te salten las lágrimas espontáneamente porque se te está desarrollando el corazón y está preparado para recibir. Cuando hay una energía y se dicen palabras que enturbian la verdad, ¿sientes que el cuerpo se te pone en tensión y lo recorre una ola de miedo y ansiedad? El corazón está en paz cuando está en *satia*.

> *¿Eso es verdad? ¿Es agradable? ¿Es necesario?*
>
> —Dicho sufí—

Las palabras que utilizamos tienen tanto poder que, por lo general, no somos conscientes ni de los beneficios ni de las consecuencias que tienen sobre los demás y sobre nosotras mismas. Aunque mantengamos las formas, puede delatarnos lo que digamos y pensemos, así como la manera de expresarlo. A veces, no entendemos bien cuál es el auténtico propósito de *satia*.

¿Verdad u opinión?

Una vez que iba caminando por las calles de Manhattan, llegó a mis oídos una conversación. «¡Me da igual que se haya enfadado conmigo!», decía, indignada, una mujer.

«Has sido muy dura con ella», le respondió, en tono amable, la persona que iba con ella.

«¡No le he dicho más que *la verdad*! ¡Y si eso le duele, no es culpa mía!».

«Es que, igual, lo que le has dicho no es la verdad sino *tu interpretación* de la verdad», le propuso amablemente su acompañante.

Conversaciones como ésta tienen lugar a miles a lo largo del día. Muchas veces, confundimos la verdad con los prejuicios que nos crean las gafas tintadas de nuestra mente y hablamos basándonos en ellos. Pero si mantenemos expandidos el corazón y la mente, el resplandor de la verdad consigue iluminarlos.

Al aprender a vivir en *satia,* descubrimos dónde yacen la integridad y la verdad, y al dejarnos llevar por esa corriente, todo lo que experimentemos seguirá esa misma dirección. Cuanto más vivamos no sólo *nuestra* versión de la verdad, sino la verdad misma, más aspectos de nuestra vida irán encajando a la perfección en ese orden.

Al enfocarlos en la verdad y la integridad (satia), ***nuestros pensamientos, palabras y obras adquieren el poder de manifestarse.***

La palabra es como un pájaro y los dientes son su jaula. Si dejamos que el pájaro salga volando, ya no habrá forma de recuperarlo.

—Sri Suami Shivanándayi—

Os estáis arreglando para salir por ahí y, entonces, tu amiga sale del baño y te pregunta: «¿Te gusta mi nuevo vestido?». Intentando reprimir un grito ahogado de asombro sin que se te note, te paras a pensar durante un segundo: «¿En qué estaría pensando al comprarse semejante vestido? Tanto el tono como el modelo son espantosos y todo el mundo se la va a quedar mirando y a reírse de ella si va a la fiesta con esas pintas». ¿Qué hacer, entonces? Porque si le dices que no te gusta el vestido, se sentirá fatal toda la noche, pero si no le dices lo que piensas, no estás siendo consecuente con lo que sientes. Estás en un buen aprieto.

Respira hondo un momento, pensando en la cantidad de gente que ha pensado que ese vestido es precioso. Primero, la persona que lo diseñó; después, la que lo cosió; la dueña de la tienda que lo compró; y, por último, tu querida amiga. Quizás –sólo quizás– sólo se trate de *tu opinión* del vestido y no de la verdad absoluta.

«*Estás* guapísima, radiante como siempre». Tu decisión de comentarle mañana tu versión de la verdad, en lugar de esta noche, le han evitado un montón de sensaciones negativas.

Me he dado cuenta de que la gente se olvidará de lo que digas y lo que hagas, pero nunca se olvidan de cómo les has hecho sentirse.

—MAYA ANGELOU—

¿Recuerdas alguna vez que hayas intentado ocultar alguna mentira? ¿Tenías la sensación de que todo el mundo te miraba con cara de sospecha? En cambio, otras veces que has sido consecuente con tus creencias, allá donde ibas podía sentirse la fuerza de la verdad.

Cotillear nos debilita el sistema nervioso

Se considera que el síndrome de *fight-or-flight* (de luchar o huir) es una respuesta normal del varón producida por su sistema nervioso simpático. Sin embargo, el sistema nervioso de la mujer reacciona de forma distinta al tener esa misma sensación porque, como mujeres, procesamos el estrés de otra forma que los hombres. En una situación de peligro, el instinto natural del hombre es luchar o salir corriendo.

En cambio, al tener un instinto maternal por naturaleza, la mujer está programada para proteger y, al acercarse un peligro, nos quedamos en silencio y quietas, y les pedimos a nuestros hijos que hagan lo mismo. ¿Qué sucede entonces cuando pasa el peligro? Que tenemos que conseguir, de alguna forma, que se esfume ese miedo que hemos contenido en nuestro interior. Los hombres pueden sacarse el estrés entrenando en el gimnasio, pero aunque a las mujeres también nos puede ayudar *hasta cierto punto* sacarlo a nivel físico, nos suele sentar mejor expresar y compartir lo que sentimos con los demás porque, de no hacerlo, esos sentimientos se nos quedan grabados profundamente en nuestro interior y, desgraciadamente, ese instinto natural de quedarnos paralizadas y retirarnos suele acabar sumiéndonos en una depresión. Hace siglos que se malinterpreta y critica la forma que tiene la mujer de reaccionar verbalmente ante situaciones de gran carga emocional.

Aunque hoy en día la palabra *«gossip»* [chismorreo, cotilleo] tenga una connotación peyorativa, originalmente significaba «ver a dios» o «padrino» y el acto de *«gossiping»* [cotillear, chismorrear] constituía un sistema de alarma. Cuando las mujeres se reunían para tender la ropa, se contaban lo que había pasado en el pueblo, las desgracias o cualquier experiencia desagradable que hubieran tenido y, en particular, los casos de violencia machista. Se susurraban entre ellas toda esta información para evitar que otras corrieran el mismo peligro, pero cuando los hombres se enteraron de que los «ponían a caldo» (o, mejor dicho, que «había ropa tendida»), dictaron una orden mediante la cual cualquier forma de chismorreo sería severamente castigado.

No tememos seguir los pasos de la verdad, nos lleve donde nos lleve.

—THOMAS JEFFERSON—

Si dudas entre practicar ahimsá *o* satia, *opta siempre por* ahimsá.

—SUAMI VIVEKÁNANDA—

Al enfocarlos en la verdad y la integridad (satia), *nuestros pensamientos, palabras y obras adquieren el poder de manifestarse.*

CÓMO EXPERIMENTAR LA VERDAD
Y LA INTEGRIDAD (*SATIA*)

¿»Sientes» la verdad? ¿Qué sientes cuando lees o escuchas algo que sabes que es verdadero? ¿O cuando sabes que no lo es?

Observa en qué parte del cuerpo sientes que es verdadero o que no lo es.

Si quieres trabajar más este ejercicio de observación, escoge una idea o concepto que «sientas» que no es verdadero. ¿De dónde te brota esa convicción? ¿Has llegado a creer, en algún momento, que fuera verdadero?

Escoge un concepto que consideres que es verdadero. ¿De dónde te surge dicha convicción? ¿Alguna vez lo has dudado?

¿Puedes sentir cómo te reverberan lo verdadero y lo no verdadero en el cuerpo, en la mente y en tus sentimientos?

¿De qué manera se traduce eso después en tus palabras y en tu conducta?

¿De qué forma se manifiesta en tu vida?

¿Te ayuda a mantener tu integridad o la pone en peligro?

Poco a poco, empieza a aceptar y fiarte de tu sabiduría interior.

Hay muchas cosas en el mundo que te apoyarán cuando sientas una profunda convicción en tu interior.

II.37 *Al establecernos en la generosidad y la honradez* (ash-téia), *se nos concede prosperidad material y espiritual.*

Aunque la sociedad nos educa para conseguir y acumular cada vez más y más, la mayoría notamos que tenemos carencias en muchos aspectos de nuestra vida. *Ashtéia* sirve para alcanzar unos niveles de prosperidad espiritual y material superiores a lo que jamás hayamos podido imaginarnos.

A nivel filosófico, sabemos que hemos llegado a este mundo sin posesiones materiales y que, cuando nos vayamos, también lo haremos con las manos vacías, hasta el punto de que incluso el cuerpo que nos ha sido entregado debe quedarse aquí, como confirmación de que todo lo que usamos en esta tierra le pertenece a ella. Aunque, comúnmente, decimos que «tenemos» un terreno o una casa, ¿podemos trasladar esa media hectárea de terreno desde el estado de Montana al de Florida durante el invierno para no pasar tanto frío? Más bien deberíamos decir que es la tierra la que *nos* acoge y la que *nos* posee.

Sin embargo, aunque seamos conscientes de todo esto, seguimos considerando que las cosas son «nuestras» y colocamos unos potentes adjetivos posesivos delante de los nombres de los objetos como si eso les impidiera abandonarnos nunca: *mi* casa; *su* coche; *su* bolígrafo. También nos enfadamos si alguien se queda con algo que consideramos *nuestro,* pero aunque dictemos leyes que nos protejan de los ladrones, no sirven para protegernos de nuestro *miedo* a perder las cosas. En cambio, si adoptamos la actitud de «cuidadoras» en lugar de «propietarias», conseguiremos disfrutar de las cosas que nos vienen, pero también dejaremos que se vayan sin problemas. Ése es el ritmo de la naturaleza: las cosas vienen *y* se van.

Dar permiso para dar

Una vez, una de mis hermanas monjas estaba en la ducha disfrutando del chorro de agua que le caía por la espalda cuando, de repente, se dio cuenta de que se había olvidado de coger el frasco de champú. Como no le apetecía cerrar la ducha y secarse o dejar todo el suelo del baño chorreando de agua, reflexionó un momento si podría usar *mi* frasco de champú, que estaba justo en la repisa. Entonces, mentalmente, me pidió permiso y empezó a enjabonarse con él. En ese mismo momento, me llegó a mí la imagen de ella usando mi champú y le di permiso encantada, de inmediato.

«Puedes usar mi champú cuando quieras», le dije cuando llegó del baño envuelta en una toalla. «¿Y tú cómo sabes eso?», me preguntó, a lo cual respondí: «Porque me ha llegado tu "petición de permiso" y te la di de inmediato».

> *Si alguien te pide la camisa, dale también tu abrigo.*
> —Nuevo Testamento—

Al establecernos en la generosidad y la honradez (ashtéia), *se nos concede prosperidad material y espiritual.*

Dar de nosotras con generosidad

Ashtéia significa ser generosas no sólo con el dinero y dando cosas, sino también con nuestro tiempo y nuestro corazón. Cuando quedes con alguien, haz todo lo posible por llegar *a la hora* porque, de lo contrario, le estarás quitando energía a la persona con la que has quedado. Puede que tengas toda la intención del mundo de salir a tiempo, pero entonces decides que hay un par de cosillas que puedes hacer antes de salir y piensas: «Bueno, no pasa nada si llego *un pelín* tarde». Pero esa forma de pensar no sólo nos impedirá interactuar desde el corazón, sino que, cuando lleguemos a nuestra cita, puede que la situación resulte un poco tensa al principio. Entonces, te sentirás obligada a pedir disculpas o dar explicaciones y puede que la otra persona haya reorganizado toda su agenda y hecho todo un esfuerzo para llegar puntual y poder estar contigo ese tiempo determinado. Si le haces esperar, le estarás robando su tiempo, como una ladrona, y si es algo que haces a menudo, puedes poner en peligro hasta las amistades más duraderas. Además, desgastarás mucha de la energía espiritual que hayas conseguido acumular.

¿Te ha pasado alguna vez que estás leyendo un correo electrónico muy interesante y, de repente, te llama por teléfono una amiga que está muy angustiada? ¿Eres, entonces, capaz de dejar de leer el correo y entregarle tu corazón y tu mente generosamente a tu amiga o la dejas que siga hablando mientras tú sigues leyendo el correo? La generosidad es un gran regalo que se manifiesta en muchas cosas pequeñas.

Ante grandes tragedias, sabemos que hay gente que se vuelca de corazón para ayudar a personas que no conocen de nada. En cambio, hay otras que les «chupan» a los demás cualquier residuo de calma que les quede porque necesitan una válvula de escape para su dolor y frustración.

Después de la catástrofe del 11 de septiembre de 2001, el estrago emocional se prolongó durante mucho tiempo porque muchas personas necesitaban acusar y castigar a los autores de un crimen tan atroz, y en lugar de encontrar una válvula de escape sana, su frustración siguió aumentando ante la incapacidad de localizar a los culpables. La sensación de impotencia avivaba una rabia que abrasaba a una población inocente, al tiempo que una oleada de odio arrasaba con la pequeña sensación de seguridad que tuvieran algunas comunidades étnicas cuya única culpa era pertenecer a la misma religión o haber nacido en el mismo país que los terroristas.

Si para la mayoría de los padres y madres ya resultaba difícil explicarles a sus hijos semejante desastre, más complicado lo tenían aún para poder encontrar cosas positivas con las que proteger la inocencia de sus pequeños y reducir el tremendo miedo colectivo que se había generado. Para ello, buscaron humildemente el sabio consejo de uno de los iconos de la bondad en el mundo infantil: Mr. Rogers, un conocidísimo pastor y presentador de TV, que llevaba años animando y empoderando a una innumerable cantidad de niños y niñas para que tuvieran una vida llena de cariño y amabilidad. Su consejo en esos momentos verbalizó el eterno secreto de la generosidad: «Decidles que se fijen en toda esa gente que está ayudando, porque la generosidad con la que están dedicando su tiempo de todo corazón es una fuente de inspiración para todas y todos. Eso puede servirnos para aliviarnos de tanto dolor y animarnos a que abramos nuestro corazón».

Al establecernos en la generosidad y la honradez (ashtéia), *se nos concede prosperidad material y espiritual.*

La vibración de *ashtéia* potencia nuestra sensación de prosperidad y nos allana el camino para ser capaces de dar a los demás con generosidad. En los momentos en los que se nos abre el corazón, derramamos generosidad a raudales. En cambio, hay otros momentos en los que tenemos que hacer un esfuerzo para recordar lo maravilloso que fue experimentar nuestra generosidad o la de otra persona.

La vida nos ofrece un montón de oportunidades para dar. La forma más sencilla de *ashtéia* es no robar, pero al expandírsenos el corazón, nos dice: *da.* Para que el beneficio sea máximo, no esperes ni tan siquiera a que alguien pida algo, estate alerta y nunca desperdicies una oportunidad de dar, dar y dar. Los discípulos de Sri Suami Sivanándayi que deseaban emular su naturaleza extremadamente dadivosa lo apodaron «Suami *Give*-ánanda» (la dicha de dar).

Es una falta de honradez creer en algo y no ponerlo en práctica.
—MAHATMA GANDHI—

Al establecernos en la generosidad y la honradez (ashtéia), *se nos concede prosperidad material y espiritual.*

CÓMO EXPERIMENTAR LA GRACIA DE LA GENEROSIDAD Y LA HONRADEZ (*ASHTÉIA*)

Fíjate en tu vida y, con el corazón rebosando generosidad, repasa todas las maneras, grandes y pequeñas, en las que experimentas riqueza y prosperidad. Escríbelas en una lista. Pueden ser cosas sencillas como la cantidad de alimentos a los que tienes acceso cuando te entra hambre o la cantidad de ropa que tienes en el armario para todos los tipos de tiempo que pueda hacer y para cualquier situación o acontecimiento.

Observa si en tu lista de bienestar se incluye también el dar generosamente a los demás. ¿O es que sigues pensando que aún necesitas acumular más para poder ponerte a dar?

Deja ahora de lado lo material y piensa en la generosidad con el tiempo. ¿Estás siempre dispuesta a acoger a los demás y a ayudarlos? ¿O haces que la gente te espere? ¿Eres capaz de dejar lo que estés haciendo para amoldarte a la agenda de otra persona?

Observa lo generoso que puede ser tu corazón al servir a los demás.

¿De qué manera o maneras eres generosa contigo misma? ¿Dedicas suficiente tiempo a nutrirte en todos los niveles?

¿Qué otras cosas pequeñas se pueden incluir en tu día a día para que seas más generosa? Porque, al aumentar tu generosidad, también se incrementará la dadivosidad de tu corazón.

II.38 *Al llevar siempre una vida equilibrada y de moderación* (brahmacharia), *nuestra fuerza vital no conoce límites.*

Nuestro recorrido por los *iamas* nos ha recomendado, de momento, combinar nuestra naturaleza humana con la divina mediante el respeto por todo y por todos *(ahimsá)*, la veracidad *(satia)* y la generosidad *(ashtéia)*. Ahora nos introducen el concepto *brahmacharia:* moderación y equilibrio; una práctica que nos sirve para orquestar la gloriosa danza de nuestra naturaleza divina con nuestra naturaleza humana, cada una de las cuales se nutre de la energía vital que se genera al emular los maravillosos patrones de la naturaleza, en lugar de al oponernos a ellos.

¡No molestes a la madre naturaleza!

Cuando se altera el equilibrio de la naturaleza y, simultáneamente, se despliegan ingentes cantidades de energía, los resultados pueden ser devastadores. Un incendio forestal de sexta generación, un huracán, una tormenta de nieve, un volcán en erupción o un terremoto; todos son casos de liberación dinámica, pero destructiva, de las fuerzas de la naturaleza. Afortunadamente, dichos estallidos son poco frecuentes y casi siempre podemos disfrutar de los cambios de la naturaleza con una regularidad casi de reloj, como, por ejemplo, el día y la noche, el invierno y el verano, el Sol y la lluvia.

En nuestro caso, el cuerpo, la mente y las emociones también responden positivamente ante los ciclos y horarios regulares, y si tenemos suerte, nuestra vida se desenvuelve en un marco de equilibrio y moderación para reajustar o restaurar, en el cual consumimos muy poca de nuestra energía vital.

Brahmacharia, el arte de llevar una vida de moderación, es todo un desafío en nuestro modelo de sociedad actual. En épocas de más sencillez, la gente era más consciente y respetuosa con el cuerpo, la mente y las emociones, y estaba preparada para reajustar el nivel de energía antes de que se les agotara (la palabra «antes» es clave). A sabiendas o sin saberlo, la vida de la gente del campo se rige por los ciclos de la naturaleza. Saben que, en temporada de siembra o de cosecha, van a tener que gastar gran cantidad de energía, pero que el descanso para que el cuerpo se reponga de su agotamiento llegará de forma natural durante los días más cortos y noches más largas del invierno. El ritmo de las estaciones es lo que restaura el equilibrio *de forma natural*.

Sin embargo, actualmente, debido a los grandes avances tecnológicos, nuestra actividad ya no depende ni de las estaciones ni de las horas del día. Podemos controlar el frío, el calor, la luz y la oscuridad, y esta capacidad de manipular la naturaleza sirve para todo *menos* para mantener una moderación, un concepto que ha sido desplazado por una actitud de «hacer más cosas y cuantas más, mejor». Si tendemos a ser hiperactivas, nuestra sociedad no hace más que acelerar aún más nuestro propio tren bala. Actualmente, resulta más difícil ganarse la vida manteniendo el equilibrio interior.

Respetemos nuestra energía vital

La relación que mantenemos con nuestra energía vital se parece a la que tenemos con la energía del dinero. Si sólo tengo cien dólares en mi cuenta bancaria, no me puedo gastar más de eso, y si me lo gasto todo, técnicamente me quedo sin dinero. Sin embargo, si decido gastarme cien dólares y pedir otros cincuenta prestados, no sólo estaré sin dinero, sino que, encima, me habré endeudado. Y al quedarme sin dinero, ¿cómo puedo generar *más* dinero para poder saldar mi deuda?

Si trasladamos este razonamiento al terreno de nuestra energía personal, si vivimos con moderación, tendremos un montón de energía que podremos utilizar de formas muy distintas. Podemos dedicarle un poco al servicio desinteresado, otro poco a divertirnos y a las cosas que nos gusten y aún nos quedará mucho para nuestras prácticas espirituales. Pero si consumimos toda nuestra energía y entramos en números rojos, nos faltarán vigor y vitalidad para hacer nuestras prácticas espirituales.

Todas sabemos cómo nos sentimos después de la típica comilona de un día de fiesta. Tenemos la tripa tan llena que lo único que somos capaces de hacer es tumbarnos a gemir en el sofá. Hasta nos sentiremos agotadas y perezosas unos pocos días después porque hemos entrado en números rojos en nuestra cuenta de energía al intentar digerir y absorber esa enorme cantidad de alimentos. Al sentirnos tan incómodas, solemos entonces pasarnos al otro extremo y comer demasiado poco, lo cual nos resta parte de la vitalidad y fuerza necesarias para nutrir la mente, las emociones y el cuerpo. Sólo dispondremos de la suficiente energía para alcanzar los niveles espirituales más sutiles cuando mantengamos un equilibrio a nivel físico.

Pero comer en exceso no es más que *una* de las maneras en las que desperdiciamos la energía, porque con cualquiera de nuestros sentidos podemos malgastarla también. Ver demasiada televisión, trabajar demasiado con el ordenador o incluso leer nos succionan y agotan la fuerza vital. Hacer ejercicio físico extremo puede producirnos agotamiento. Una actividad sexual demasiado frecuente y sin contenido emocional nos hace sentir vacías. Escuchar música demasiado fuerte o hablar demasiado constituyen un auténtico lastre a nivel energético. Para que nuestra energía vital se mantenga fuerte y abundante, tiene que haber un equilibrio entre *todos* los aspectos de nuestra vida.

El yoga no es para quien coma demasiado o ayune demasiado;
ni para quien duerma demasiado o demasiado poco; sino para
quien fluya con armonía por el camino de en medio.

—BHÁGAVAD GUITA—

Al llevar siempre una vida equilibrada y de moderación (brahmacharia), **nuestra fuerza vital no conoce límites.**

El poder de la energía sexual

Si se supone que *brahmacharia* es un término que transmite el concepto de equilibrio y moderación en la vida, ¿por qué suele traducirse por «celibato» o «abstinencia»? En la época en que se empezaron a traducir al inglés los *sutras* y otros textos sagrados de la India, la mayor parte de Europa occidental estaba dominada por una mentalidad puritana que influyó mucho en la interpretación de la Biblia, la cual, a su vez, condicionaba la visión de la vida que tenían los europeos.

Dicho modo de pensar incluía una doctrina explícita que prohibía cualquier tipo de expresión sexual en forma de pensamiento, palabra o acto. (¡El sexo sólo estaba permitido para procrear y pobre del que lo disfrutara!). Toda esa represión de la expresión sexual tuvo unos efectos tremendamente nocivos tanto en la salud física como en la estabilidad emocional, y las mujeres se convirtieron en las malvadas cortesanas que tentaban a los inocentes de los hombres a actuar contra la ley de Dios. ¡No olvidéis que eran los tiempos en los que se perseguía a las mujeres por el hecho de serlo! Sin embargo, a pesar de toda esa culpabilidad y esos miedos, la especie humana siguió reproduciéndose. Los fundamentalistas religiosos occidentales que vivían en la India consideraron que tenían el sagrado deber de imponer ese mismo puritanismo en el estilo de vida de los habitantes del país que los acogía y sus restricciones se plasmaron tanto a nivel religioso como civil.

La mujer como causa de la tentación

Ni que decir tiene que se centraron en *las mujeres* de la India y aprobaron un decreto para cambiar su forma de vestir. El vestido tradicional desde hace miles de años, llamado *sari*, consiste en varios metros de tela enrollados en torno a la cintura para cubrir la parte inferior del cuerpo mientras que los dos últimos metros se colocan y dejan colgar desde los hombros, lo cual permitía ir vestidas con modestia, pero al mismo tiempo, era muy práctico para dar de mamar. Sin embargo, como a los extranjeros les parecía que era una vergüenza que el pecho de la mujer tuviera tan fácil acceso, enseñaron a las mujeres a coser (una habilidad que antes no existía en la India) para confeccionarse unas blusas que les recubrieran y taparan los senos. Incluso hoy en día, si paseamos por alguna aldea remota en medio del campo, aún podemos ver a mujeres que se libraron de dicho edicto.

La vida de la India está en sus aldeas.

—MAHATMA GANDHI—

Por regla general, nuestra ingenuidad nos lleva a pensar que lo que resulta aceptable en un país o región, lo es también en todo el mundo, en particular en lo referente a la moral y el sexo. Cuando una piensa de forma distinta, puede resultarle difícil aceptar que, en otras partes del mundo, esté permitido tener varios maridos o varias esposas. ¡Hay de hecho lugares en los que se puede tener uno o más de cada!

En la primera escena de la obra *The Teahouse of the August Moon*, de John Patrick, aparece solo en el escenario un caballero japonés muy elegante que, después de inclinarse ante el público americano, empieza a contarles: «En Okinawa [...] lavarse uno en baño público con señora desnuda ser correcto. Foto de mujer desnuda en una casa [...] muy incorrecto. En América [...] estatua de mujer desnuda en parque ganar premio, pero mujer real desnuda en parque recibir multa. ¿Conclusión? Pornografía ser cuestión de geografía».

Al llevar siempre una vida equilibrada y de moderación (brahmacharia), ***nuestra fuerza vital no conoce límites.***

Hace ya miles de años, los yoguis, sabedores de la importancia de mantener el equilibrio y la moderación, y de redirigir la energía sexual, desarrollaron toda una serie de prácticas específicas para ello, conscientes de que, al igual que todo lo demás en la naturaleza, el ser humano atraviesa ciclos de expansión y contracción y que, a veces, necesita utilizar su energía sexual mientras que, en otros momentos, necesita conservarla. Sin embargo, con el auge del puritanismo occidental, se distorsionó la dignidad de la moderación y el equilibrio que derivó en una represión que hizo aumentar la práctica del celibato y obligó a mantener ocultas las enseñanzas sagradas. Esto se tradujo en una idealización del celibato como el máximo exponente de la espiritualidad así como el camino más rápido para alcanzar la Divinidad.

Una de las consecuencias más destructivas de dicha defectuosa interpretación fue la separación entre el espíritu y la naturaleza, por lo que la mujer (que representa la naturaleza) fue apartada de la comunión espiritual. ¡Sin embargo, hasta ese momento, se había considerado que la mujer era la personificación de la *Shakti* (energía creadora), sin la cual el hombre no puede hacer nada!

Análisis de los cuatro *áshramas* o etapas de la vida

Las antiguas enseñanzas describen las cuatro etapas de la vida que atraviesa el individuo, en las que aprende una serie de lecciones y tiene una serie de experiencias determinadas que le forman para servir a la familia, a la comunidad espiritual *(sátsang)*, a sí mismo y al mundo en su totalidad.

Al vivir en equilibrio, las personas alcanzaban a vivir cien años o más, lo cual se consideraba fruto de saber aprovechar sabiamente la energía vital. Cada una de dichas cuatro etapas nos aportan los atributos y el temperamento más adecuado para nuestro desarrollo. Aunque la duración de las etapas puede variar, fíjate cómo representan el anhelo de cambiar de enfoque a medida que progresamos en la vida. Incluso aunque las practiquemos sólo en nuestro interior, nos catapultan hacia la liberación espiritual.

Brahmacharia: Etapa dedicada a la creatividad, al juego y a los estudios. Dicha importantísima etapa sirve para conocer nuestra relación con nosotras mismas, con el mundo y con la Divinidad. Es una fase para explorar y determinar hacia dónde y de qué manera queremos enfocar nuestra energía. Dado que, en esta fase, aún no hay relaciones íntimas porque la energía sexual aún está madurando, se dispone de la energía vital para estudiar, aprender y hacer introspección.

Grihastha: Ha llegado el momento de explorar el mundo y su inmensa cantidad de regalos. Una vez escogida una profesión o un gremio, nos abrimos a una relación de amor a largo plazo. Disponemos de toda esa refinada energía sexual y vital que hemos atesorado en la etapa anterior, para darle placer y amor a otra persona, así como para procrear y educar a los hijos.

Vanaprastha: Le dedicamos menos tiempo a nuestra profesión. Nuestros hijos ya son adultos y tienen sus propios hijos. Sigues disfrutando de relaciones íntimas con tu pareja y descubres que la intensidad del principio ha dado paso a una profunda ternura y devoción. A medida que dispones de más tiempo libre, sientes mayores deseos de dedicarlo al estudio y a las prácticas espirituales.

Sanniasa: Liberada ya de todas las obligaciones y deseos mundanos, te atrae más el mundo espiritual que el material. Al estar más interiorizada, la mayor parte de tu valioso tiempo se dedica al servicio desinteresado, al estudio y a la devoción por la Divinidad.

Como puede verse, los cuatro *áshramas* seguían un patrón muy natural y productivo por el que el individuo avanzaba en la vida. Pero nunca se consideraba que la espiritualidad fuera algo que se le añadiera a la vida, sino que *era* la vida misma. Cuando se alcanzaba la fase de *sanniasa*, en la que uno se retira del mundo, era algo tan natural como cuando una serpiente muda de piel. Ocasionalmente, a algunos pocos hombres (y sólo hombres, por aquel entonces) se les pedía que renunciaran a su vida personal a una edad temprana al ser escogidos para no casarse nunca y, por tanto, estar libres para servir a todos los demás sin prejuicios ni favoritismos.

Hace siglos que el origen del poder de las mujeres constituye todo un misterio para los hombres, por lo que han hecho de todo para intentar hacerse con él mediante la represión, la posesión y distintas y horrendas prácticas sexuales. El respeto y la admiración por la energía vital nos da toda una lección de humildad al mostrarnos su capacidad de crear otro ser humano.

Si la abstinencia fuera el camino más seguro para alcanzar la Divinidad, habría un montón de seres iluminados por todo el mundo, pero al igual que con muchas otras prácticas, lo que importa realmente es la esencia y no el acto en sí. Al entregarte al placer de hacer el amor, considéralo *karma yoga* porque tu único deseo es dar placer a la otra persona, así como también ella desea lo mismo para ti. De este modo, las dos personas se sienten plenas y satisfechas y, cuando nos sentimos satisfechas, actuamos de forma equilibrada y con moderación.

Al llevar siempre una vida equilibrada y de moderación (brahmacharia), *nuestra fuerza vital no conoce límites.*

CÓMO EXPERIMENTAR LA MODERACIÓN *(BRAHMACHARIA)* EN LA VIDA

¿Crees que podrías vivir con más moderación algunos aspectos de la vida? Pueden ser cosas como la comida, el trabajo, ver la televisión, etcétera. Ve moderando el uso que hagas de ellas, una a una. En este caso, vamos a utilizar la comida como ejemplo.

Si tienes por costumbre hacer tres comidas copiosas al día y picar mucho entre horas, empieza por reducir la ingesta en las comidas y picar la mitad. En lugar de dos puñados de frutos secos, cómete sólo uno.

Aunque, por regla general, lo que una se pone como objetivo es hacer una única comida principal y dejar totalmente de picar, eso sería llevar el péndulo de un extremo al otro, pero recuerda que lo que buscamos es practicar la moderación. ¡De sobra sabemos ya lo que son los excesos!

Fíjate en la cantidad de energía que te notas pasados unos pocos días.

Seguidamente, puedes empezar a moderar el tiempo que te pasas viendo la televisión o trabajando en exceso.

Ve cubriendo gradualmente todos los aspectos de tu vida hasta que lo que prevalezca sea la moderación.

II.39 *Al aceptar la abundancia* (aparigraha), *percibimos que todo es una bendición y se nos revela el propósito de nuestra existencia en este mundo.*

Aparigraha nos revela el secreto de la vida terrenal. Párate un momento para dar gracias por todas las bendiciones que te rodean: tu hogar, el servicio que le ofreces al mundo, la cantidad de alimentos a los que tienes fácil acceso. Entre tus riquezas también se cuentan tus amistades, tu salud, así como la oportunidad de conocer tu propio corazón. Pero al reconocer toda esa abundancia que te rodea, ¿sigues temiendo perder algo de todo eso? ¿O perderlo todo? ¿Miedo a que se seque el pozo? Al pensar que un recurso tiene sus límites, surge el miedo, lo cual no te deja sentirte todo lo feliz que podrías en ese momento.

En nuestra sociedad, disfrutamos actualmente de unos lujos que ni siquiera estaban al alcance de la realeza de otros. No podían disfrutar de todas las comodidades que hoy consideramos básicas en nuestra vida. Damos por sentado el hecho de disponer de calefacción, aire acondicionado, agua corriente o de, simplemente, poder prepararnos la comida apretando un botón. La próxima vez que tengas que hacer tus necesidades durante la noche, da gracias de tener un baño con calefacción al lado de tu habitación.

Como nación, nos podemos permitir esta fachada de abundancia, porque lo que imaginativamente denominamos crédito, en realidad no es más que deudas. Deudas es lo único que *realmente* acumulamos al amasar todas esas supuestas necesidades sin las que nos resultaría imposible vivir. Pero toda esta farsa es obra de nuestra abultada creencia en la propiedad privada y en la avaricia. Al forjarnos una compleja y errónea interpretación del concepto de que fluya la abundancia, solemos pasar por alto la premisa de que, cuando se debe dinero, lo que acumulamos son más obligaciones. Más grave aún es el hecho de que, con tantos deseos y necesidades materiales, nos hemos alejado de la auténtica felicidad interior al impedirnos acceder a nuestra faceta espiritual. Si conseguimos vivir dentro de los límites de la energía que nos ha sido concedida y saber cuándo decir «basta», la abundancia se derramará sobre nosotras como una cascada y seremos libres.

Desapégate y sé libre

Aunque todas conocemos y repetimos la frase de «El dinero no compra la felicidad», muchas veces sacrificamos nuestra salud y paz interior por una seguridad material necesaria para poder mantener nuestro estilo de vida y satisfacer nuestro deseo de llegar cada vez más alto. ¡Pero la riqueza espiritual es la única riqueza que nos mantiene vivas, y si nos atrevemos a sumergirnos en ella, seremos millonarias!

Los vaivenes de la vida nos traen cosas que, después, nos quitan. Hasta el más mínimo intento de apresar algo impide que todo fluya. Nuestro conjunto de creencias tiene la capacidad de obstaculizar o expandir dicho flujo de abundancia. Si crees que existe una cantidad infinita de bendiciones materiales y espirituales, te encontrarás con una cornucopia, pero si, en cambio, aceptas que el botín tiene un límite, todos tus sueños y esperanzas se acoplarán a dichas proporciones.

Esa costumbre que tenemos de tirar cosas va en contra de *aparigraha*. Si de verdad creyéramos que ésta es nuestra *última* cena, ¿no saborearíamos hasta la última miga que quedara en el plato? Sin embargo, por el miedo de no tener bastante, a menudo nos servimos mucho en el plato y acabamos tirando los restos. Como país, somos grandes consumidores, pero también malgastamos en cantidades enormes. Igual nos compramos un vestido para una ocasión especial y no nos lo volvemos a poner nunca, pero lo conservamos *por si acaso;* o quizás nos compramos un coche nuevo cada pocos años, más grande que el anterior y con un motor que consume aun más combustible fósil. ¿Hasta qué punto nos afecta todo esto?

Quien hace oídos sordos a los gritos de los pobres, tampoco obtendrá respuesta cuando se ponga a gritar.

—Antiguo Testamento—

En cambio, hay personas a las que no les cuesta dejar que las cosas se vayan igual que vienen, pero que tienen pensamientos e ideas grabados a sangre y fuego. Cuando te forjas una opinión de algo o de alguien, ¿hasta qué punto te cuesta cambiar de opinión? Unas de las cosas que más nos cuesta cambiar son nuestra forma de pensar y nuestra conducta, pero más nos cuesta aún aceptar los cambios de los demás.

*¿Qué es eso cuya pérdida lloras? ¿Qué es eso que trajiste
al mundo y que dices haber perdido? Todo lo que hayas obtenido
procede de este mundo. Todo lo que hayas perdido se lo has
devuelto a él. Lo que hoy te pertenece, ayer era de otra persona
y mañana será de alguien más.*

—Bhágavad Guita—

Al aceptar la abundancia (aparigraha), **percibimos que todo es
una bendición y se nos revela el propósito de nuestra existencia
en este mundo.**

EXPERIMENTAR LA ABUNDANCIA
(*APARIGRAHA*) AL DEJAR QUE TODO PASE

*Vacía por completo un cajón o un armario y dale todo el conteni-
do a una persona o a una asociación caritativa de confianza. Va-
ciar un lugar sirve para que la vida se te llene con otras muchas
cosas nuevas.*

*Traslada esta idea a tu agenda y deja algún hueco cada semana
para lo inesperado. Ábrete a que te sorprendan cosas nuevas en la
vida.*

CÓMO SENTIR GRATITUD POR LA ABUNDANCIA EN LA QUE VIVES (*APARIGRAHA*)

Búscate algún momento, quizás en días festivos, para ir a repartir comida a las personas sin techo o para ir a leerle un libro a alguien enfermo o a alguna persona mayor.

Identifica y toma nota de cualquier resistencia mental o emocional.

Revisa cómo vives la vida e intenta imaginarte cuál es el propósito de que estés en este mundo.

Observa cómo te sientes después de esa experiencia.

¿Te sientes expandida y con una sensación de gratitud? Quizás te sientas agradecida hasta tal punto que quieras hacer ese tipo de seva (servicio desinteresado) con cierta regularidad.

CAPÍTULO 7

Niama

Evolución hacia la armonía

En este capítulo se describen cinco facetas internas del *ashtanga yoga* que constituyen los *niama* y que nos sirven para avanzar aún más en nuestro periplo hacia la plenitud interior y para descubrir nuestra propia divinidad.

Mediante la sencillez y un constante refinamiento (saucha),
el cuerpo, los pensamientos y las emociones se convierten
en un claro reflejo del Ser interior.

Saucha nos revela la dicha de nuestra naturaleza y hace florecer
nuestro anhelo por alcanzar el Ser.

Al sentirnos en paz y satisfechas con nosotras mismas y con los
demás (santosha), surge una loa a la Dicha suprema.

Al vivir la vida con entusiasmo y sinceridad, se prende la llama
purificadora (tapas) que nos revela la luz interior.

El estudio sagrado de lo Divino a través de las escrituras,
la naturaleza y la introspección (suadhiáia)
nos conduce hacia el Ser supremo.

Al entregarnos de todo corazón (íshvara pranidhana),
quedamos embriagadas de Divinidad.

II.40 *Mediante la sencillez y un constante refinamiento* (saucha), *el cuerpo, los pensamientos y las emociones se convierten en un claro reflejo del Ser interior.*

II.41 Saucha *nos revela la dicha de nuestra naturaleza y hace florecer nuestro anhelo por alcanzar el Ser.*

Al practicar *saucha,* todas las decisiones y cambios de dirección que adoptamos en nuestra vida se basan en nuestra impecable esencia interior.

La plata pura es un metal brillante y luminoso, cuyo resplandor está oculto a menos que el metal se purifique y se pula. Dicho proceso consiste en que el orfebre calienta el mineral de plata sobre una llama a muy alta temperatura. Es muy importante que mantenga toda su atención enfocada en dicho lento proceso porque la plata se puede estropear si se la sigue calentando un instante más de lo necesario. Sin embargo, la cantidad de tiempo exacta aporta como fruto un bellísimo metal. ¿Cómo sabe el orfebre cuándo se alcanza el punto perfecto de purificación? Cuando puede verse la cara reflejada en él. *Saucha* nos recuerda a la sencilla y pura energía de la juventud que nos permitió un desarrollo sano en todos los aspectos de nuestra vida. Ese mismo anhelo de sencillez se mantiene durante toda nuestra vida, aunque a veces se encuentre con algunos obstáculos.

Purificación por naturaleza

En muchas culturas se realizan baños rituales para que dicho proceso de purificación se mantenga durante toda la vida. Sumergirse en un río sagrado temprano por la mañana, generalmente al tiempo que se recita alguna plegaria, sirve para purificar no sólo el cuerpo, sino también la mente y las emociones, con el fin de poder percibir la luz del corazón. El bautismo purifica el cuerpo para que pueda resplandecer el espíritu santo. A un nivel menos esotérico, los beneficios que se obtienen al sumergir el cuerpo en un manantial natural de agua caliente, o al permanecer un tiempo en una sauna o baño turco, siguen deleitando a miles de personas tal y como viene haciéndose desde tiempos inmemoriales.

Al atravesar sus propias fases, el cuerpo femenino sigue un ciclo natural: ovulación, menstruación, concepción, embarazo, parto y menopausia. Esta secuencia tan espectacular es un ejemplo de los métodos tan complejos que utiliza el cuerpo para mantenerse vital y sano. Sin embargo, por su incapacidad de comprender el propósito de dichos ciclos de purificación, la figura autoritaria masculina lo distorsionó y estigmatizó a la mujer por impura y con mácula durante una parte del mes, y se establecieron unas férreas reglas para impedir que nosotras «contamináramos» a los hombres o a los objetos sagrados. Asimismo, se establecieron determinados rituales de purificación y desinfección para poder volver a ser aceptadas de nuevo en la sociedad.

Sin embargo, ¿es que no era justamente eso lo que acababa de hacer nuestro cuerpo? ¡La menstruación, en sí misma, es un proceso de purificación! Gracias a las fuerzas de la naturaleza que nos controlan, somos *distintas* de los hombres, pero ni somos impuras ni estamos contaminadas. Todo ese ostracismo podría haberse evitado mediante el maravilloso reconocimiento de que la auténtica pureza sólo se encuentra *en el corazón de cada persona*. ¡En cambio, se nos ha mortificado con una creencia tan tremendamente falsa que, incluso hoy en día, se sigue pensando que la mujer está *sucia* durante esos momentos «especiales»!

Respetad a la mujer como mi igual en la creación
por ser portadora de la imagen de Dios.

—ANÓNIMO—

Mediante la sencillez y un constante refinamiento (saucha), *el cuerpo, los pensamientos y las emociones se convierten en un claro reflejo del Ser interior.*

Saucha *nos revela la dicha de nuestra naturaleza y hace florecer nuestro anhelo por alcanzar el Ser.*

Todo es sagrado para quien viva abierta de corazón

En el campo de la salud, las enfermeras son los ángeles de la misericordia porque nos atienden con compasión y su recompensa consiste en saber que nos ayudan a curarnos y a sentirnos mejor. Aunque muchas realizan el desagradable trabajo de limpiar todo lo que elimina nuestro cuerpo, gracias a su pureza de corazón pueden atendernos, sin prejuicios ni rechazo, en nuestros momentos más intensos y humillantes, necesitadas de la ayuda de los demás.

La ilustre Florence Nightingale fue quien institucionalizó la enfermería como profesión. Haciendo caso omiso de su privilegiado estatus social, escogió dedicar su vida entera al cuidado de los enfermos. Quintaesencia de la compasión, «la señora de la lamparilla» se pasaba horas enteras dando solaz a cientos de personas y revolucionó la atención hospitalaria introduciendo unas mejoras sencillas pero esenciales. Gracias a establecer unas pautas básicas que hoy se dan por sentado, como, por ejemplo, lavar diariamente a los pacientes, mantenerlos en camas limpias y con una campanilla al lado, aportó a los enfermos una dignidad que contrarrestaba las penurias que atravesaban.

Muchos años después, la madre Teresa de Calcuta constituyó un ejemplo de los principios básicos de Florence Nightingale. Recogía con sus propios brazos a los indigentes que yacían enfermos en la calle, sin importarle las penosas condiciones de higiene en que los encontraba, y les ofrecía unos instantes de amor y dignidad antes de morir.

Cuando surgían complicaciones durante los retiros de sanación para personas con cáncer, las palabras de la madre Teresa me servían siempre de fuente de inspiración: «Lo milagroso no es que hagamos este trabajo, sino que nos *encante* hacerlo».

Una sencillez no tan evidente

Cultivar la sencillez en la mente y en nuestras emociones puede constituir un gran alivio en medio de este mundo tan complicado en el que vivimos.

Cuando los científicos americanos estudiaban cómo enviar al primer hombre al espacio, se encontraron con toda una serie de complicaciones que no tenían en la Tierra por el efecto de la gravedad. Algo tan cotidiano como llevar un diario fue la causa de que se inventara un instrumento especial para poder escribir en la ingravidez. En condiciones normales, la tinta de una pluma fluye hacia abajo, hacia el papel, gracias a la constante fuerza de la gravedad, sin la cual la tinta se pone a flotar en todas direcciones y resulta imposible escribir. Pero, finalmente, después de invertir millones de dólares en investigación, desarrollaron un bolígrafo capaz de escribir en la ingravidez y se consiguió poder llevar un cuaderno de bitácora de la nave espacial. Sin embargo, los rusos adoptaron una solución más sencilla que les ahorró una ingente cantidad de dinero: ¡usar un lápiz!

«Ser sencillo» es todo un don. Los beneficios de la sencillez se notan en que la vida nos resulta más fácil y más alegre. *Saucha* es la pureza que tenemos en el fondo del corazón y que nos guía hacia el conocimiento.

Bienaventurados[as] los[las] puros[as] de corazón,
porque ellos[as] verán a Dios.

—Nuevo Testamento—

Otro aspecto de *saucha* es la capacidad de mantenernos «ligeras» a nivel emocional, porque, por lo general, nos tomamos las cosas y a nosotras mismas demasiado a pecho. Pero si nos enfocamos en el humor que hay en la vida, nos purificaremos a nivel emocional.

Creador: Humorista cuyo público no se atreve a reírse.

—H. L. Mencken—

Mediante la sencillez y un constante refinamiento (saucha), **el cuerpo, los pensamientos y las emociones se convierten en un claro reflejo del Ser interior.**

Saucha *nos revela la dicha de nuestra naturaleza y hace florecer nuestro anhelo por alcanzar el Ser.*

CÓMO EXPERIMENTAR EL PODER DE LA PUREZA Y LA SENCILLEZ *(SAUCHA)*

Fíjate en los cambios que tienen lugar en el cuerpo según lo que comas. Si hace calor y comes platos calientes y picantes, observa si tu cuerpo transpira más que al consumir alimentos o bebidas frías.

Cuando veas una película de miedo o leas un libro muy intenso, observa cómo se te mimetizan los pensamientos y sentimientos con ese estado de ánimo, ya sea como reacción inmediata o manifestándose en una situación posterior que no tenga nada que ver.

¿Hay algún tipo de ropa o de ambientes que te produzcan una sensación de refinamiento en tu forma de ser?

Cuando caminas por una playa inmaculada o por el bosque, ¿se te llenan de alegría la mente y el corazón al percibir la sencillez de la naturaleza? ¿Te da la sensación de que todas las preocupaciones con las que empezaste el paseo se esfuman en la paz de ese entorno?

Anota qué alimentos, ropa y lugares te aportan esa sensación de pureza, sencillez y refinamiento. ¿Qué tienen para hacerte sentir así? La próxima vez que decidas qué comer, cómo vestirte o dónde ir, acuérdate de esa sensación que quieres volver a sentir y deja que ella te ayude a tomar la decisión correspondiente.

Cuando te encuentres en una situación estresante, intenta observarla desde otra perspectiva y encontrarle algo de humor para que te resulte más fácil de sobrellevar. La risa expande el corazón.

II.42 *Al sentirnos en paz y satisfechas con nosotras mismas y con los demás* (santosha), *surge una loa a la dicha suprema.*

Santosha es un pacto de fe que establecemos con nuestro Ser divino. Es una fe que nos ata a la paz que reside en nuestro corazón, independientemente de lo que el destino nos depare. Esta afirmación nos sirve para identificarnos firmemente con nuestra esencia interior en lugar de con los objetos externos. Entonces, dicha gratitud se materializa en una sensación de gratitud por todo lo que tenemos, en lugar de fijarnos en todo lo que queremos tener. Con esta actitud, nada de lo que aparezca y desaparezca en nuestra vida consigue neutralizar nuestra felicidad, sino que se metamorfosea en quietud y paz.

Mantener el corazón ligero como una pluma

En el antiguo Egipto, al morir el faraón, se le extraía el corazón y se contrapesaba con una pluma. Si el corazón pesaba más que la pluma, se consideraba que el monarca no estaba preparado para ser admitido en el cielo. Aunque una balanza es un objeto que suele usarse para medir el peso físico de las cosas, en este caso se consideraba que revelaban el peso emocional que contenía dicho corazón y se suponía que *los ligeros de corazón* serían admitidos en el cielo mediante un ritual especial en el que el órgano del corazón ocupaba un lugar de honor en la ceremonia funeraria.

Satisfecha de la vida corriente que llevas, puedes indicar a los demás el camino para regresar a su auténtica naturaleza.

—LAO TSÉ—

Al sentirnos en paz y satisfechas con nosotras mismas y con los demás (santosha), **surge una loa a la dicha suprema.**

Alegría es aceptar las cosas tal y como son

Mientras que algunas nos sentimos alegres de forma natural, otras necesitamos cultivar dicho sentimiento con meticulosidad. A la mayoría se nos escapan, de vez en cuando, los aspectos más sutiles de *santosha*. La dicha eterna se nos adhiere al desarrollar la comprensión de que somos dueñas de nuestra felicidad porque, aunque la perdamos temporalmente, la recuperaremos pronto, ya que es la recompensa permanente de haber alcanzado la sabiduría.

En el sur de la India, para expresar agradecimiento, en lugar de decir «Gracias», dicen con sinceridad: «*Santosha*» [estoy satisfecha].

Al sentirnos en paz y satisfechas con nosotras mismas y con los demás (santosha), *surge una loa a la dicha suprema.*

CÓMO EXPERIMENTAR LA DICHA DE TU NATURALEZA

Búscate un lugar agradable, ya sea real o en tu imaginación, pero que te proporcione una sensación de paz y alegría.

Dedica unos minutos a sentir el bienestar que te ofrece dicho entorno y observa si te pones a sonreír de forma espontánea.

Cuando se te dibuje una sonrisa, deja que no se te borre, cierra los ojos y viaja hacia tu interior.

Observa cómo dicha sonrisa es acogida por la sonrisa interna de plenitud de tu corazón.

La sonrisa es la expresión externa de la felicidad.

Al marcharte del lugar físico que te ha inducido dicha sensación, se te mantiene la sonrisa interior como permanente recordatorio de la plenitud interior y, si la compartes con las personas con las que te encuentres, será como compartir un rincón de tu corazón.

Si en algún momento te parece que esa plenitud no acaba de resplandecer, haz que vuelva a aparecer formando una dulce sonrisa con los labios y las mejillas, y con una bonita chispa en la mirada.

II.43 ***Al vivir la vida con entusiasmo y sinceridad, se prende la llama purificadora*** (tapas) ***que nos revela la luz interior.***

Una vez más nos encontramos con *tapas, suadhiáia* e *íshvara pranidhana,* que ya comentamos como complementarios en el capítulo «*Kría yoga*», *sutra* II.1, aunque, ahora, los tratamos como los tres últimos *niamas* del *ashtanga yoga*. Esta repetición no hace más que resaltar la importancia de dichos *sutras*.

Tapas a nivel físico, mental y oral

La Bhágavad Guita nos explica que *tapas* es lo que prende la llama de la purificación al refinar las acciones que realizamos con el cuerpo, la mente y el habla.

Por *tapas* a nivel corporal se entiende el servicio desinteresado, la pureza física, vivir con virtuosidad y respeto por todo y todos.

Al potenciar todas nuestras acciones con fervor y sinceridad –ya sea sirviendo a nuestra familia, a nuestra comunidad o a nosotras mismas– hacemos de ellas una práctica espiritual, un concepto que también se aplica a las prácticas formales, ya que, al hacer *ásana* (postura), *pranaiama* (canalización de la energía universal) o cualquiera de las otras prácticas, el máximo beneficio se obtiene al añadir una intención profundamente espiritual.

El *tapas* a nivel mental se describe como tranquilo, agradable, amable y silencioso, e implica fuerza de voluntad y pureza de pensamiento.

Nuestros pensamientos y sentimientos nos sirven para predecir nuestra vitalidad y salud física. Las relaciones que tengamos con nuestro entorno vienen determinadas por cómo nos las *imaginamos,* y si mantenemos la mente tranquila, amable y pura, nos crearemos una vida digna de reflejar nuestra espiritualidad.

Tapas en el habla se caracteriza por ser veraz, agradable, serena y beneficiosa, e incluye la oración y el *yapa* (repetición de un mantra).

Nuestras palabras constituyen una expresión directa de nuestra mente y sentimientos. Cuando nos sentimos agitadas o enfadadas, nuestro lenguaje refleja dicho estado de ánimo a la perfección. Al escoger conscientemente palabras que sean agradables y sosegadas, podemos *inducir* calma y tranquilidad en nuestra mente y emociones. La oración y los mantras son herramientas para expandir nuestra expresión oral hasta poder alcanzar el lugar en el que todo se comprende.

Esta clara triple descripción de *tapas* que nos aporta la Bhágavad Guita nos permite experimentar distintas formas de energía transformadora. Cuando conseguimos que las prácticas no sean algo excepcional en nuestra vida, sino que estén integradas en ella, se nos sigue expandiendo el corazón. La Bhágavad Guita nos asegura que no hace falta realizar prácticas tremendamente austeras, porque dichas técnicas sutiles y progresivas se encargan de prender lentamente la chispa de la Divinidad en nuestro corazón.

Aunque existen distintas formas de sacrificio que se pueden realizar con fervor y sinceridad, los actos sencillos de devoción, ya sean a nivel particular o público, tienen unos efectos tan potentes como duraderos.

Al vivir la vida con entusiasmo y sinceridad, se prende la llama purificadora (tapas) *que nos revela la luz interior.*

Una exquisita prueba de fe

La excelente poeta Maya Angelou describe, con pasión y ternura, una de las pruebas más duras a las que se ha tenido que enfrentar y cómo la oración le sirvió para alcanzar un elevado nivel de comprensión. (Esta historia constituye una maravillosa ilustración de la combinación perfecta de *tapas, suadhiáia* e *íshvara pranidhana*).

De repente, recibió una angustiosa llamada que le anunciaba que su querido hijo estaba hospitalizado y sin expectativas de sobrevivir. «¿Puede venir lo antes posible?», le preguntó, asustada, una voz. Tal fue la velocidad con la que se dirigió al hospital que ni teletransportándose hubiera llegado antes.

Aunque los médicos estaban convencidos de que a su hijo le quedaban pocos instantes de vida, ella les pidió a todas las personas que lo cuidaban que sólo tuvieran *pensamientos positivos* al entrar en su habitación. Armándose de gran valor y fe, empezó una vigilia de plegaria con la firme determinación de no cesar hasta que su hijo *se hubiera recuperado por completo,* porque no concebía ninguna otra posibilidad. Por ello, su corazón y su alma entonaron juntos esta plegaria: «Dios, te agradezco de antemano que mi hijo se haya recuperado por completo». Era una plegaria clara y sencilla, sin cabida alguna para la duda ni la confusión, por muy pequeñas que fueran.

Esa semilla plantada en su corazón le inundó por completo la mente y ella le puso voz: «Dios, te agradezco de antemano que mi hijo se haya recuperado por completo». Se puso a repetir esa plegaria una y otra vez, como un estribillo, y consiguió atraer la compasión de todos los ángeles: «Dios, te agradezco de antemano que mi hijo se haya recuperado por completo». Sin pensar en nada más, su potente voz se pasó toda la noche repitiendo esa plegaria que traspasó los límites de la habitación del hospital y llegó hasta el cielo. Muchas fueron las personas que, atraídas por su sinceridad y su pasión, se le unieron en esa plegaria: «Dios, te agradezco de antemano que mi hijo se haya recuperado por completo». Mientras que otras personas se marchaban de cansancio, ella no paró hasta *saber* que su plegaria había sido escuchada. «Dios, te agradezco de antemano que mi hijo se haya recuperado por completo». Aunque su voz le flaqueó en algún momento, su corazón, nunca.

No empezó a relajar ligeramente su vigilia hasta que su hijo salió parcialmente del coma y, cuando finalmente se recuperó por completo, le preguntaron si en algún momento se le había pasado por la cabeza que su plegaria no obtuviera respuesta. «Ante el más mínimo atisbo de duda, me ponía a repetir la plegaria con más fuerza aún, porque si Nuestro Señor estaba ocupado en ese momento, yo me había propuesto que le llegara mi plegaria. Así que la seguí repitiendo durante semanas, hasta tener claro que mi hijo *se había recuperado por completo*».

En mi interior me ha nacido un tesoro que puede mantenerme viva
aunque me retiren todos los placeres extrínsecos, o me los ofrezcan a
un precio que no me pueda permitir.
—Charlotte Brontë—

Al vivir la vida con entusiasmo y sinceridad, se prende la llama
purificadora (tapas) que nos revela la luz interior.

CÓMO VIVIR LA VIDA CON ENTUSIASMO Y SINCERIDAD

Enfoca tu práctica en el tapas *del habla que se explica en la Bhágavad Guita. Observa cómo se te manifiesta en la voz y en las palabras que escoges.*

Para darte cuenta de hasta qué punto funciona, coloca alguna pequeña grabadora bajo una mesa o en algún sitio donde no la veas la próxima vez que venga a verte una amiga y ponla en funcionamiento justo antes de empezar vuestra conversación. No tardarás nada en olvidarte de que se está grabando.

Cuando se marche tu amiga, escucha qué palabras y expresiones has utilizado. ¿Hablabas con tranquilidad y amabilidad? ¿Resultó positivo para tu amiga y para ti?

¿Qué tono de voz tenías? ¿Te has sentido aliviada o inquieta al escucharte?

¿Ha sido una experiencia positiva escucharte a ti misma? (Aunque quizás te haya dado un poco de apuro).

Durante una semana, incorpora los cambios positivos que desees a tu forma de hablar y repite el ejercicio.

Sigue con este proceso de refinamiento y, pasado cierto tiempo, verás que tu forma de hablar no sólo refleja tu estado mental y tus emociones, sino también el estado de tu corazón.

II.44 *El estudio sagrado de lo Divino a través de las escrituras, la naturaleza y la introspección* (suadhiáia) *nos conduce hacia el Ser supremo.*

El *suadhiáia* nos ayuda a conocernos mediante la observación y la reflexión interior. Muchas veces nos encontramos ante algún fenómeno, ya sea en la naturaleza o en nuestra mente y corazón, que no alcanzamos a comprender de forma intuitiva y, entonces, buscamos la explicación en alguna fuente externa. Por ejemplo, si queremos comprender cómo se producen las mareas o los ciclos lunares, podemos preguntarle a algún astrónomo o investigar a fondo cómo funciona la gravedad.

Sin embargo, encontrar una fuente externa puede resultar más delicado si nuestra búsqueda es a nivel espiritual, porque podemos tardar días, semanas o incluso más tiempo en encontrar algún texto sagrado o algún maestro que resuelva nuestras dudas o que nos confirme nuestras experiencias. ¿Por qué podemos aprender tanto de algunas personas y, en cambio, nos cuesta tanto con otras? ¿Es que depende de su capacidad de citar grandes enseñanzas o de que la energía que irradian nos ayude a obtener una comprensión más profunda, o quizás se debe a algo aún más profundo?

Una vez, uno de esos grandes maestros, un famoso y respetado rabino, acababa de fallecer y todos sus seguidores estaban profundamente afectados. A un hombre ajeno a dicho grupo le entró curiosidad por saber más cosas de ese rabino cuyo fallecimiento evocaba tanta emoción, así que decidió hacerles algunas preguntas a varios de los discípulos más cercanos que habían tenido la suerte de seguir sus enseñanzas. Las respuestas que obtuvo fueron tan variadas como vagas: «No sabría decirle exactamente qué es lo que más me llegó de él. Aunque nos transmitía sus enseñanzas dando charlas, su mejor enseñanza ha sido su forma de vivir la vida». «Era muy humilde». Un discípulo que estaba sentado a solas, apartado de los demás, con los ojos llenos de lágrimas, le susurró al hombre: «Me encantaba contemplar la veneración con la que se quitaba los zapatos».

Estudiar nos hace sabios. La sabiduría nos da vida.

—RABINO HILLEL—

Hoy en día, lo que más suele valorarse son los conocimientos obtenidos a partir de libros y llenarnos la cabeza con montones de información. ¡Basta con leer la edición dominical de *The New York Times* de cabo a rabo para adquirir más información que toda la que pudiera recibir, en toda su vida, el ciudadano medio hace cien años!

Lo que hoy es un hecho, será ficción mañana

A menudo se nos olvida que, gracias a la observación de los fenómenos naturales, se han hecho importantes descubrimientos. A Alexander Fleming, su curiosidad lo llevó a investigar un sencillo hongo, algo desagradable para la mayoría de las personas. Pero su intuición lo llevó a hacer la increíble conexión mental de que ese organismo podía servir para curar infecciones de forma milagrosa. Comúnmente conocido como penicilina, esas diminutas esporas se convirtieron en la panacea que salvó millones de vidas.

Aunque hoy se considere que muchas teorías son correctas y exactas, puede que, en un futuro, gracias a nuevos descubrimientos y avances, dichas «verdades» de hoy resulten inválidas mañana. ¿Qué sucede entonces con la primera teoría en la que creímos? ¿Se tambalea? Aunque la mente quiera adoptar la nueva hipótesis, ¿hasta qué punto somos capaces de hacer ese cambio rápidamente?

¡Hace varios siglos, un puñado de ilustres científicos, entre los que se encontraba Giordano Bruno, proclamaron que la Tierra no sólo no era el centro de nuestro sistema planetario, sino que –menos aún– no era el centro del universo! El escándalo fue tal que hasta se decretó que dicha teoría era una blasfemia. ¡En esa época, de todos era *sabido* que el Sol, así como los demás planetas, giraban alrededor de la Tierra! La Iglesia, enfurecida, declaró que dicho descubrimiento era una herejía y Bruno, un destacado astrónomo, vidente y portavoz de la verdad, fue quemado vivo en la hoguera.

Más adelante, al corroborar la teoría de Bruno, Galileo fue sentenciado a arresto domiciliario perpetuo. Sin embargo, hoy en día, es evidente para todos que la Tierra orbita alrededor del Sol (por eso lo llamamos «sistema solar»), una afirmación y un hecho que, sin embargo, antiguamente fueron considerados contrarios a la *verdad*.

Aunque todo el mundo acepta hoy en día que la Tierra gira alrededor del Sol, seguimos utilizando un lenguaje arcaico. ¿Qué palabras utilizamos para describir lo que observamos al amanecer y al atardecer? ¿Dices que el Sol *sale* por la mañana y *se pone* por la tarde? Eso es lo que dice, al menos, la mayoría de la gente. Sin embargo, si acabamos de establecer con toda claridad que el Sol no gira en torno a nuestro planeta, ¿cómo va a poder *salir y ponerse*? Incluso teniendo los conocimientos correctos, nos cuesta cambiar nuestra conciencia y las metáforas que utilizamos.

Estate siempre dispuesta a cambiar tu concepto de la realidad a medida que tu nivel de consciencia se vaya llenando de luz.

El estudio sagrado de lo Divino a través de las escrituras, la naturaleza y la introspección (suadhiáia) *nos conduce hacia el Ser supremo.*

EXPERIMENTA LA ROTACIÓN DE LA TIERRA Y CAMBIA TUS CONCEPTOS DE AMANECER Y ATARDECER

Siéntate o quédate de pie pero cómodamente en algún sitio desde donde puedas ver claramente el cielo antes del amanecer o del atardecer.

Observa tu mente y fíjate cómo establece la tradicional pero errónea correlación entre el Sol y la Tierra. Aunque, en realidad, sabes cuál es la verdad, la mente se aferra a la noción de que el Sol sale y se oculta mientras que tú, habitante de este planeta, permaneces inmóvil.

Súmete en una gran quietud y empieza a imaginarte que, en realidad, tú y la Tierra sois las que os movéis hacia el Sol (amanecer) o que os alejáis de él (atardecer). Observa cómo la mente se resiste a esa forma de pensar.

Es posible que, al cabo de un rato, empieces a sentir ese movimiento lento y constante; e incluso que te marees un poco.

Aunque puede tardarse cierto tiempo en conseguirlo, al repetir varias veces esta observación, va resultando cada vez más natural. El reto, entonces, es encontrar una terminología que se adapte a los movimientos de la Tierra y dejar de decir que el Sol «sale» y «se pone».

Aplica estos mismos principios a otros conceptos que creas que siguen ese mismo patrón.

¡Busca una fuente de información fiable y proponte cambiar tu creencia a ese respecto!

II.45 *Al entregarnos de todo corazón* (íshvara pranidhana), *quedamos embriagadas de Divinidad.*

Ésta es la tercera vez que los *Yoga sutras* nos recomiendan *íshvara pranidhana* para vivir con una devoción por la Divinidad y por su creación de todo corazón. Así como *ahimsá* es la cúspide desde donde fluyen todos los *iamas, íshvara pranidhana* constituye su zénit.

La devoción es la llave que nos abre el corazón. Al vivir abiertas de corazón, vemos claramente cómo se desarrolla frente a nosotras el camino de nuestra vida. La fe nos sirve para confiar en el momento presente al permitirnos contemplar el papel que desempeñamos en todo el plan divino.

El amor y la devoción pueden expresarse en forma de una sencilla bendición para nosotras mismas o para los demás, como, por ejemplo, diciendo: «¡Salud!» cuando alguien estornuda. En situaciones tan mundanas como haber perdido las llaves, muchas veces invocamos a fuentes más elevadas para que nos ayuden: «¡Ay, Dios mío! ¿Dónde habré metido las llaves?».

Muchas maneras de adorar a lo supremo

Existen tantos tipos de oraciones como corazones que las realizan. Éstas son unas pocas de las formas más tradicionales de entonar una plegaria:

Petición: Apelar a la Divinidad para que nos satisfaga los deseos o cubra nuestra necesidades *(«Madre Divina, por favor, ayúdame a conseguir este trabajo»).*

Intercesión: Rogar por el bien de otra persona *(«Madre Divina, por favor, haz que admitan a mi hija en la universidad»).*

Dar gracias: Expresar un profundo agradecimiento *(«Gracias, Madre Divina, por evitar que nuestra casa se quemara en el incendio»).*

Alabanzas: Glorificar a la Divinidad y a la creación *(«Bendita seas por haber creado este día tan bonito»).*

Bendiciones: Invocar la Gracia divina para que bendiga, proteja y guíe tanto a nosotras como a los demás *(«Por favor, Madre Divina, bendice y cuida de nuestra familia durante esta prueba tan difícil»).*

Afirmaciones: Expresar, desde el fondo del corazón, la flaqueza de nuestra fe en el plan divino para el universo *(«Madre Divina, no entiendo por qué estamos pasando por estas penurias. Por favor, dame fe y fuerza para superarlas y para que no decaiga mi fe en ti»).*

> *Las oraciones obran más milagros*
> *de lo que el mundo jamás podrá soñar.*
>
> —ALFRED, LORD TENNYSON—

Al entregarnos de todo corazón (íshvara pranidhana), ***quedamos embriagadas de Divinidad.***

Podemos dirigir nuestras plegarias a la Divinidad que hay en nuestro interior o a alguna presencia externa. La mayoría de las veces, alternamos entre una y otra opción, según el momento y nuestro estado de ánimo. Casi todas realizamos nuestras plegarias con el máximo de intensidad cuando nos encontramos en dificultades. Cuando ya hemos agotado todas las otras posibilidades y la gravedad de la situación se nos hace insoportable, le rezamos a alguien fuera de nosotras mismas, en forma de otra persona o de una manifestación distinta, para que nos ayude a afrontar la situación, pero lo único que estamos haciendo, en realidad, en esos momentos, es invocar toda la energía positiva y a todos los seres celestiales que nos asisten para que nuestra vida se vuelva más fácil a todos los niveles, y entregarnos a nuestra plegaria al tiempo que alzamos los brazos hacia los cielos.

Es mejor acostumbrarnos a desarrollar la fe y la devoción *antes* de necesitarla desesperadamente. La devoción que surge del fondo del corazón nos conecta con nuestra fuente interior a través de la fe, y al aprender a confiar en dicha fuerza interior, nos sentimos con valor para dejarnos llevar y vivir cada instante al máximo (al fin y al cabo, así es cómo se nos entrega la vida, instante tras instante) y, entonces, nos sentimos embriagadas de Divinidad.

> *Acércate al borde.*
> *Puede que nos caigamos.*
> *Acércate al borde.*
> *¡Está demasiado alto!*
> *¡Acércate al borde!*
> *Y se acercaron,*
> *y él le empujó*
> *y salieron volando...*
>
> —CHRISTOPHER LOGUE—

Al dedicarnos de todo corazón (íshvara pranidhana), *quedamos embriagadas de Divinidad.*

CÓMO EXPERIMENTAR EL PODER DE UNA PLEGARIA HECHA DE TODO CORAZÓN (ÍSHVARA PRANIDHANA)

Observa cuándo te entran ganas de orar. ¿Es cuando te sientes feliz o infeliz? Si tus plegarias siempre consisten en hacer peticiones, intenta convertirlas en una forma de expresar gratitud.

Si utilizas las alabanzas para obtener algo a cambio, asevera que te sientes repleta de bendiciones.

Empieza a formular una afirmación o plegaria, con tus propias palabras, que te ayude a expandirte y a alcanzar el siguiente nivel de dicha.

Al principio, repite dicha plegaria o afirmación en momentos «determinados», por la mañana y por la tarde. Después, repítela todas las veces que puedas durante el día, pero hazlo con la mente y el corazón.

Para que te acuerdes de esta joya tuya durante el día, pon un punto de algún color en el reloj o pega una nota en el ordenador, en el teléfono, en la llave de contacto del coche o en cualquier otro sitio que mires a menudo, de tal forma que, cada vez que lo veas, te acuerdes de repetir tu afirmación o plegaria.

Al cabo de una semana, reformula tu plegaria para que exprese otro nivel de tu divinidad y sigue creciendo y desarrollándote a medida que te vas sintiendo cada vez más feliz.

CAPÍTULO 8

Hatha yoga

Crear armonía entre el cuerpo, la respiración y los sentidos

Ahora vamos a experimentar cómo la armonía entre el cuerpo, la respiración y los sentidos nos revela nuestra naturaleza interior.

El bienestar y felicidad natural de nuestro ser encuentran su expresión cuando el cuerpo alcanza la estabilidad (ásana).

Cuando el cuerpo deja de esforzarse y aferrarse a algo, se revela el infinito interior.

A partir de entonces, ya no nos afectan las fluctuaciones de los gunas.

El ritmo armónico de la respiración (pranaiama) aumenta y canaliza la fuerza vital universal (prana).

Mediante la inspiración, la espiración y la suspensión de la respiración se controla el movimiento de la energía universal.

*Un patrón equilibrado y rítmico aquieta la mente y las emociones,
lo cual produce que se pause la respiración.*

Como resultado, desaparecen los velos que recubren la luz interior.

Se revela una visión de la consciencia superior.

Pratiahara *consiste en retrotraer los sentidos.*

*Al vislumbrar la luz interior, los sentidos se sienten satisfechos
y permanecen enfocados hacia dentro.*

II.46 *El bienestar y la felicidad natural de nuestro ser encuentran su expresión cuando el cuerpo alcanza la estabilidad* (ásana).

II.47 *Cuando el cuerpo deja de esforzarse y aferrarse a algo, se revela el infinito interior.*

II.48 *A partir de entonces, ya no nos afectan las fluctuaciones de los* gunas.

Gracias a los *iamas* y los *niamas,* tomamos como modelo los patrones de conciencia de la Edad de Oro. Ahora pasamos a ocuparnos de las tres facetas siguientes del *ashtanga yoga* que se conocen bajo el nombre de *hatha yoga.* El hecho de que aparezcan a continuación de los *iamas* y *niamas* sugiere que al alcanzar un elevado nivel de conducta antes de empezar a hacer *ásanas* nos evita desperdiciar o utilizar incorrectamente la potente energía que generamos. Al estar firmemente asentadas en dichos principios, no pueden agravarse ni verse reforzados ningún pensamiento ni sentimiento impropio.

Ha-tha, el equilibrio de las energías

El sistema completo del *hatha yoga* nos incrementa el nivel de energía vital mediante *ásana* (alinear los cuerpos físico y sutil mediante determinadas posturas físicas); *pranaiama* (canalizar e incrementar la fuerza vital mediante técnicas de respiración); y *pratiahara* (favorecer la interiorización de los sentidos mediante una profunda relajación). Dichos tres aspectos están diseñados para ser practicados en conjunto con el fin de alcanzar una armonía entre el cuerpo, la respiración y los sentidos.

Sin embargo, al alcanzar el *hatha yoga* gran popularidad en Occidente, las clases se enfocaron en las posturas físicas ignorando, casi por completo, los otros dos aspectos del *hatha yoga*. El problema es que este descuido puede causar desequilibrios y lesiones en el cuerpo, así como afectar negativamente el equilibrio mental y emocional. Actualmente, la mayoría de la gente utiliza simplemente el término *yoga* para referirse exclusivamente a la práctica de los *ásanas*.

Hatha representa la energía integrada que, entonces, se polariza en nuestro interior en forma de luz y oscuridad, Sol y Luna, masculino y femenino. *Ha* representa el Sol, el calor y las cualidades «masculinas» de la razón y el pensamiento intelectual; mientras que *tha* simboliza la Luna, la frescura y las cualidades «femeninas» de las emociones y los sentimientos intuitivos. Cada persona contiene en su interior el *ha* masculino y el *tha* femenino en distintas proporciones. Cuanto más armoniosas sean las proporciones, más equilibradas nos sentiremos.

Al describir *ásana*, el *sutra* II.46 utiliza los términos sánscritos *sthira* y *sukha*.

Sthira se refiere a la ausencia de esfuerzo para colocarnos en una postura determinada, para mantenerla y para terminarla.

Sukha hace referencia al estado natural de bienestar y dicha. Si al cuerpo le resulta fácil, la mente y las emociones se alinean con él y reflejan la luz de la Divinidad, lo cual nos aporta una sensación de estar a gusto en nuestra piel. Se produce una conexión entre los mundos interior y exterior.

El lugar que ocupan los *sutras* en el *hatha yoga* sugiere que son una preparación para la meditación. En su esfuerzo por permanecer sentados inmóviles, los yoguis de la antigüedad se dieron cuenta de que las molestias corporales les impedían enfocarse en su interior y de que no había manera de aquietar la mente si el cuerpo les distraía en lo más mínimo.

Al practicar algunas sencillas posturas *antes* de sentarnos, conseguimos que el cuerpo se sienta cómodo y a gusto, que la mente se calme y que nos resulte más fácil acceder a nuestro espíritu. Al fin y al cabo, se necesita una cierta cantidad de disciplina y fuerza física para poder mantener el cuerpo en una postura sentada y quieta durante media hora o más. Al hacer *ásanas,* el cuerpo nos distrae cada vez menos y, como resultado, nos sentimos mejor, tenemos mejor aspecto y proyectamos todo eso en nuestra vida diaria.

La práctica de los *ásanas* permite que el cuerpo, la mente y la respiración trabajen de forma coordinada. Primero, la mente decide hacer un movimiento, para lo cual canaliza la energía según unos patrones que son a los que obedece el cuerpo físico. Muchas de nuestras molestias, anquilosamiento y enfermedades son la causa de la pequeña cantidad de energía que fluye por el cuerpo y la mente o de los obstáculos con los que ésta se encuentra.

Una respiración rítmica combinada con este movimiento elimina los bloqueos y permite que la energía fluya con facilidad. Al retener la respiración, le enviamos al sistema nervioso una señal de alarma que, seguidamente, se transmite a nuestras vísceras, glándulas y al sistema muscular. Sin embargo, cuando la respiración es normal y rítmica, distribuye la energía por unos canales determinados, lo cual favorece que nos relajemos y nos podamos estirar un poco más.

Además de servir para relajar el cuerpo, los *sadhus* (buscadores espirituales) desarrollaron la práctica de los *ásanas* para preparar el cuerpo para la vida tan físicamente intensa y severa que llevaban. Pero aquéllos eran unos tiempos y una cultura muy distintos a los nuestros. Cuando los *ásanas* viajaron a través del mundo, tuvieron que adaptarse las posturas a los cuerpos de los occidentales porque, por ejemplo, en la mayoría de los países asiáticos, casi todo el mundo está acostumbrado a sentarse en el suelo con las piernas cruzadas y se sienten cómodos. En cambio, cuando nosotras, a los treinta, cuarenta o cincuenta años intentamos adoptar esa misma postura, nos pasaremos días –o más tiempo– con dolor de rodillas. Si no se respetan dichas adaptaciones, resulta difícil hacer los *ásanas* correctamente y con regularidad, por lo que sus beneficios se verán eclipsados por la sensación de frustración o por posibles lesiones.

La singularidad de la mujer

Cabe resaltar también que los *ásanas* fueron pensados para las necesidades del cuerpo masculino, y dado que el de la mujer, junto con su carácter emocional, tiene una serie de características singulares que deben atenderse de forma especial, se hace necesario adaptar muchas de dichas posturas al cuerpo femenino. Lo que sucede es que, si seguimos las instrucciones tradicionales de los *ásanas* en lugar de hacerle caso a nuestra intuición, pasaremos por alto nuestras necesidades especiales. Mientras que puede resultarnos más saludable presionar y apretar suavemente, unas flexiones y estiramientos demasiado enérgicos pueden dañar el cuerpo más delicado y menos musculoso de la mujer.

Siempre hacía bromas cuando les enseñaba a mis alumnas la postura del pavo real o *maiurásana,* en la cual, todo el peso del cuerpo recae sobre los brazos, que están flexionados, apoyando el abdomen en los codos para poder estirar las piernas y levantarlas hacia atrás. Para conseguirlo, el punto de equilibrio debe situarse en el centro del cuerpo (los codos son el fulcro en esta postura). Pero la pelvis de la mujer es más grande y pesa más que la del hombre, por lo que su centro de gravedad está más abajo. Por eso, cuando seguíamos las instrucciones tradicionales, metiendo los codos en el abdomen, la mayoría de las mujeres se caían hacia delante y se daban con la cara en el suelo al intentar levantar las piernas hacia atrás. Sin embargo, si metemos los codos más hacia la pelvis en lugar del abdomen, nos resulta más fácil mantener el equilibrio. Por otro lado, aunque meter los codos hacia la pelvis nos permita hacer esta postura, pueden hacer demasiada presión en los delicados órganos que tenemos en dicha zona, por lo que nos podemos lesionar o perder el equilibrio. Dado que dicha posición imita a un pavo real (macho) al abrir todo su abanico de plumas de la cola, a las mujeres les propongo hacer la que yo llamo «postura de la pava real», que consiste en flexionar las rodillas y recogerlas debajo del abdomen, con lo cual se consigue desplazar el centro de gravedad y realizar bien la postura.

Los aspectos mental, emocional y energético de un *ásana* son tan importantes como el físico, si no más. Cuando la mente se imagina los beneficios de una postura, es más fácil que la energía se desplace a esa zona del cuerpo, lo cual nos permite obtener un máximo de beneficios de nuestra práctica: un cuerpo y una mente sanos y relajados. Todos estos estiramientos nos sirven para mantener el cuerpo ágil, sano y fuerte para que pueda tanto seguir activo como sentarse en absoluta quietud.

A nivel emocional, la sensibilidad de la mujer se inclina más hacia un *ha* masculino si tiene que superar retos continuamente y vive en un entorno muy competitivo. Por eso, en lugar de sentir compasión al enfrentarnos a una situación difícil, puede que, al principio, nos mostremos agresivas porque al enfatizar más nuestro lado más masculino, nuestras cualidades femeninas se vayan debilitando en lugar de desarrollarse. Por eso es importante trabajar ambos aspectos.

Hoy en día existen cientos de métodos y escuelas para practicar las posturas del yoga. Al escoger el tipo de *ásana* que quieras hacer, no pienses únicamente en los beneficios corporales que puedan aportarte, sino también en cómo te van a ayudar a nivel emocional. Ante todo, debemos averiguar qué tipo de práctica es la que mejor se adapta a nuestro temperamento además de cómo nos va a afectar al sistema nervioso sutil. Si tienes un sistema nervioso sensible y decides practicar un *ásana* muy potente, puede provocarte un desequilibrio. Piensa que el *ásana* tiene que ser una parte más de toda tu práctica del *hatha yoga*.

A medida que se va integrando en tu vida, te hace más flexible a nivel físico, mental y emocional, lo cual te aporta equilibrio y el deseo de estar en silencio y conocerte a ti misma.

> *El cuerpo existe como medio de revelación de la luz*
> *que resplandece dentro de tu Presencia.*
>
> —RUMI—

El bienestar y felicidad natural de nuestro ser encuentran su expresión cuando el cuerpo alcanza la estabilidad (ásana).

Cuando el cuerpo deja de esforzarse y aferrarse a algo, se revela el infinito interior.

A partir de entonces, ya no nos afectan las fluctuaciones de los gunas.

CÓMO EXPERIMENTAR EL EFECTO DE LOS PENSAMIENTOS SOBRE LA FLEXIBILIDAD DEL CUERPO

Escoge dos ásanas que conozcas bien; una que hagas con facilidad y cariño, y otra que a tu cuerpo le cueste un poco más.

Empieza a practicar la que te gusta y fíjate en por qué te gusta. ¿Es porque te sale perfecta o porque, simplemente, te sientes a gusto en ella?

Al terminar, observa cómo reaccionan la mente y los sentimientos.

Invoca esa misma sensación de felicidad que tuviste al hacer el ásana que tanto te gusta y, sin dejar de sentirla, traspásala a otro ásana. Si ves que la mente empieza a pensasr: «Este ásana no me sale bien. La verdad es que no me siento nada cómoda en él», vuelve a enfocar la mente en la sensación de felicidad.

Posiblemente, en unos segundos sientas como si se deshiciera un nudo y que te empiezas a sentir a gusto y cómoda en el cuerpo, algo que, apenas unos instantes antes, parecía imposible.

II.49 *El ritmo armónico de la respiración* (pranaiama) *aumenta y canaliza la fuerza vital universal (prana).*

II.50 *Mediante la inspiración, la espiración y la suspensión de la respiración se controla el movimiento de la energía universal.*

El prana (energía que en Japón llaman *qi* y en China *chi*) es la energía universal que rellena y envuelve todas y cada una de las células del cuerpo físico. Todo lo que existe en la naturaleza está envuelto y es atravesado por un campo de energía llamado prana, la calidad y cantidad del cual varía según las circunstancias.

Por ejemplo, en invierno, por un árbol circula menos cantidad de prana que durante la primavera, que es cuando necesita más energía para echar flor, a diferencia de cuando está en la fase de hibernación. Prana es la inteligencia que se adapta a las necesidades. Se parece a la electricidad, en el sentido de que proporciona una corriente invisible que mantiene la vida en funcionamiento y en un constante fluir.

Al nacer, se nos otorga una cantidad determinada de esta valiosísima energía vital que circula sin cesar y nos permite funcionar en la vida diaria. El primer acto vital que hacemos en este planeta es inspirar aire, inhalar la valiosa atmósfera de la tierra así como una dosis de prana que nos activa el cuerpo y lo prepara para vivir en un mundo nuevo. A partir de entonces, respiramos unas dieciséis veces por minuto durante, esperemos, muchos años. Cuando se acerca el momento de la última pulsación de nuestro corazón, mediante una espiración devolvemos el aire que tomamos prestado al nacer y seguimos nuestro camino, fuera del cuerpo, hacia nuestro siguiente punto de destino. Por eso, se considera que un cuerpo que respira está vivo, y si no respira, es que está muerto, pero se suele pasar por alto que somos nosotras las que habitamos el cuerpo y que el cuerpo no tiene vida por sí solo.

Aunque se dedica una considerable cantidad de prana al uso diario, se guarda una cantidad aun mayor «a buen recaudo» hasta que llegue el momento de seguir con nuestra búsqueda para conocer el Ser divino, porque se necesita una enorme capacidad de prana para elevar la energía desde el nivel físico hasta el espiritual. Dicho «fondo fiduciario» se conserva cuidadosamente en la base de la columna vertebral, más conocida como *kundalini* (serpiente enrollada), a la cual accedemos lentamente mediante una gran variedad de prácticas yóguicas para que nos transporte a niveles de consciencia más profundos.

Nuestros sentidos aumentan el prana que ya está circulando por nosotras: a través de la belleza, vemos; de los sonidos, oímos; del tacto, recibimos; de las fragancias, olemos; de la comida, comemos. El Sol, la Luna, las estrellas, los pensamientos, las emociones, lo que hacemos y lo que decimos, todas esas cosas pueden incrementar o disminuir nuestra cantidad de prana.

El sistema nervioso sutil

Se calcula que existen entre 75 000 y 150 000 *nadis* o canales sutiles tanto dentro como alrededor del cuerpo físico, cuya función consiste en hacer circular y distribuir la tan necesaria energía por los cuerpos físico, mental y emocional *(koshas)*. Las *nadis* funcionan de manera parecida a los vasos sanguíneos y de esos muchos miles de ellas, las tres más importantes son: *ida, píngala* y *sushumna*.

Las *nadis* llamadas *ida* y *píngala* polarizan la energía neutral a lo largo de su recorrido en espiral a lo largo de la médula espinal. Al circular el prana por la *píngala nadi* (el *ha* o Sol, del término *hatha),* genera calor así como los atributos masculinos del pensamiento racional y el razonamiento intelectual. A su vez, la *píngala* rige el sistema nervioso simpático y se corresponde con el hemisferio izquierdo del cerebro.

Al circular por la *ida nadi* (el *tha,* o Luna, del término *hatha),* el prana genera frescor así como los atributos femeninos de las emociones, los sentimientos y la intuición. A su vez, *ida* se corresponde con el sistema nervioso parasimpático así como con el hemisferio derecho del cerebro.

La *sushumna nadi* sólo entra en acción cuando *ida* y *píngala* están perfectamente equilibrados. Ahí es cuando cumple con su labor sagrada de elevar el *prana* hacia los centros de consciencia (chakras) más elevados, pero, en nuestra vida diaria, no se encarga de repartir la energía por los cuerpos físico, mental ni emocional.

El ritmo armónico de la respiración (pranaiama) *aumenta y canaliza la fuerza vital universal (prana).*

Mediante la inspiración, la espiración y la suspensión de la respiración se controla el movimiento de la energía universal.

La refinada circulación del prana se produce gracias a nuestro sofisticado sistema de respiración, el cual cumple con una función parecida a la del corazón bombeando sangre por todo el sistema circulatorio. Mediante la alternancia rítmica constante entre la inspiración *(púraka)* y la espiración *(réchaka)*, el aire y el prana circulan dentro y entre los cuerpos físico y sutil. Mientras que al inspirar se traslada el prana hacia el centro de nuestra existencia, al espirar se dirige hacia fuera, todo lo cual tiene lugar siguiendo ese patrón de dieciséis veces por minuto. Una breve pausa *(kúmbhaka)* entre la inspiración y la espiración permite la distribución completa tanto del oxígeno como del preciado prana.

Las pautas cambiantes

El hecho de que tengamos dos narinas permite que la energía fluya alternativamente por *ida* y *píngala*. Aunque no nos demos cuenta, las paredes internas de las narinas se inflan y encogen periódicamente a lo largo del día, lo cual hace que el flujo del aire alterne entre un orificio y otro siguiendo un ritmo biológico. En algún momento comprendido en un período de entre hora y media y tres horas, *ida* y *píngala* alternan su predominancia en un intento de restaurar el equilibrio. El calor o el frío extremos también pueden producir un cambio de predominancia entre las narinas. Hacer que el aire circule por la narina derecha o izquierda tiene un efecto de calentamiento o refrescante respectivamente. Aunque no nos demos cuenta, al salir a la calle en un frío día de invierno, la narina derecha se nos abre completamente en un intento desesperado de calentar el cuerpo. En cambio, cuando, de repente, el ambiente cambia por completo al entrar en una habitación en la que la calefacción está demasiado fuerte, se nos cierra la narina derecha y se nos activa la izquierda. Puede resultarnos más fácil constatar esta alternancia cuando se nos tapona la nariz por culpa de un catarro. Por regla general, una de las narinas se destapona justo lo suficiente como para permitir que pase el aire, pero cuando se nos taponan las dos, recurrimos a la única alternativa que nos queda: respirar por la boca.

Todos los sistemas de nuestro cuerpo dependen de que tanto el aire como el prana circulen con fluidez. Cuando nuestras pautas de respiración habituales se ven alteradas o interrumpidas por algún movimiento errático de nuestro cuerpo, se incrementa la demanda de oxígeno y de energía. Cuando, de repente, nos ponemos a correr o aceleramos la marcha, se nos acelera la respiración y consumimos más prana. Cuando bajamos el ritmo, la respiración también se nos calma.

Si el cuerpo puede determinar nuestra pauta de respiración, lo contrario también es cierto. Cuando estamos cansadas, respirar hondo nos da energía. Al darnos cuenta de la correlación que existe entre la respiración y nuestra actividad y estados de ánimo, el *pranaiama* se convierte en una práctica esencial para recuperar nuestro equilibrio.

Nuestro estado mental influye tanto sobre nuestra pauta de respiración como sobre la predominancia de una narina u otra. Cuando sentimos rabia o pasión, que son emociones calientes, es muy posible que se nos abra la narina derecha. En cambio, una depresión o una sensación de quietud pueden hacer que sea la narina izquierda la que predomine.

Por la noche, cuando se produce el cambio de predominancia entre las narinas, nos damos la vuelta en la cama. Siempre se abre la narina contraria al lado del que dormimos. Con el calor de la tarde, al echarte una siesta, descansarás profundamente si la que predomina es la narina izquierda. Sin embargo, si, de repente, suena el teléfono y te altera el sueño, la narina izquierda se agranda, lo cual hace que deje de predominar la derecha y puedas atender la llamada. Mientras dormimos, la consciencia del cuerpo permanece despierta.

La mente y las emociones producen millones de pensamientos y sentimientos que se nutren constantemente de energía para poderse mover y actuar, y que obedecen a la misma relación rítmica que la respiración tiene con el cuerpo. Al echar el aire de forma lenta y prolongada, tienen espacio para expandirse. Una respiración mesurada y acompasada les da tiempo para decidir si se manifestarán y cuándo. Es algo que se parece a la separación entre las notas musicales. Cuanto más separadas estén las notas, más relajante nos resultará la música. Ser conscientes de la respiración nos sirve para disfrutar con más vitalidad cada momento de la vida.

Al conseguir mantener un equilibrio durante un cierto tiempo entre *ida* y *píngala* mediante ejercicios de *pranaiama,* el prana fluye entonces por el *sushumna,* la *nadi* central, lo cual hace que se centren la mente y las emociones, y que, al liberarnos de su poder, ascendamos hasta la conciencia más elevada *(samadhi).*

El ritmo armónico de la respiración (pranaiama) *aumenta y canaliza la fuerza vital universal (prana).*

Mediante la inspiración, la espiración y la suspensión de la respiración se controla el movimiento de la energía universal.

Recárgate a ti misma como un imán de equilibrio y armonía

Respirar hondo sirve para «peinarnos» la energía. Cuando nos miramos al espejo al levantarnos por la mañana y vemos que tenemos unos pelos horribles, ni nos inmutamos porque sabemos que tenemos a mano un peine o un cepillo que van a hacer que todos los cabellos vayan más o menos en la misma dirección. Así que nos sentimos un poco mejor porque pensamos que lo tenemos un poco controlado. (¡Al menos el pelo!). Pues resulta que las técnicas de respiración sirven para lo mismo en nuestro campo energético, nuestro cuerpo de prana. Las técnicas de respiración nos sirven para alinear y «peinar» la energía, para calmarla, suavizarla y enfocarla. Entonces, esa energía enfocada funciona como un imán y atrae hacia nosotras polaridades similares.

En un trozo de hierro, todas las moléculas están orientadas cada una en una dirección distinta. Sin embargo, un imán no es más que un trozo de hierro en el que todas las moléculas están perfectamente alineadas, con su polo norte orientado en una dirección determinada y el sur en la opuesta. Es justamente dicha alineación la que permite que el imán atraiga otros objetos. Si juntas el trozo de hierro normal con un imán, éste hará que las moléculas del hierro se alineen con las suyas, creando así un nuevo imán al que se le ha transmitido la capacidad de atraer y sujetar otros trozos de hierro. Sorprendentemente, el primer imán no pierde ninguna de sus propiedades en todo este proceso. En cambio, si ahora cogemos los dos imanes y los juntamos por los polos que se repelen, los dos perderán fuerza y se quedarán sin capacidad de atraer y adherirse a otros trozos de hierro. Esto nos ayuda a comprender hasta qué punto nos ayuda estar con personas que nos apoyan *(sátsang)* en lugar de con las que nos chupan la energía.

El ritmo armónico de la respiración (pranaiama) *aumenta y canaliza la fuerza vital universal (prana).*

Mediante la inspiración, la espiración y la suspensión de la respiración se controla el movimiento de la energía universal.

Cuando conseguimos alinear así nuestras energías mediante la respiración, podemos mantenernos en calma durante todos los altibajos con los que nos topamos cada día. Nos damos cuenta de que, cuando estamos de mal humor, todo lo que nos rodea nos refleja esa misma cualidad, como si fuera algo contagioso. Sin embargo, cuando es la paz interior la que prevalece, lo imanta todo con esa misma sensación de tranquilidad.

Armonía entre la respiración, la mente y las emociones

En los niños podemos ver el vínculo que existe entre la respiración y los pensamientos y las emociones. Cuando algo los asusta, les cambia tanto la respiración como la forma de hablar. Muchas veces vienen corriendo, con la lengua fuera, para contarnos algo tremendo que les ha pasado y, entre su respiración entrecortada y el querer decirnos algo, nos demuestra lo afectado o afectada que está: «¡Ma...máaaa! ¡Hahuha (hipo) ahhh hahu (lloro)!!!».

«Ven aquí, cariño, no te preocupes, pero es que no entiendo lo que me estás diciendo. Cálmate, mi amor, y me lo cuentas, ¿vale?».

Mientras tanto, a *ti* también se te ha alterado la respiración por la cantidad de cosas horribles que te empiezas a imaginar que le pueden haber pasado a tu hija. Tú lo que quieres es tranquilizarla, pero ¿cómo? Pues la abrazas, le das un besito en la frente y le dices: «A ver, mi amor, respira hondo. Eso es. Ahora echa el aire. Así, muy bien, cariño. Otra vez. Muy bien. Ahora cuéntame lo que te ha pasado». Ahora sí que vas a entender lo que te cuente porque su respiración se ha vuelto a armonizar con sus pensamientos y emociones. Afortunadamente, no le ha sucedido nada tan grave como todo lo que tú te habías imaginado. (¡Eso es casi siempre lo que pasa!).

Lo que acabas de presenciar y experimentar es el efecto de los pensamientos y sentimientos en la respiración. La mente se sube a la descontrolada corriente de aire y empieza a agitarse cada vez más, sin darse cuenta de que ella misma es la causa de dicha alteración, lo cual hace que la respiración se vuelva cada vez más entrecortada y se forme un círculo vicioso del que es difícil salir. Aunque tu hija intentaba contarte lo que le había pasado, le resultaba imposible de tanto que le habían alterado la respiración su mente y sus emociones.

De adultas, los traumas de la infancia se convierten en cosas corrientes del día a día, pero aunque puede que nos notemos tan alteradas y con la mente y las emociones tan disparadas como de pequeñas, hemos aprendido a guardarnos todo eso dentro de nosotras, lo cual se traduce en una carencia aún mayor de armonía.

La próxima vez que notes que algo te altera, fíjate en la respiración, porque lo más probable es que estés reteniendo el aire después de inspirar y que, después, lo expulses rápidamente. Pues párate un momento para ajustar esa pauta: inspira y espira con fluidez, sin esfuerzo y sin interrupciones. Cuanto más enfadada te sientas, más difícil te parecerá, pero inténtalo durante un minuto o más y quedarás sorprendida de cómo te cambian los pensamientos y las emociones.

El ritmo armónico de la respiración (pranaiama) *aumenta y canaliza la fuerza vital universal (prana).*

Mediante la inspiración, la espiración y la suspensión de la respiración se controla el movimiento de la energía universal.

II.51 *Un patrón equilibrado y rítmico aquieta la mente y las emociones, lo cual produce que se pause la respiración.*

II.52 *Como resultado, desaparecen los velos que recubren la luz interior.*

II.53 *Se revela una visión de la consciencia superior.*

Los efectos físicos y mentales del *pranaiama* tienen como propósito supremo conducirnos hacia el silencio necesario para entrar en meditación. Es una técnica maravillosa que se hace justo antes de la meditación. Mientras que con los *ásanas* estabilizamos el cuerpo, con el *pranaiama* sincronizamos los patrones mentales y emocionales, después de lo cual reajustamos los sentidos mediante el *pratiahara* para poder enfocarnos y sumergirnos muy profundo en nuestro interior.

La practicar *pranaiama* con regularidad, la respiración comprende que le hemos reducido mucho la carga de trabajo y, al hacérsenos más lentas la inspiración y la espiración, esa quietud constituye el inicio de la fase de la respiración sin movimiento, un estado muy natural y confortable que no tiene nada que ver con cuando se nos corta la respiración por algún susto. Al entrar en meditación profunda y calmarse el prana, la mente y las emociones, la respiración se para de forma espontánea *(kévala kúmbhaka);* el prana se interioriza y empieza a circular por el *sushumna* para fusionarse con la energía que está almacenada en la columna vertebral *(kundalini),* la cual, entonces, como si fuera atraída por un imán, se desplaza hacia arriba y nos catapulta a un estado superior de conciencia.

Con la práctica de *pranaiama,* van desapareciendo gradualmente los velos que nos ocultan nuestro auténtico Ser y conseguimos ascender, sin traba alguna, hacia la luz y fusionarnos con nuestra naturaleza divina.

Un patrón equilibrado y rítmico aquieta la mente y las emociones, lo cual produce que se pause la respiración.

Como resultado, desaparecen los velos que recubren la luz interior.

Se revela una visión de la conciencia superior.

CÓMO LOGRAR UN EQUILIBRIO ENTRE *IDA* (FEMENINA) Y *PÍNGALA* (MASCULINA) AL RESPIRAR ALTERNADAMENTE POR UNA NARINA Y POR LA OTRA

(Nota importante: Con esta técnica de respiración conseguimos utilizar nuestra plena capacidad pulmonar, por lo que absorbemos unas siete veces más oxígeno que en nuestra respiración superficial normal. Como es muy posible que tus músculos torácicos y los pulmones no estén acostumbrados a expandirse tanto, ve con muchísimo cuidado de no causarte ningún tirón muscular y de no marearte. Si notas que te empiezas a cansar o que te falta el aliento, respira con total normalidad unas cuantas veces y, después de ese descanso, continúa con esta técnica, porque esto te sirve para recuperarte sin crear tensiones. De hecho, las tensiones o el estrés hacen que disminuya la fuerza vital y que se pierdan muchos de los efectos beneficiosos de esta técnica de respiración).

Para hacer este ejercicio de respiración, tenemos que sentarnos cómodamente. Es una técnica muy buena que podemos practicar en cualquier momento, tanto para calmarnos como para prepararnos para meditar.

Con la mano derecha, cierra el puño con suavidad y, entonces, relaja el pulgar, el anular y el meñique. Ésta es una postura de la mano clásica en el yoga y se llama vishnu mudra *(el sello que sostiene). Si te resulta incómoda, usa el pulgar y el índice. Entonces, con el pulgar, presiona suavemente la narina derecha hasta cerrarla y deja la izquierda abierta. A continuación, los otros dos dedos extendidos presionan suavemente la narina izquierda para cerrar-*

la y se afloja el dedo pulgar para que se abra la narina izquierda.
(La mano izquierda permanece cómodamente relajada y apoyada
en el regazo).

Para empezar, vacía completamente los pulmones echando el aire
por ambos orificios nasales. Entonces, cierra el derecho con el pul-
gar e inspira lentamente por el izquierdo, cogiendo aire desde el
abdomen y la parte inferior de los pulmones. Sigue inspirando has-
ta llegar a la parte superior del pecho y nota cómo se te elevan li-
geramente las clavículas.

Tapa la narina izquierda con los dos dedos extendidos y echa el
aire por la derecha, empezando por el aire de la parte superior del
pecho, seguido por la parte inferior de los pulmones y, finalmente,
desde el abdomen. La transición de una sección a otra debe ser
fluida.

Inspira a través de la narina derecha al expandir el abdomen y
la parte inferior del pecho, la zona media y la zona superior, hasta
que se eleven ligeramente las costillas. Cierra la narina derecha
con el pulgar y echa el aire por la narina izquierda.

Repite este patrón de respiración: espira, inspira, cambia de nari-
na; espira, inspira, cambia. Al principio, hazlo durante un minuto
y extiende gradualmente la duración hasta tres minutos o más.

Al cabo de los tres minutos, al regresar a la narina derecha, con-
cluye el ejercicio con una espiración y reposa la mano en el rega-
zo. Quédate quieta y en silencio unos instantes, con los ojos ce-
rrados, y observa lo tranquilas y silenciosas que se te han
quedado la mente y la respiración. Contempla el vínculo que
existe entre las dos.

II.54 Pratiahara *consiste en retrotraer los sentidos.*

II.55 *Al vislumbrar la luz interior, los sentidos se sienten satisfechos y permanecen enfocados hacia dentro.*

Pratiahara es el elemento más sutil de todo el *hatha yoga*. Es el preludio de la meditación. La mayoría de las técnicas de meditación comienzan por retrotraer los sentidos hacia dentro para que, así, la mente les siga los pasos.

Estimulados por la curiosidad *(ahámkara)*, los cinco sentidos *(manas)* se alían con el intelecto *(buddhi)* para convencernos de enfocarnos en el exterior, lejos de nuestra consciencia interior. Incluso antes de nacer, los sentidos ya nos transmiten inmensas cantidades de información tanto para sobrevivir como para disfrutar. Con el paso del tiempo, si nos ocupamos únicamente de la esfera sensorial externa a nosotras, nos olvidamos de nuestro mundo interior.

Con su inmenso poder sobre nosotras, los sentidos nos exponen al infinito espectro del universo. Desde hace miles de años, el Sol, la Luna y un cielo nocturno plagado de estrellas nos fascinan tanto como pequeñas nos hacen sentir. Gracias a los instrumentos increíblemente sofisticados que ha desarrollado el ser humano, podemos contemplar los confines más lejanos del universo, que no son más que el umbral de acceso a una multitud de mundos desconocidos situados a millones de años luz.

Al aventurarnos hacia un cosmos externo a nosotras, se ha creado una polaridad que nos atrae cada vez más hacia nuestro interior y hemos desarrollado una pasión por el milagroso funcionamiento del cuerpo humano. Gracias a la tecnología actual, podemos viajar hacia dentro, explorar átomos, cadenas de ADN así como predecir partículas subatómicas que aún están por detectar. Nuestra constancia en dirigir nuestras investigaciones hacia ambas fronteras nos da esperanzas de conseguir descubrir los secretos de nuestra existencia.

Al alcanzar la madurez espiritual, nuestra exploración interior trasciende el mundo físico para enfocarse en el ámbito espiritual, para lo cual es imprescindible reducir el apego al mundo exterior que nos producen los sentidos. Sin embargo, eso puede resultarnos difícil dado el nivel de sobreestimulación *(rayas)* que tenemos actualmente en el mundo. Tenemos los sentidos tan acostumbrados a enfocarse en lo que ellos quieren que nos vemos obligadas a engatusarlos para que se dirijan hacia dentro y se interesen por este nuevo viaje. Cuando la sobreestimulación es más potente que nuestro enfoque interior, experimentamos mucha agitación y falta de armonía a nivel mental y emocional, razón por la cual, algunas personas, al empezar a hacer ejercicios de interiorización, se quejan de que notan *menos paz* que antes. Sin embargo, si se siguen regularmente las pautas de los *iamas* y *niamas*, los sentidos terminan por calmarse.

Pratiahara *consiste en retrotraer los sentidos.*

Al vislumbrar la luz interior, los sentidos se sienten satisfechos y permanecen enfocados hacia dentro.

La belleza de los mundos sutiles nos atrae hacia dentro

Para engatusar a los sentidos para que se enfoquen hacia dentro, se suele comenzar con el que mayor información nos aporta: el sentido de la vista. Más del 75 por 100 de toda la información que nos llega del exterior consiste en lo que *vemos,* y si enfocamos la mirada hacia dentro, todos los otros sentidos seguirán sus pasos. Dada la enorme cantidad de imágenes visuales que almacenamos, seguimos «viendo» con los ojos cerrados y, muchas veces, a las personas que empiezan a practicar la meditación se les enseña a enfocar su mirada interior en el entrecejo (en el «tercer ojo») o en el centro del corazón. Es una técnica lenta y suave que les prepara

para que, gradualmente, la mente vaya desprendiéndose de las imágenes visuales que tenga previamente grabadas.

Para calmar la visión interior también puede ayudarnos escoger cuidadosamente lo que miramos afuera. Ver películas de terror hace que se reflejen esas mismas energías en lo más profundo de nuestro ser. Hay veces que resulta difícil determinar si algunas imágenes se nos han grabado temporal o permanentemente en la mente. Si queremos profundizar más en nuestro interior, puede venirte bien irte de retiro, incluso durante una temporada, a un sencillo lugar de la naturaleza en el que recibas muy poca estimulación del exterior.

Una vez que la «vista» se aficiona a nuestro mundo exterior, le sigue el sentido del oído. Refinar el nivel y calidad de los sonidos que solemos escuchar nos prepara para percibir los sonidos internos más sutiles. Las melodías más profundas son el fruto del movimiento del prana por los canales nerviosos sutiles *(nadis)*, cuyo delicado zumbido o silbido nos deja cautivadas al convertirse en sonidos celestiales de campanas, susurros o coros de ángeles.

Desarrollo de percepciones extraordinarias

En su búsqueda de visiones internas, los sentidos más sutiles del tacto, el olfato y el gusto se unen a los de la vista y el oído y, cuando se aficionan a viajar por nuestro interior, los sentidos más «corrientes» se vuelven cada vez más refinados y potentes, momento en el que accedemos al sutil mundo de las «percepciones extrasensoriales» en el que lo que «vemos» no es material; lo que «oímos» no ha sido pronunciado aún; lo que «olemos» no es algo tangible; y en el que sabemos que lo que «palpamos» es real. Éstos son algunos de los extraordinarios poderes que se describen en el libro III de los *Yoga sutras: «Vibhuti pada:* Manifestación divina de la energía», como frutos de la práctica espiritual.

Es frecuente que una madre pueda «ver» lo que está haciendo su bebé aunque no lo tenga en su campo de «visión». A veces se dice que las madres tienen ojos en la nuca porque pueden «ver» más allá de su campo de visión normal.

Unos instantes antes de morir, santa Teresa De Lisieux, o simplemente «santa Teresita», tuvo una visión de la Virgen María rodeada de cientos de rosas, y aunque las demás personas que estaban presentes no pudieron verla, sí que olieron la penetrante fragancia a rosas que inundaba la habitación. A partir de ese día, todo aquel que le rezara a santa Teresita sabía que su oración había sido escuchada si percibía un inconfundible *olor a rosas* inundaba la habitación.

Pratiahara *consiste en retrotraer los sentidos.*

Al vislumbrar la luz interior, los sentidos se sienten satisfechos y permanecen enfocados hacia dentro.

Muchas veces nos cuentan que alguien escuchó una voz no perteneciente a un cuerpo físico, que le prevenía de que estaba a punto de pasarle algo malo.

Una vez que estaba acampando al lado de un riachuelo en las montañas de Colorado, escuché una voz que me salvó la vida. Después de montar la tienda de campaña, cenamos todo lo que nos apeteció y nos metimos en los sacos de dormir, acompañadas por el susurro de los sonidos de la naturaleza. El agua que corre por un riachuelo puede constituir una de las mejores nanas.

No me di ni cuenta de que me había quedado dormida pero, de repente y bastante bruscamente, me despertó una voz que me decía: «¡Levántate ahora mismo, desmonta la tienda, recoge todas tus cosas y vete a un terreno más elevado!».

Pero, al mirar afuera, el reflejo de la Luna en el agua del riachuelo le dijo a mis sentidos «normales» que todo estaba bien. Pero, entonces, ¿por qué me había despertado esa voz con ese mensaje? Convencida de que no se me había dado ese mensaje porque sí, desperté a mi compañera de excursión, la cual, aunque más que un poco molesta, accedió a seguir el «elevado» consejo que yo le transmití tan enfáticamente. Así que desmontamos nuestro campamento y nos pasamos la noche durmiendo a ratos en el coche, el cual habíamos aparcado delante de un restaurante que estaba cerrado de noche.

El día siguiente amaneció claro y radiante, y yo estaba dispuesta a reconocer mi error y aceptar todas las bromas que seguramente me merecía. Pero, mientras nos tomábamos el desayuno en ese restaurante, escuchamos, por casualidad, que otros clientes contaban, con gran preocupación, que la noche anterior el caudal del riachuelo había subido repentinamente e inundado las orillas. «¡Espero que no hubiera nadie acampando anoche allí!», les escuché decir a varias personas al tiempo que yo daba gracias por dentro, ¡no sólo de que me hubieran avisado, sino también de haberles hecho caso!

En una ocasión, al preguntarle una discípula cómo podía desarrollar su percepción extrasensorial, Sri Suami Satchiánandayi sonrió y le dijo: «¿Para qué quieres percibir *aún más* si ya bastante te cuesta gestionar todo lo que te transmiten los cinco sentidos normales? Si activas los sentidos superpotentes, asegúrate antes de estar preparada para gestionarlos».

El mundo exterior ya no les resultará divertido a tus sentidos cuando te forjes un mundo maravilloso en tu interior. Para atraer a los sentidos hacia dentro, visualiza una luz suave o la llama de una vela, o escucha el latido de tu corazón, invoca un olor a rosas o una sensación de bienestar. Descubre maneras de ver, oír y sentir la belleza que existe en tu delicado mundo interior. Al calmarse los sentidos que se enfocan hacia fuera, conseguimos meditar sin ningún esfuerzo.

Pratiahara *consiste en retrotraer los sentidos.*

Al vislumbrar la luz interior, los sentidos se sienten satisfechos y permanecen enfocados hacia dentro.

CÓMO CANALIZAR LOS SENTIDOS
Y LA PERCEPCIÓN HACIA EL INTERIOR

Esta técnica de relajación profunda sirve para dirigir hacia dentro toda la consciencia sensorial que proyectamos hacia afuera. Empezamos con el cuerpo físico y seguimos con la respiración, los pensamientos y las emociones.

Para empezar, respira hondo unas cuantas veces. Observa cómo se van tranquilizando el cuerpo y la respiración a medida que se van relajando. Observa, sin controlar nada, cómo te entra y sale el aire sin esfuerzo alguno.

Utiliza esa suave respiración para interiorizar cualquier sensación que notes en los pies, tobillos, pantorrillas, rodillas, muslos y caderas. Relájate.

Interioriza la percepción sensorial que notes en los dedos, manos, muñecas, antebrazos, codos y brazos.

Retrae cualquier percepción consciente que notes en las manos, los brazos o los hombros. Relájate.

Haz lo mismo con las nalgas y la pelvis. Relaja el abdomen e imagínate que se te relajan el pecho, los pulmones, el corazón y la garganta.

Suavemente, ve ascendiendo tu percepción consciente desde la base de la columna vertebral hacia la zona media y la cervical. Relaja los hombros para que el cuello se abra y se convierta en una conexión entre el corazón y la cabeza. Relájate.

Observa las sensaciones que tienes a medida que el cuerpo se va interiorizando.

La cabeza es la parte del cuerpo que contiene la mayoría de los órganos sensoriales. Relaja suavemente la mandíbula y «desconecta» el gusto y el habla de la boca.

«Desconecta» el olfato de la nariz.

Relaja los párpados y los ojos, y enfócate en tu mirada interior.

Relaja la frente y concentra los oídos en los sonidos interiores. Relaja todo el cuero cabelludo y sume todo el cerebro en un estado de relajación.

Usa tu suave respiración para que desaparezca cualquier movimiento de la mente y de las emociones. Relájate.

Lentamente, enfócate en tu suave respiración, en cómo entra y sale el aire del cuerpo.

Al inspirar, siente cómo llegas cada vez más profundo en tu interior.

Al espirar, siente cómo te desprendes de todos tus apegos.

Siente una ligereza y una sensación de distanciamiento del cuerpo, la mente, las emociones y de todas tus preocupaciones mundanas.

Empieza a ir aún más adentro para encontrar ese lugar de quietud, paz y dicha. Ahí reside tu Ser divino.

(Permanece en ese estado de quietud durante cinco minutos).

Lentamente, con suavidad, vuelve a tomar conciencia de la respiración.

Empieza a inspirar cada vez más y siente cómo se te han purificado y reforzado los sentidos. Observa cómo empiezan a activarse en una mente y un cuerpo totalmente en calma.

Con la práctica regular de esta técnica, los sentidos se van acostumbrando a enfocarse hacia dentro y llegará un momento en que lo lograrás sin ningún esfuerzo para preparar la mente y las emociones para profundizar aún más en la práctica.

Segunda parte

DESDE LA PRÁCTICA INTENSA A LA CONSCIENCIA SUPERIOR

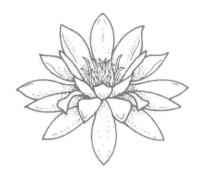

Libro III

VIBHUTI PADA
Manifestación divina de la energía

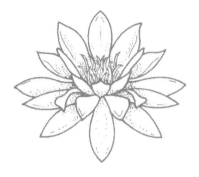

Libro IV

KÁIVALIA PADA
La liberación suprema

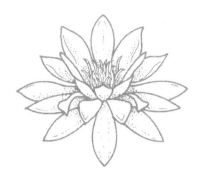

Al analizar los libros III y IV, nos encontramos con un nuevo tipo de aprendizaje. Los padas anteriores daban por sentado que, a medida que vamos dominando las técnicas, se nos van revelando los secretos del yoga. De hecho, puede que ya notes algunos de los beneficios y hayas tenido algunas interesantes introspecciones. Por eso, durante nuestro estudio de los libros III y IV, seguiremos haciendo referencia a los libros I y II, puesto que constituyen la base de nuestra práctica espiritual.

Sin embargo, puede que, de momento, las enseñanzas más sutiles te hayan sido esquivas o te hayan parecido superfluas o imposibles de aplicar a tu vida y a tus técnicas espirituales. Pero como la plétora de conocimientos que contienen los sutras te han expandido la mente y el corazón, anhelas seguir aprendiendo más.

Al ahondar en niveles místicos y sutiles, es importante recordar que la mejor manera de asimilar los conceptos es practicar las técnicas espirituales con constancia y regularidad. Ahora, los libros III y IV utilizan la energía que hemos generado con nuestras prácticas para propulsarnos a estados sutiles de existencia.

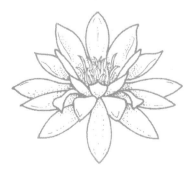

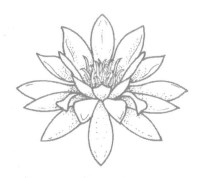

Tanto en el vibhuti pada como en el káivalia pada se explica que los poderes espirituales (siddhis) son fruto de la práctica espiritual y que, aunque pueda considerárselos un rasero para determinar el nivel de evolución espiritual de una persona, se nos aconseja clara y encarecidamente que no nos detengamos demasiado en ellos porque no harán más que impedirnos alcanzar el estado supremo del Ser divino.

¡Lo irónico del asunto es que el vibhuti pada es el que más cantidad de sutras contiene! De hecho, la explicación de los siddhis continúa en el libro IV. Es como si le dijéramos a una criatura de seis años que esa caja está llena de deliciosas galletas y, al mismo tiempo, le explicáramos con todo detalle lo malas que son para la salud el azúcar, la harina blanca y la mantequilla. Convencerle a una practicante de yoga de que no desee alcanzar poderes resultaría tan difícil como a esa niña de que no meta la manita en la caja de galletas.

El libro III comienza con los tres últimos sutras del «Camino de las ocho facetas» (ashtanga yoga): dhárana (contemplación), dhiana (meditación) y samadhi (unión con el Ser divino).

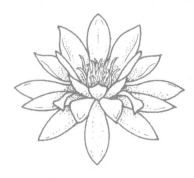

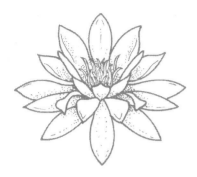

Al ser estas tres facetas más profundas que las cinco primeras y pasar de una a la siguiente con total fluidez, se las conoce en conjunto como samiama *(fusión)*. El samiama *nos conduce al Ser divino, cuya experiencia se ve acompañada por la manifestación* (vibhuti) *de poderes psíquicos y espirituales* (siddhis). *El libro III concluye con la descripción de la infinidad de poderes que surgen del* samiama, *la integración de* dhárana, dhiana *y* samadhi.

Aunque los siddhis se describen tanto en el vibhuti pada *como en el káivalia pada, es en el libro IV donde comprendemos la profundidad del conocimiento que necesitamos tener para fusionarnos con el Ser divino y dejar atrás los tan tentadores* siddhis.

Si te aventuras con regularidad en los niveles más sutiles del yoga, ten por seguro que te sentirás atraída por los poderes psíquicos, pero aunque puedan resultar interesantes y entretenidos, no se merecen que les dediquemos toda nuestra atención porque lo único que hacen es distraernos de alcanzar el nivel más elevado de iluminación y de paz que está más allá de sus límites. Puede que nos entusiasmen al principio porque son algo que no hemos experimentado nunca antes. Igual de entusiasmadas nos

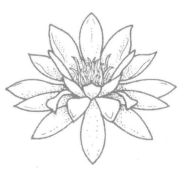

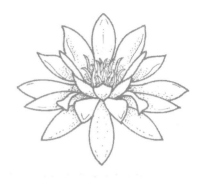

sentiríamos si viéramos la televisión por primera vez, todas esas personitas moviéndose de un lado para otro en esa cajita. Pues así mismo es cómo la mente de cualquier persona corriente se siente hechizada por semejante despliegue de poderes yóguicos. De todas formas, si se te manifiestan de forma espontánea, utiliza ese regalo para el bien de los demás.

Podemos tener estas experiencias tanto mientras hacemos nuestras prácticas como en cualquier otro momento. Puede que veamos destellos de luz o ángeles; que oigamos el teléfono antes de que suene; que decidamos irnos por una carretera comarcal para disfrutar del paisaje y enterarnos, después, que habían cortado la autopista por obras; oler flores en invierno; o cualquier otro tipo de cosas fuera de lo corriente.

Es frecuente que el/la discípulo/a se sienta fascinado por estos poderes (siddhis) y ahí es donde debe desempeñar su papel el/la gurú o maestro/a espiritual para evitarle problemas.

Ésta es la historia de lo que le pasó a una discípula. Estaba muy ilusionada porque se acercaba la fecha de su entrevista anual con

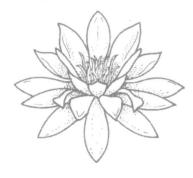

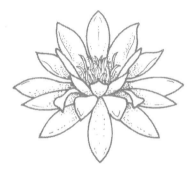

su gurú. Cada año, al llegar al áshram, el maestro le hacía la misma pregunta: «¿Vas progresando con la meditación?». Pero a la discípula no le quedaba más remedio que contestar siempre lo mismo: «No consigo concentrar la mente ni el corazón ni un solo instante».

En cambio, esta vez sí que tenía algunas maravillosas experiencias que contar. Así que le empezó a detallar a su gurú que veía luces muy brillantes saliéndole de la base de la columna vertebral y que, a menudo, iban acompañadas de un fuerte repique de campanas. Al ver que su querido gurú la escuchaba atentamente y esperando, con la respiración contenida, que él la felicitara, en el momento en que ella le dijo que por fin sentía que estaba progresando mucho a nivel espiritual, el sabio gurú hizo algo completamente inesperado: se inclinó hacia ella y le puso la mano en la coronilla y le dijo al mismo tiempo: «No te preocupes. Ya no te volverá a pasar».
¡Y nunca más tuvo experiencias así! En palabras del sabio Paramahansa Yogánanda: «La meditación no es un circo. No os quedéis atrapados en los destellos de luces y en los sonidos».

Enfoca toda tu dedicación en alcanzar la meta más alta: conocer tu propio Ser divino.

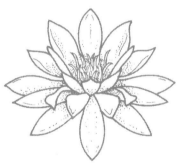

Libro III

VIBHUTI PADA
Divina manifestación de la energía

Siempre me ha parecido curioso que tan sólo *cinco de las ocho facetas del* ashtanga yoga *se comenten en el libro II:* «Sádhana pada: *Ejercitarse en la práctica espiritual», mientras que las tres últimas* –dhárana *(contemplación),* dhiana *(meditación) y* samadhi *(unión con la Divinidad) se encuentren en el libro III, Vibhuti* pada. *Esto demuestra que estas tres no constituyen prácticas en sí mismas, sino que son, más bien, unos estados internos avanzados que se producen gracias a las prácticas que los preceden. Al abrirse las puertas de la manifestación divina de la energía, ya no se «hace» nada, sino que se «es».*

CAPÍTULO 1

Antara yoga

La búsqueda interior

Una vez que están perfectamente establecidas las cinco facetas anteriores del *Ashtanga*, se nos ofrece un regalo llamado *antara yoga*: la búsqueda interior. Mediante una perseverante devoción, *dhárana* (contemplación) y *dhiana* (meditación), accedemos a nuestro tesoro más preciado, *samadhi* (unción con la Conciencia divina), y cuando este proceso se produce de forma completamente fluida, se denomina *samiama* (fusión).

Reunir toda la conciencia y enfocarla hacia dentro,
es dhárana *(contemplación).*

Cuando la consciencia fluye hacia dentro de forma ininterrumpida,
se llama dhiana *(meditación).*

Al fusionarse la consciencia individual con la divina,
se desvanece el espejismo de la separación. Eso es samadhi.

Cuando dhárana *(contemplación),* dhiana *(meditación)*
y samadhi *(unión con la Consciencia divina) se convierten*
en un proceso fluido y único, se denomina samiama *(fusión).*

Mediante el samiama, la consciencia individual y la divina
se fusionan de nuevo sin esfuerzo alguno.

III.1 *Reunir toda la consciencia y enfocarla hacia dentro, es* dhárana *(contemplación).*

Si nos hemos preparado bien, no cuesta ningún esfuerzo hacer la transición desde las prácticas anteriores a estos niveles más sutiles. Aunque muchas personas opten por «hacer meditación», en la mayoría de los casos se trata de una técnica derivada del *pratiahara* (dirigir los sentidos hacia nuestro interior).

Al haber seguido las pautas de los *iamas* y *niamas* como las dos primeras facetas del *ashtanga yoga,* nos ha quedado claro que cuanta más entrega y devoción sintamos por los demás y por nosotras mismas, tanto más se nos calmarán la mente y las emociones. *Ásana* y *pranaiama,* las facetas tres y cuatro, nos sirven para acumular y refinar la energía vital y aportar bienestar al cuerpo, la mente y las emociones. Entonces, la quinta faceta, *pratiahara,* reconduce los sentidos hacia dentro. Cuando se practican con minuciosidad y respeto, cada una de estas facetas nos conducen, de forma natural, al umbral de la manifestación divina de la energía. Es una evolución que no se puede ni acelerar ni ralentizar.

Si se nos ocurre pensar lo bonita que puede ser una rosa al mirar el capullo de un rosal, pueden entrarnos ganas de verla ya completamente abierta, pero si, por nuestra impaciencia, intentamos controlar la naturaleza y empezamos a separar los pétalos con la esperanza de encontrarnos con una rosa maravillosa, lo único que conseguiremos será destrozar el capullo. La madurez no es algo que pueda forzarse, sino que necesita de tiempo, paciencia y cuidados por nuestra parte. La naturaleza es una gran maestra que, constantemente, nos enseña que todo se desarrolla en el momento perfecto.

Los tres estados finales que describen estos *sutras* contienen una diferencia más cuantitativa que cualitativa, porque la misma atención y percepción consciente que se requiere para *dhárana* (contemplación), se mantiene también en *dhiana* (meditación) y en los estados inferiores de *samadhi* (unión con la Consciencia divina). Lo que diferencia a las fases es cuánto tiempo consigue nuestra conciencia mantenerse en cada una de ellas.

Imagínate que este proceso se parece a aplicarle aceite a un trozo de cuero muy reseco para que recupere flexibilidad. El resultado vendrá determinado por el tiempo que se deje el aceite, porque para que se empape bien y vuelva a ponerse blando, lo mejor es dejarlo mucho tiempo. Si le ponemos aceite pero la quitamos a los veinte segundos, apenas si se notará su efecto en el cuero. Si se deja dos minutos, habrá justo empezado a absorberlo. Pero si lo dejamos media hora o más, lo chupará por completo y el cuero se volverá moldeable y sin ningún residuo de aceite.

Esto es similar al proceso de tomar conciencia del Ser divino mediante *dhárana* (contemplación), *dhiana* (meditación) y *samadhi* (unión con la Consciencia divina). Al reagrupar toda nuestra percepción consciente y enfocarla durante un corto período de tiempo, estamos haciendo *dhárana*. Cuando conseguimos mantenerlo más tiempo, hacemos *dhiana,* y si dicho estado se mantiene aún más en el tiempo, se produce la absorción total o *samadhi*.

Una percepción consciente placentera

Aunque con frecuencia se traduce *dhárana* como «concentración» y se intercambia y utiliza como sinónimo de «meditación», hablar de «concentración» implica cierto esfuerzo para enfocar la mente, lo cual puede ponernos tensas, alterarnos la respiración e impedir que nos sintamos cómodas al forzar que nuestros sentidos hagan lo que les pedimos. Para ser exactas, *dhárana* nos invita a adoptar, sin esfuerzo, una percepción consciente que facilite que nuestra conciencia fluya, de forma natural, hacia sus orígenes. Por ello, como equivalente de *dhárana* prefiero utilizar los términos «contemplación» o «reflexión», ya que son más representativos del resultado que deseamos alcanzar.

Dhárana consigue que nuestros pensamientos, sentimientos y acciones interaccionen de tal forma que se cree una corriente de conciencia que fluya, sin esfuerzo, hacia su origen.

Reunir toda la conciencia y enfocarla hacia dentro, es dhárana *(contemplación).*

Sintoniza con tu auténtica vibración

En el libro I, *sutras 34-39*, se nos ofrece una selección de métodos que nos animan a encauzar la mente y las emociones hacia la práctica de *dhárana* y *dhiana* de una manera que nos empodera pero que no es restrictiva, ya que nos ofrece muchas opciones para que podamos optar por la que queramos. Por ejemplo, I.39 dice: *O dedícate a hacer cualquier cosa que te sirva para alcanzar estados más elevados y que te satisfagan el corazón.* A la mayoría de las personas les resultan muy agradables estos dos criterios tan sencillos para escoger algo en qué enfocarnos, alcanzar estados más elevados y sentir plenitud en el corazón.

La primera parte del *sutra* I.39 propone que nuestro enfoque debe servirnos para elevar nuestro nivel de experiencia *así como* para que nos anime a seguir adelante, por lo que, de esta manera, nos da la libertad de transformar en punto de enfoque casi cualquier cosa que nos apetezca: un chakra o centro espiritual del cuerpo; un gran ser que nos aporte mucha inspiración; una oración o palabra sagrada, las opciones son infinitas. Haz tu elección con meticulosidad para que las cualidades que contenga dicho objeto sagrado tengan la capacidad de conducirte hasta las profundidades de tu Ser divino.

Lo segundo que te sugieren es que sea algo que te encante para que te sientas llena de alegría. Cuando concentramos toda nuestra conciencia en alguna persona especial, se nos enfocan en ella completamente los sentidos y los pensamientos, y basta con que pensemos en ella para sentirnos ilusionadas y felices.

Imagínate que estás en el aeropuerto esperando a tu pareja y que, mientras esperas a que aterrice su vuelo, te empiezan a doler un poco los pies o te entra hambre porque has salido corriendo hacia el aeropuerto y no has comido nada. Pero en el instante en que ves a tu pareja, te brota una oleada de energía que te inunda todo el cuerpo y que te hace salir corriendo hacia él o ella para darle un gran abrazo, sin acordarte ya para nada de tu dolor de pies ni del hambre que te había entrado. Aunque la experiencia de la contemplación no suele ser tan apasionada ni espectacular, si realmente nos encanta aquello sobre lo que nos concentramos, con el tiempo y la práctica conseguimos que la energía, impulsada por nuestra devoción, fluya hacia los centros de conciencia superior, y nos sentiremos llenas de dicha y de felicidad.

Aunque recibas tu objeto de concentración de algún maestro o lo aprendas de alguna tradición bien establecida y auténtica, es importante que te lo adaptes a ti misma para poder concentrarte en él de todo corazón.

Un amigo mío, con muchos años de experiencia como cirujano cardiovascular, fue a hacer un retiro de meditación de diez días y, al regresar, le pregunté qué tal le había ido. «Ah, pues bien», me respondió aunque con un aire algo preocupado. «Dime una cosa. Es que nos dijeron que meditáramos en el *hara* [un centro de energía que se utiliza en el budismo] y me pasé todo el retiro intentando saber dónde estaba exactamente ese punto. Haciendo un esfuerzo por acordarme, repasé mentalmente todo mi libro de anatomía de primero de carrera pero no encontré el *hara* por ninguna parte, así que me pasé todo el tiempo pensando si estaba a la izquierda o a la derecha, más arriba o más abajo del páncreas. ¿Me lo podrías explicar tú?».

Me aguanté una risilla porque, al mismo tiempo, lo comprendía perfectamente, y le dije: «Vamos a por lo fácil. ¿Tú sabes dónde tienes el corazón?».

«¡No voy a saber yo dónde tengo el corazón, y dónde lo tiene todo el mundo!», respondió jocoso el cirujano cardiovascular.

«¡Pues concentra absolutamente toda tu atención en el centro del corazón y en todo el amor que fluye por él, porque ese centro tiene pinta de ser el perfecto para ti!», le respondí. Entonces, me miró con cara de alivio y una sonrisa de oreja a oreja.

Lo que había sucedido en el caso de mi amigo es que le habían propuesto un punto de concentración que no encajaba con su propia vibración. Cuando optes por algo que notes que va contigo, enfócate por completo en ello. Hay veces que, al cabo de un rato, nos entran las prisas y pensamos: «¡Vaya! A mí no me sirve esta técnica» y, entonces, quizás nos pongamos a leer un libro o escuchemos a algún maestro hablando de «una manera mejor» y decidamos probarla. Pero al ir cambiando de técnicas, no alcanzaremos nunca ni la profundidad ni la constancia necesarias para encontrar nuestro propio centro.

Profundiza en tu interior

Según un cuento popular, si te pones a excavar un pozo y te topas con una piedra a los tres metros de profundidad; y entonces te vas un poco más allá y excavas unos diez metros pero sigues sin encontrar agua; y entonces te vas a probar a otro sitio, lo más probable es que nunca encuentres agua. Pero si te quedas en un mismo lugar y excavas hasta el fondo –quince o veinte metros– tu esfuerzo se verá recompensado.

Si desperdicias la energía cavando pozos poco profundos uno tras otro, nunca sabrás dónde podrás encontrar realmente ayuda cuando, algún día, te pase algo que te descoloque. Sin embargo, al mantenernos fieles a un método, podemos llegar al fondo del todo y fusionarnos con el sosiego y el silencio que reinan allí dentro.

Posiblemente opines que, al probar distintas técnicas, vas «tanteando el terreno», pero conviene que adoptes, gradualmente, *la* que mejor encaje con tu forma de ser y «te quedes con ella» durante un tiempo. Al cabo de unas semanas, puedes entonces decidir si «te apuntas a ella» o si notas que no es para ti. Pero cuando hayas probado dos o tres, «cásate» con una de ellas y mantente fiel a tu elección, con toda la devoción que sientas en tu interior, para que acabe transportándote a lo más profundo de tu corazón.

Reunir toda la conciencia y enfocarla hacia dentro, es dhárana *(contemplación)*.

PRACTICAR LA CONTEMPLACIÓN *(DHÁRANA)* HACIENDO *TRÁTAKA* (ENFOCAR LA MIRADA)

(Nota: Esta técnica es un ejemplo maravilloso de cómo pasar de forma fluida de *pratiahara* a *dhárana*. Se comienza escogiendo un punto externo de concentración que, a continuación, nos sumerge en la contemplación del reflejo de su imagen en nuestro interior. Así, vamos alternando nuestro enfoque entre el objeto exterior y su imagen en nuestro interior, a la vez que coordinamos la mirada con la mente y las emociones para que funcionen al unísono. Al cerrar los ojos, nuestra mirada interna «ve» lo que hemos contemplado con los ojos en el exterior y, al notar que empieza a difuminarse la imagen interior, volvemos a abrir los ojos para enfocar la vista, de nuevo, en el objeto físico externo. Esta práctica dura hasta que conseguimos reunir toda nuestra consciencia y la convencemos que se mantenga concentrada en nuestro interior en forma de *dhárana* [contemplación]).

Escoge un objeto que te resulte atractivo: la llama de una vela; una foto; unas flores; el amanecer o el atardecer; un mándala o un iantra *(representaciones geométricas sagradas); o cualquier otra cosa que te haga sentir bien y te aporte una sensación de paz y sosiego.*

Siéntate justo enfrente para que te quede a la altura de los ojos y lo suficientemente cerca para que puedas ver bien su forma y apreciar sus cualidades.

(Dado que no hace falta que te fijes en los detalles, puedes quitarte las gafas o las lentillas para que, así, también se te puedan relajar los ojos).

Cierra los ojos. Respira hondo unas pocas veces, espirando lentamente para que se te vaya relajando el cuerpo.

No intentes poseer el objeto o la imagen con la mirada, sino deja que se te relaje la vista y que la imagen fluya hacia ti.

Puede que, al principio, te cueste concentrar la mirada. Cuando notes que estás mirando otra cosa, tranquilamente vuelve a enfocarte en el objeto en cuestión y sigue respirando tranquilamente.

Mantén la mirada fija en el objeto hasta que los ojos te parpadeen, se te humedezcan o sientas alguna molestia. En ese momento, ciérralos suavemente.

Observa cómo la imagen del objeto aparece ahora reflejada en tu mente. Con suavidad, percibe esas mismas cualidades que tanto te gustan al tiempo que te vas interiorizando.

Cuando empiece a difuminarse la imagen interior, vuelve a abrir los ojos y vuelve a fijar la mirada en el objeto exterior.

Si notas que la mente empieza a divagar y a analizar cosas del objeto, o a pensar cosas que no tienen nada que ver, vuelve a enfocarte tranquilamente en el objeto que tienes delante.

Repite varias veces esta secuencia de enfocarte en lo que ves fuera y en lo que ves dentro.

Si notas alguna tensión en el cuerpo, respira hondo unas pocas veces y permite que desaparezca la tensión.

Al cabo de unos pocos minutos, deja que se te cierren los ojos y profundiza mucho en tu interior. «Contempla» con claridad la imagen con tu mirada interior. Quédate en silencio unos pocos minutos y disfruta de la quietud interior que te aporta esta dhárana.

III.2 *Cuando la consciencia fluye hacia dentro de forma ininterrumpida, se llama* dhiana *(meditación).*

Al mantener esa percepción consciente interior, *dhárana* nos transporta a *dhiana* (meditación).

Durante *dhárana*, nuestra consciencia permanece enfocada en la Divinidad tan sólo unos pocos segundos, por lo que la sensación de paz que nos aporta resulta fugaz. En cambio, en *dhiana* (meditación), todo el conjunto de nuestra consciencia se acomoda más tiempo en nuestra esencia divina.

La diferencia entre ambos estados se asemeja a cuando derramamos aceite (percepción consciente) desde una jarra pequeña *(chitta)* al mar infinito *(chit)*. Durante *dhárana*, rozamos de forma intermitente nuestra percepción consciente interior, parecido a cómo sale a borbotones el aceite del cuello cilíndrico de una botella, en que se produce una brevísima pausa hasta el siguiente borbotón. Durante *dhárana*, los tiempos en los que contactamos con nuestra consciencia interior tienen un claro principio y fin, y, muchas veces, son tan rápidos que ni siquiera nos percatamos de dicha experiencia interna.

Dichas frecuentes fluctuaciones del estado de *dhárana* hacen que nuestra percepción consciente vaya oscilando entre lo externo y nuestro interior –entre «hacer» y «ser»– como un péndulo. Siguiendo con la analogía del aceite, durante *dhiana* (meditación), nuestra percepción consciente permanece interiorizada más tiempo, lo cual nos permite identificarnos más con la Divinidad, hasta el punto de que, incluso al acabar con la meditación «propiamente dicha», hay una parte de nosotras que queda interiorizada de forma permanente. *Dhiana* nos proyecta la consciencia hacia el vasto océano de la Divinidad al tiempo que engatusa a unos pensamientos y emociones cada vez menos resistentes para que fluyan hacia sus orígenes. Esta experiencia dinámica de la meditación rebosa por todas partes e influye sobre todos los aspectos de nuestra vida. El aura (cuerpo de prana) se nos llena de luz gracias a esta energía dinámica e infunde magnetismo y resplandor a nuestra personalidad. A medida que dicha fuerza se vuelve más profunda, la gente se siente atraída a ti, porque tu alegría, tu inmensa energía y tu felicidad les resultan contagiosas. Esa fuente inagotable a la que acabas de acceder incrementan tu paz y fuerza interiores. Ahora comprendes las situaciones desagradables que antes evitabas y, en algunos casos, te parece bien que sucedan. Ahora te das cuenta de que todas las cosas tienen su propósito, aunque a veces no consigamos verlo. Tu corazón, que ahora está abierto y rebosa de amor, se siente capaz de acoger a personas que antes te resultaban extrañas o sentías lejanas. Has desarrollado una perspectiva de vida completamente nueva.

Cuando la consciencia fluye hacia dentro de forma ininterrumpida, es dhiana *(meditación).*

EXPERIENCIA DEL ESTADO
DE MEDITACIÓN *(DHIANA)*

Siéntate cómodamente, relaja el cuerpo y la respiración, y deja que los sentidos se enfoquen en tu interior. Concentra la percepción consciente en el entrecejo, el tercer ojo.

Al sentir la quietud de tu interior, fíjate en el sonido que hace la respiración al entrar en el cuerpo, como susurrando el sonido «so». Escucha el sonido de la respiración al salir del cuerpo, «ham». «So-ham. So-ham».

Acompasado con la respiración, repite mentalmente el sonido «so» al inspirar y el sonido «ham» al espirar. (Esto se llama yapa, *repetir un* mantra*).*

«So-ham»; «so-ham»; «so-ham». (Esto sirve para invocar la vibración de «yo soy»).

Presta atención al susurro del ritmo de la vida al entrar y salir fluidamente del cuerpo. Constituye una afirmación tanto de la naturaleza («so») como del espíritu («ham»), la cual, al reconocer esos dos aspectos que viven en nosotras en total armonía, nos conduce hacia la luz interior.

«So-ham»; «so-ham»; «so-ham»; «so-ham»; «so-ham»; «so-ham»; «so-ham».

Sigue escuchando esta delicada repetición interior de este mantra *durante diez minutos o más.*

Al cabo de un rato, deja que el mantra «so-ham» *se repita por sí solo (ayapa). «So-ham» te conducirá al lugar en el que el cuerpo, la mente y la respiración se fusionan con la Divinidad.*

III.3 *Al fusionarse la consciencia individual con la divina, se desvanece el espejismo de la separación. Esto es* samadhi.

No existe lenguaje alguno capaz de describir el mundo al que viajamos durante el *samadhi* (unión con la Consciencia divina). Es un estado más allá de cualquier descripción, que sólo puede experimentarse.

Si tiramos un puñado de azúcar en una jarra de agua, *da la impresión* de que desaparece el azúcar, pero aunque no consigamos *verlo,* si *probamos* el agua, el dulzor nos permite reconocer que el azúcar sigue ahí. Pero como el azúcar se ha diluido completamente en el agua, la fusión de los dos ha creado una expresión nueva y ya resulta imposible separarlos.

El ejemplo del azúcar disuelto en el agua resulta similar a cuando la totalidad de nuestra consciencia individual se fusiona con la Divinidad. Cuando la consciencia se reunifica en el *samadhi,* a diferencia de lo que sucede durante *dhárana* (contemplación) o *dhiana* (meditación), desaparece cualquier distinción entre la consciencia individual *(chitta)* y la Consciencia eterna *(chit).*

Intentar comprender qué es el *samadhi* (unión con la Conciencia divina) antes de experimentarlo es como intentar comprender qué se siente al enamorarnos sin habernos enamorado nunca antes. Si una niña le pregunta a su madre qué se siente al estar enamorada, después de pensárselo un buen rato, puede que la madre le diga: «Es algo que no puede explicarse con palabras. No hay forma

346

de explicar la felicidad que se siente. ¡Sólo te puedo asegurar que lo sabrás cuando te pase!». Pues con el *samadhi* pasa lo mismo.

Las distintas etapas y grados de *samadhi* (unión con la Consciencia divina) se describen y definen en el libro I, capítulo 7, *sutras* 40-51. Como podemos recordar, algunos de dichos estados superiores tienen carácter temporal *(sabiya)* porque aún contienen semillas que pueden germinar. Aunque dichos estados son muy potentes, no lo son lo suficiente como para eliminar todas las semillas del *karma*, y aunque *parezca* que la mente y las emociones se nos han transformado por completo, dichas semillas tienen la capacidad de brotar cuando se dan las condiciones adecuadas. Así que es posible que vivamos una temporada en esos estados tan elevados, pero que, en un momento dado, quedemos otra vez relegadas a las órdenes de la mente y las emociones.

Al fusionarse la consciencia individual con la divina, se desvanece el espejismo de la separación. Esto es samadhi.

Esconder la rabia en una cueva

Hay un cuento maravilloso de una mujer que tenía un carácter insoportable y a la que todo le ponía de mal humor. Un día, para conseguir controlar ese problema, decidió retirarse a una cueva para dedicarse intensamente a las prácticas espirituales. Al cabo de diez años de no haber visto a ningún ser humano, estaba convencida de que había vencido a su mal humor.

Al emerger por fin de su cueva y estar a punto de adentrarse de nuevo en el mundo, se agolpó ante ella una multitud de personas que se sintieron atraídas por su radiante energía espiritual y que, como la conocían ya de antes, querían ver en qué había cambiado.

«¿Qué tal te ha ido?», le preguntó una de dichas personas. «¿Te has enfadado alguna vez?», le preguntó otra.

«Durante todo este tiempo, no me he puesto de mal humor ni una sola vez», respondió ella, orgullosa de sí misma.

«Pues me cuesta creer que no te hayas enfadado ni una sola vez, con la cantidad de rabia que tenías antes acumulada», le reprendió una mujer

«Pues no, ni tan siquiera *una sola vez*», siguió afirmando la ermitaña.

«¿Me quieres hacer creer que no te enfadabas si se te metía algún animal en la cueva mientras estabas meditando? ¡Eso no me lo creo!», le dijo la mujer, insistiendo en su incredulidad.

«¡Pero mira que eres *pesada!* ¡Te acabo de decir que NADA ME HA ALTERADO LA PAZ Y QUE NUNCA ME HE ENFADADO! ¡Así que, ahora, lárgate y déjame en paz!».

Si las semillas siguen siendo fértiles, pueden brotar en cualquier momento. En cambio, en los estados más profundos de *samadhi,* la consciencia está para siempre unida con la Divinidad y ya no queda ni la más mínima semilla capaz de germinar.

En el caso de la persona que vive en ese estado tan exaltado, cualquier otra identidad anterior –mujer, hombre, médico, enfermera, madre, padre, judío, cristiano, hinduista, musulmán– se disuelve en la unicidad, y aunque siga cuidando y valorando el cuerpo, la mente y las emociones como herramientas para vivir en este mundo físico, se identifica menos con ellos. Puede que, entonces, pierda todo interés por cualquier cosa que tenga que ver con el mundo físico, incluso por la comida, la vivienda y hasta por las relaciones. Su existencia terrenal pende únicamente de un fino hilo porque su identidad se ha fusionado con su naturaleza divina, con la omnipresente luz interior. Tal y como lo describen los santos y los sabios, *samadhi* es una realidad completamente distinta de lo que podamos experimentar en nuestro día a día.

La consciencia que se nos manifiesta como resultado del *samadhi* nos induce a servir al mundo desde ese fructífero nivel de comprensión. Una vez que prende en nosotras la llama de la Consciencia divina, nuestra visión del servicio a los demás se transforma por completo y, gracias a la pureza de nuestra mente y nuestro corazón, nuestras vibraciones espirituales se extienden hasta el infinito para infundir paz en miles de seres, porque todo lo que hacemos, desde ahora, es el resultado de nuestro conocimiento de la unidad.

Sea cual sea el nivel de *samadhi* que experimentemos, nuestra concepción de la vida cambia para siempre porque, al experimentar la Divinidad, nuestra memoria se vuelve completamente clara al saber, sin la más mínima duda, quiénes somos. Nos hemos enamorado de nuestro Ser divino.

Al fusionarse la consciencia individual con la divina, se desvanece el espejismo de la separación. Esto es samadhi.

CÓMO EXPERIMENTAR LA TRANSICIÓN FLUIDA DE *DHÁRANA* (CONTEMPLACIÓN) A *SAMADHI* (UNIÓN CON LA CONSCIENCIA DIVINA) PASANDO POR *DHIANA* (MEDITACIÓN)

(Nota: Este apartado sólo busca aclarar la correlación que existe entre *dhárana* [contemplación], *dhiana* [meditación] y *samadhi* [unión con la Consciencia divina] y cómo se transita fluidamente del uno al otro. Como ya hemos mencionado anteriormente, no se trata de prácticas propiamente dichas, sino de una sucesión de «estados» internos que se produce como resultado de la vida consciente y de las prácticas que los preceden. Cuando dichos estados se manifiestan al convertir la intención de «conseguir» algo en una «existencia» que tiene lugar de forma fácil y natural, es indicativo de haber recibido la gracia).

Siéntate en una postura que te resulte cómoda y relajada, con la base de la espina dorsal vertical con respecto al suelo y la coronilla bien estirada hacia arriba, hacia el cielo.

Para hacer tu dhárana *(contemplación), escoge algo que te resulte atractivo, alguna cosa o persona por la que tu corazón se sienta atraído. Puede ser una foto de tu pareja, de un hijo o hija tuya, de tu padre o tu madre, de alguna persona amiga, o de cualquier cosa que a ti te transmita la esencia de la Divinidad como, por ejemplo, una estatuilla, un dibujo o una foto. Sirve cualquier cosa mientras sea algo que te impulse a avanzar hacia un amor incondicional.*

Empieza a fijarte en todas las cualidades de ese objeto que te aporten tus órganos de los sentidos, ya sea a nivel interno o externo.

¿Qué ves? ¿Belleza, gracia, colores, tonalidades, formas?

¿Qué te transmite el tacto? ¿Es suave, liso, redondeado, sensual, sólido?

¿Qué oyes? ¿Es algo suave o fuerte, atractivo, fascinante?

¿Qué aroma te transmite? ¿Es dulce, fresco, femenino, maculino, floral, celestial?

¿Participa también tu sentido del gusto, con un beso quizás?

Cuando notas la presencia de ese objeto de tu devoción, ¿te sientes en paz, feliz, alegre, cariñosa?

Permite que se te cierren los ojos y déjate llevar por todas esas experiencias sensoriales que tienes ahora en lo más profundo de la mente y el corazón. Únete por completo a esa persona u objeto divino y envuélvelo en un sentimiento de amor infinito.

Esa experiencia te introducirá al estado de dhárana *(contemplación).*

Si notas que se te dispersa la atención y el corazón deja de concentrarse en tu objeto de adoración, recupera esos pensamientos y sentimientos volviendo a mirar al objeto delante de ti o a dibujar de nuevo una clara imagen interior, involucrando todos los sentidos.

El estado de dhárana (contemplación) solo puede mantenerse mientras estamos totalmente presentes.

Pasado cierto tiempo (minutos, horas, días, semanas, quizás meses o más), empiezan a difuminarse las percepciones sensoriales, va disminuyendo la identificación con el objeto y sus cualidades y, al mismo tiempo, emerge una sensación de amor.

Eso quiere decir que dhárana (contemplación) se ha transformado en dhiana (meditación).

Al sumergirnos en dhiana (meditación), nuestro objeto de devoción nos revela toda su esencia, amor universal. Al revelársenos este conocimiento, ya no nos cuesta ningún esfuerzo enfocarnos hacia dentro.

Mantente en este nivel de dhiana (meditación) para que vaya floreciendo todo el amor universal que contenga tu corazón.

Ahora ya puedes atravesar con facilidad el umbral que conduce al samadhi (unión con la Consciencia divina), porque desaparece cualquier rastro de pensamientos, sentimientos o sensaciones sensoriales provenientes del exterior, y lo único que experimentas es inmenso amor.

Al entrar en samadhi, se te transforma toda la realidad y te inunda un amor universal por todo y por todos.

III.4 *Cuando* dhárana *(contemplación),* dhiana *(meditación) y* samadhi *(unión con la Consciencia divina) se convierten en un proceso fluido y único, se denomina* samiama *(fusión).*

III.5 *Mediante el* samiama, *la consciencia individual y la divina se fusionan de nuevo sin esfuerzo alguno.*

Samiama (fusión) tiene lugar cuando se integran *dhárana, dhiana* y *samadhi. Samiama* comienza al enfocarnos en un objetivo (*dhárana,* contemplación), del que somos conscientes que es algo distinto a nosotras. Entonces, sin esfuerzo alguno, *dhárana* se desliza hacia *dhiana* (meditación), que es cuando se mantiene un flujo ininterrumpido de consciencia que nos sirve para identificarnos con la esencia divina de todo. Al sumergirnos por completo en dicha esencia, nuestra consciencia individual se fusiona con la Consciencia divina en el *samadhi* (unión con la Consciencia divina).

En *samiama* (fusión), estos tres aspectos no se perciben de forma individual, sino como un único fluir continuo de conciencia, sin interrupciones ni esfuerzos, porque cualquier esfuerzo nos devolvería de inmediato al ámbito de los pensamientos y las emociones. Puede tardarse años de persistente práctica y purificación para conseguir alcanzar el *samiama* (fusión).

Pero el *samiama* se puede producir en cualquier aspecto de la vida, tanto espiritual como científico. De hecho, muchos grandes descubrimientos se han producido gracias al *samiama.*

Si recordamos la anécdota del gran Albert Einstein que describimos en el *sutra* I.43, podemos ver que experimentó *samadhi* con la luz. Primero hizo contemplación *(dhárana)* sobre ella y, al desarrollar una mayor percepción consciente de ella, entró en meditación *(dhiana)* sobre la luz. Dichas tres etapas se le produjeron secuencialmente y se fusionaron en el *samadhi,* lo cual, al producirse de forma fluida y sin interrupciones, se convirtió en *samiama.*

Por eso, Einstein declaró, con toda humildad: «Yo no he descubierto la luz, sino que he meditado en ella *[dhiana]* hasta que se me reveló *[samadhi]*».

Gracias a que el uso de dichas cualidades hace que se vayan expandiendo por todas partes, se mejora la calidad de vida de todo el mundo.

Cuando dhárana *(contemplación),* dhiana *(meditación) y* samadhi *(unión con la Consciencia divina) se convierten en un proceso fluido y único, se denomina* samiama *(fusión).*

Mediante el samiama, *la consciencia individual y la divina se fusionan de nuevo sin esfuerzo alguno.*

Capítulo 2

Beneficios del *samiama*

Continuando con nuestra exploración del *samiama*, vamos a ahondar en el poder que poseen las tres facetas sutiles del *ashtanga –dhárana, dhiana* y *samadhi–* al fusionarse sin interrupción alguna, porque nos conducen a la puerta que da acceso a los famosos *siddhis*.

*Las introspecciones y la sabiduría que se obtienen mediante
el* samiama *mejoran todos los aspectos de la vida.*

Las tres facetas que conforman el samiama *(dhárana, dhiana
y samadhi) son más sutiles que las cinco anteriores.*

Pero incluso estas tres facetas del samiama *(dhárana, dhiana
y samadhi) resultan superficiales después de experimentar* nirbiya
samadhi *(samadhi sin semillas).*

*Al observar, sin ejercer ningún control, los instantes de silencio
que tienen lugar entre los pensamientos y sentimientos
que van brotando, la consciencia se transforma y se expande*
(nirodha parinama).

*Al mantenerse dicha transformación de la consciencia
(nirodha parinama), se experimenta una profunda paz.*

*Es entonces cuando se calman las fluctuaciones de la consciencia
y el samadhi (samadhi parinama) se convierte en un estado
permanente de existencia.*

*Desde ahí, cualquier pensamiento y sentimiento, sin excepción,
fluye hacia una conciencia cautivada (ekágrata parinama).*

*Las tres fases del samiama hacen que se transformen todos los
elementos naturales, así como los pensamientos, los sentimientos
y los sentidos, lo cual apuntala y expande el estado elevado
de consciencia.*

**III.6 *Las introspecciones y la sabiduría que se obtienen
mediante el* samiama *mejoran todos los aspectos de
la vida.***

Al pasar, con total fluidez, de *dhárana* a *dhiana*, se nos transforma
la consciencia y nos transporta al umbral del *samadhi*. Pero cuando los tres se fusionan, se suman sus atributos y, juntos, conforman el *samiama:* el camino hacia los *siddhis* y los niveles más
elevados de consciencia.

Se nos advierte encarecidamente que no nos saltemos ninguno de
los tres estadios, aunque la mente intente convencernos de que tenemos un nivel más avanzado del que realmente tenemos. Mantener
esta secuencia tal y como es y practicarla con regularidad es la forma segura de obtener importantes introspecciones y alcanzar conocimiento, gracias a lo cual nuestra vida se expande a todos los niveles y nuestra visión asciende al nivel trascendental del Ser divino.

***Las introspecciones y la sabiduría que se obtienen mediante el
samiama mejoran todos los aspectos de la vida.***

III.7 *Las tres facetas que conforman el* samiama (dhárana, dhiana *y* samadhi) *son más sutiles que las cinco anteriores.*

Al fusionarse todas en *samiama,* las tres sutiles facetas *(dhárana, dhiana y samadhi)* crean una energía dinámica que nos succiona hacia dentro para reunirnos con nuestro Ser divino, asentado en el corazón.

Las cinco primeras facetas del *ashtanga yoga,* el camino de las ocho facetas, nos aportan equilibrio entre el cuerpo, la mente y los sentidos, lo cual nos facilita ampliamente la transición hacia los niveles interiores. Las dos primeras facetas, *iama* y *niama,* nos sirven para purificarnos y sacar a la luz nuestra verdadera naturaleza. *Ásana,* la tercera faceta, se encarga de que el cuerpo físico se sienta cómodo y en paz. La cuarta, *pranaiama,* potencia y canaliza la fuerza vital. La quinta, *pratiahara,* calma los sentidos y los reorienta hacia el interior.

Así como con estas cinco primeras facetas hay que *hacer* algo para desarrollar su potencial, *dhárana, dhiana* y *samadhi* representan un estado interior más meditativo, enfocado en nuestro mundo interior.

Las tres facetas que conforman el samiama (dhárana, dhiana *y* samadhi) *son más sutiles que las cinco anteriores.*

III.8 *Pero incluso estas tres facetas del* samiama (dhárana, dhiana *y* samadhi) *resultan superficiales después de experimentar* nirbiya samadhi *(samadhi sin semillas).*

Con cada escalón que subimos en nuestra evolución, nos damos cuenta de que alcanzamos un nivel de consciencia superior al anterior. Podríamos compararlo con *ver* la luz, *experimentar* la luz y *ser* la luz. Esta secuencia de experiencias nos permite palpar el origen al fundirnos en la luz.

Para quien tiene la bendición de alcanzar el *nirbiya samadhi* (sin semillas), todos los aspectos de *dhárana* y *dhiana* le resultan ajenos; aunque esto también se siente en la mayoría de los estados de *samadhi* con semilla, incluido el *sabiya samadhi,* los cuales son unos niveles de *samadhi* que nos permiten disfrutar de ese estado tan exaltado de forma temporal. Pero hasta que no quedemos completamente establecidas en *nirbiya samadhi,* nos será imposible alcanzar la unión absoluta y total con el Ser divino.

Pero incluso estas tres facetas del samiama *(dhárana, dhiana y* samadhi) *resultan superficiales después de experimentar* nirbiya samadhi (samadhi *sin semillas).*

III.9 *Al observar, sin ejercer ningún control, los instantes de silencio que tienen lugar entre los pensamientos y sentimientos que van brotando, la consciencia se transforma y se expande* (nirodha parinama).

Una minuciosa observación nos permite darnos cuenta de que hay un instante de pausa entre cada pensamiento y sentimiento, el cual se va alargando con la práctica de *dhárana* o *dhiana,* y cuando conseguimos mantenernos en él, se nos intensifica la sensación de quietud, lo cual nos conduce al *nirodha parinama,* el estado en el que el objeto que hemos escogido deja de cautivarnos y nos sumimos en un estado dinámico de reflexión interior.

Esto se asemeja a los tres segmentos de la respiración: inspirar, espirar y retener el aire. A medida que acumulamos experiencia en la práctica del *pranaiama,* se van alargando los espacios entre la inspiración y la espiración, y entre la espiración y la inspiración, lo cual se traduce en una profunda sensación de paz. Dado que la respiración está conectada con la mente, cuando se produce dicho efecto, los espacios entre pensamiento y pensamiento también se van agrandando y en esa profunda quietud es donde se expande y transforma la consciencia.

Al observar, sin ejercer ningún control, los instantes de silencio que tienen lugar entre los pensamientos y sentimientos que van brotando, la consciencia se transforma y se expande (nirodha parinama).

CÓMO EXPERIMENTAR EL ESPACIO ENTRE RESPIRACIONES

Siéntate en una posición que te resulte cómoda, en la que puedas mantener la columna vertebral recta pero relajada.

Inspira profundamente y mantén el aire dentro.

Observa cómo aumenta la separación entre los pensamientos al retener la respiración.

Al prolongar las pausas entre respiraciones, crecen también los momentos de quietud.

Lenta y suavemente, espira y haz una pequeña pausa durante ese instante en el que cesa la respiración.

Al volver a inspirar, observa si notas que se alarga la separación entre las respiraciones.

¿Crees que se espacian más? ¿Sientes más silencio?

Inspira. Retén el aire. Observa las pausas entre los pensamientos.

Espira. Retén. Observa.

Vuelve a respirar con normalidad. Quédate tranquila y en silencio un momento o más tiempo.

Cuanto más hagas este ejercicio, más fácil te resultará establecerte en el silencio.

III.10 *Al mantenerse dicha transformación de la consciencia* (nirodha parinama), *se experimenta una profunda paz.*

Cuando la conciencia se nos ha transformado hasta tal punto que *ningún* objeto externo nos resulta lo suficientemente sutil como para usarlo para hacer *dhárana* o *dhiana*, es la consciencia misma la que se convierte en nuestro punto de enfoque, porque adquiere la capacidad de aquietar sus propias fluctuaciones, lo cual se consigue al observar las cada vez menores fluctuaciones de la consciencia a medida que se va asentando en la ecuanimidad. Entonces, esa profunda quietud se expande y se extiende por todos los mundos interiores, los cuales carecen de fronteras. Al enfocar la conciencia en el espacio *entre* las fluctuaciones en lugar de dejar que sea arrastrada por ellos, que es lo que solemos hacer, nos encontramos inmersas en un santuario de serenidad.

Muchas personas se empeñan en impedir que les vengan «otros» pensamientos o sentimientos, o en intentar inhibirlos de alguna forma, algo que hasta los grandes maestros y los textos especializados recomiendan no hacer, porque es mejor concentrar toda nuestra atención en nuestro principal punto de enfoque y, de esta forma, desaparecen todos los otros pensamientos. Cuando intentamos *no* hacer algo, suele costarnos más energía que si nos enfocamos en lo que *sí* queremos hacer.

Si juntamos dos tiestos, con sus correspondientes plantas, idénticas e igual de sanas, basta con que sólo reguemos y cuidemos una para que la otra se seque. No hace falta que nos esforcemos en matarla. Basta con no hacerle caso. Pues lo mismo sucede con los pensamientos y sentimientos: cuida bien de los que quieres tener y deja que los otros se sequen por sí solos.

Al mantenerse dicha transformación de la consciencia (nirodha parinama), *se experimenta una profunda paz.*

III.11 *Es entonces cuando se calman las fluctuaciones de la consciencia y el* **samadhi** (samadhi parinama) *se convierte en un estado permanente de existencia.*

III.12 *Desde ahí, cualquier pensamiento y sentimiento, sin excepción, fluye hacia una conciencia cautivada* (ekágrata parinama).

Todas sabemos lo que es quedarnos embelesadas ante un atardecer espectacular, una melodía evocadora o la sonrisa de un bebé. Estos dos *sutras* indican que dichas experiencias también se producen a nivel sutil, al alcanzarse los estados de *samadhi,* con la única diferencia de que, en este caso, no es un objeto externo el que nos fascina, sino la magnificencia de nuestra verdadera esencia la que nos atrae hacia dentro. Los sonidos, visiones y sensaciones que percibimos en nuestro interior nos embelesan y se esfuman justo en el momento en que nos fusionamos con nuestro Ser divino.

Es entonces cuando se calman las fluctuaciones de la consciencia y el **samadhi** (samadhi parinama) *se convierte en un estado permanente de existencia.*

Desde ahí, cualquier pensamiento y sentimiento, sin excepción, fluye hacia una conciencia cautivada (ekágrata parinama).

CÓMO CAUTIVAR NUESTRA ATENCIÓN

(Nota importante: Aunque es imposible hacer un ejercicio de atención cautivada, porque hay que entrar en *samadhi* para cautivarla por completo, el siguiente ejercicio puede servirnos para obtener un efecto similar sobre los pensamientos y sentimientos comunes).

Escoge algún objeto externo que tenga un efecto hipnotizante sobre tu cuerpo, mente, emociones y sentidos.

Puede ser una visión arrebatadora de un atardecer o un amanecer, o una pieza musical que te transporte, o el aroma embriagador de una flor; cualquier cosa que te resulte completamente fuera de lo común.

Empieza a enfocar toda la atención en dicho objeto.

Mantente enfocada en esa sensación para que la vibración del objeto te tranquilice el cuerpo y te succione hacia adentro para calmarte la mente y las emociones.

Puede que percibas un resplandor en tu interior semejante a la luz del Sol de ese atardecer o amanecer; o que esa composición musical haga que reverberen todas y cada una de las células de tu cuerpo.

Manténte en esa sensación todo el tiempo que puedas.

Cuando te sientas preparada, respira hondo unas pocas veces y, lentamente, abre los ojos y sé consciente de tu presencia.

Permite que se mantenga esa sublime sensación en tu interior mientras realizas tus tareas cotidianas.

Repite este ejercicio con frecuencia para que se active esa parte de tu conciencia que anhela experimentar la unicidad.

III.13 *Las tres fases del* samiama *hacen que se transformen todos los elementos naturales, así como los pensamientos, los sentimientos y los sentidos, lo cual apuntala y expande el estado elevado de consciencia.*

Al avanzar, de forma natural, nuestra experiencia del *samiama*, nos establecemos en un elevado estado de consciencia que se convierte en nuestra realidad y se superpone a cualquier tipo de sensación, independientemente de que provenga del cuerpo, de la mente, de las emociones o de los elementos naturales. Esto nos sirve para vivir eternamente en la paz de nuestra naturaleza divina.

Para empezar a meditar, el primer paso consiste en escoger un objeto que nos induzca un estado de meditación que nos cautive la mente y el corazón, y lo más recomendable es que empecemos por enfocar toda nuestra atención en él. Pero como al iniciar nuestra práctica nos suele costar concentrar la atención, normalmente se nos escapa la esencia de dicho objeto sagrado y nos quedamos en el nivel superficial de su aspecto físico, lo cual tienta aún más a la mente, ya de por sí activa, a mantenerse enfocada en las cosas corrientes en lugar de profundizar en nuestro interior para descubrir lo que las trasciende.

Al ir acostumbrándonos a permanecer en estos estados de consciencia tan refinados, debemos tener tanto la perspicacia como el valor de avanzar siempre hacia la etapa siguiente de nuestra búsqueda, porque éste es justamente el momento crucial en el que tendremos que desprendernos hasta de nuestra queridísima técnica de meditación. Las prácticas son vehículos que nos sirven para cruzar el aparentemente interminable puente entre la consciencia individual y la Consciencia divina. Para adentrarnos en esos estados tan exaltados, no podemos llevar ninguna carga. Es algo que les resulta difícil a muchas experimentadas practicantes de meditación, porque nos apegamos a nuestras oraciones, mantras, escrituras, etcétera. Pero para poder sumirnos en el estado de *samadhi,* más allá de cualquier palabra u objeto, tenemos que despojarnos de todo.

Mi maestro, Sri Suami Satchidánandayi, contaba a menudo la historia de un zorro que estaba plagado de pulgas, y como le era imposible quitárselas de su espejo pelaje, necesitaba encontrar alguna solución creativa. El zorro caminó hacia el río, cogió con la boca un palo bien largo y, con paso lento pero decidido, se adentró en el agua.

Al notar cómo subía el nivel del agua, para no ahogarse, las pulgas empezaron a trepar cada vez más arriba del cuerpo del zorro, amontonándose primero en los hombros y después en el cuello, hasta llegar finalmente a la mandíbula. Al darse cuenta de que estaba a punto de solucionar su problema, el zorro encogió las patas y sumergió todo el cuerpo en el agua. Como lo único que quedaba al aire era el palo, todas las pulgas saltaron a él, pensando que allí estarían a salvo, pero el zorro, al notar que ya no tenía ninguna en su pelaje, hundió el palo en el agua y, libre de esos bichos que tanto le molestaban, regresó a la tranquilidad de la orilla con una gran sensación de liberación.

Pues eso es lo que nos pasa cuando nos encontramos a las puertas de los niveles superiores de consciencia: que tenemos que despojarnos de todo lo bueno, lo malo y lo neutral.

Las tres fases del samiama *hacen que se transformen todos los elementos naturales, así como los pensamientos, los sentimientos y los sentidos, lo cual apuntala y expande el estado elevado de consciencia.*

CAPÍTULO 3

Manifestación de la energía

En este capítulo se exponen en detalle los *siddhis* o poderes y rápidamente se comprende que son algo que supera cualquier capacidad intelectual de la mente. No se describen los ejercicios con la intención de invocar los *siddhis*, sino, más bien, con la de alcanzar una mayor comprensión y concienciación de las infinitas posibilidades que existen.

Cualquier objeto que contenga los atributos externos de la naturaleza (gunas) está sujeto a un cambio permanente, lo cual revela el pasado, el presente o lo que aún esté por manifestarse.

La progresión de dichos atributos de la naturaleza es la causa de los permanentes cambios que se producen en nuestra constante evolución.

Al hacer samiama en el paso del tiempo surge el conocimiento del pasado y del futuro.

Se suele confundir a la palabra con su significado y con la idea que conlleva, porque se superponen entre sí.

Al hacer samiama en una palabra o sonido,
se revela el conocimiento de su significado.

Al hacer samiama en las impresiones del pasado,
se nos otorga el conocimiento de vidas pasadas.

Con una consciencia completamente pura se obtiene
la capacidad de comprender la naturaleza de nuestra
propia mente y de la de los demás.

Al comprender la naturaleza de los pensamientos y sentimientos de
otra persona, percibimos su contenido y los motivos que esconden.

Al hacer samiama en el cuerpo sutil, se desarrolla la capacidad
de interceptar la luz que emana del cuerpo antes de que llegue a los
ojos del que lo mira. Así es como el cuerpo del yogui se vuelve
invisible.

De la misma manera que se describe en el sutra anterior, es posible
interceptar la manifestación externa de los sentidos del olfato, el
gusto, el oído y el tacto, de tal forma que se vuelven indetectables
para los demás.

Al hacer samiama sobre dos aspectos del karma (instantáneo
y retardado), se nos revela el resultado de nuestras acciones
así como el momento en que moriremos.

Al hacer samiama sobre la amabilidad y otras cualidades honestas,
desarrollamos la capacidad de transmitírselas a los demás.

Al hacer samiama sobre la fuerza, experimentamos
el vigor de los elefantes.

Al hacer samiama sobre la luz interior del corazón, se obtienen
poderes de percepción muy refinada.

III.14 *Cualquier objeto que contenga los atributos externos de la naturaleza* (gunas) *está sujeto a un cambio permanente, lo cual revela el pasado, el presente o lo que aún esté por manifestarse.*

III.15 *La progresión de dichos atributos de la naturaleza es la causa de los permanentes cambios que se producen en nuestra constante evolución.*

III.16 *Al hacer* samiama *en el paso del tiempo surge el conocimiento del pasado y del futuro.*

De nuevo nos encontramos con el concepto de *triguna,* los tres atributos de la naturaleza: *sattva* o equilibrio; *rayas* o actividad; y *tamas* o inacción *(véase* el libro I, capítulo 1, apartado «Los tres *gunas* (aspectos de la naturaleza) – Maestros de la humildad»). Hay que recordar que los *gunas* están presentes, aunque en distintas proporciones, en toda la naturaleza, según cuál sea el objeto, incluidos nuestro cuerpo y nuestra mente. En estos *sutras* se describen los efectos del constante cambio de los *gunas* a lo largo del concepto del tiempo.

Dado que los tres *gunas* fluctúan constantemente, todos los objetos se ven afectados por ellos y los mantienen en un estado de cambio continuo. Según se manifiesten los *gunas,* pueden hacer que nuestra evolución hacia la armonía y la unicidad se acelere o se vea obstaculizada.

Al hacer *samiama* sobre el paso del tiempo, podemos equilibrar los *gunas* y comprender el impacto que tendrá nuestro pasado sobre nuestro futuro.

Cualquier objeto que contenga los atributos externos de la naturaleza (gunas) *está sujeto a un cambio permanente, lo cual revela el pasado, el presente o lo que aún esté por manifestarse.*

La progresión de dichos atributos de la naturaleza es la causa de los permanentes cambios que se producen en nuestra constante evolución.

Al hacer samiama *en el paso del tiempo surge el conocimiento del pasado y del futuro.*

CÓMO EXPERIMENTAR
EL PASADO Y EL FUTURO

Siéntate en una postura que te sientas cómoda y relajada.

Haz unas cuantas inspiraciones profundas, espirando lentamente.

Empieza a recordar algo que te haya sucedido en el pasado.

Rememora todos los detalles del momento, incluso con quién estabas, qué llevabas puesto y de qué hablabais.

Ahora, visualiza un momento de características similares que sucederá en el futuro.

Pueden ser cosas como que hayas quedado con una amiga, que tengas una reunión de trabajo, que te vayas de vacaciones; cualquier cosa que repita las mismas características del momento pasado.

Divide la pantalla de tu mente en dos partes y fíjate en el momento del pasado en un lado y en el del futuro en el otro.

Sé consciente de que tú, como observadora, estás en medio de ambos momentos y de que existes en el momento presente.

Mentalmente, toma nota de cualquier acción que te gustaría proyectar hacia el momento futuro así como cualquier otra que prefieras dejar en el pasado.

Cuando tenemos los gunas *equilibrados, podemos tanto contemplar como influir sobre el pasado y el futuro.*

III.17 *Se suele confundir una palabra con su significado y con la idea que conlleva, porque se superponen entre sí. Al hacer* samiama *en una palabra o sonido, se revela el conocimiento de su significado.*

Esto se convierte en un aspecto muy importante, tanto a nivel mundano como espiritual, porque nos capacita para intuir y comprender lo que una persona nos está diciendo realmente en lugar de creernos sus palabras a pies juntillas. A muchas personas les cuesta mucho expresar con palabras sencillas lo que sienten y piensan. De hecho, muchas veces decimos: «Es que no sé cómo expresar con palabras lo que pienso» y, sobre todo, cuando queremos expresar sentimientos profundos.

Aunque quizás algunas personas consideren que esto va de algo tan poco corriente como poder *leer la mente* de los demás, en realidad se trata de algo mucho más corriente de lo que nos podemos imaginar. Por ejemplo, nada más ver a la persona con la que hemos quedado, su postura corporal, así como encogida, nos indica que se siente un poco triste; o quizás le notemos en la cara que está intentando reprimir alguna fuerte emoción. Sin embargo, al llegar y decir: «¡Hola! ¿Qué tal?», nos constesta: «Bien, bien. Gracias».

Aunque nos quieren hacer creer que están bien, la energía que transmiten no se corresponde con lo que nos dicen. En cambio, si nos recibieran con una postura y una sonrisa abiertas, sí que coincidiría su lenguaje corporal con su respuesta oral.

Esto era algo que notaba muy a menudo cuando trabajaba con personas con enfermedades graves. Al hacerles la típica pregunta: «¿Qué tal te encuentras hoy?», muchas veces me contestaban automáticamente: «Bien», pero si me fijaba bien en ellos, lo que yo percibía era algo completamente distinto. Si, entonces, les preguntaba: «*¿De verdad* estás bien?», casi siempre me contestaban honestamente y, con lágrimas en los ojos, me preguntaban: «¿Por qué todo el mundo me cree cuando les digo que me siento bien pero *tú,* en cambio, es como si vieras en el fondo de mi corazón? ¡Pues la verdad es que tengo muchos dolores, pero intento que no se note, aunque contigo veo que eso no funciona!». Cuando conseguimos acceder a lo más profundo del alma de otra persona, ¿es gracias a un *siddhi* fantástico o es el resultado de que tenemos un corazón muy sensible? ¿O quizás es ambas cosas al mismo tiempo?

Al alcanzar el estado de *samiama,* se nos activa el discernimiento y descubrimos el auténtico significado de la palabra y su sonido.

Se suele confundir una palabra con su significado y con la idea que conlleva porque se superponen entre sí. Al hacer samiama *en una palabra o sonido, se revela el conocimiento de su significado.*

CÓMO EXPERIMENTAR EL AUTÉNTICO SIGNIFICADO QUE SE OCULTA TRAS UNA PALABRA O UN SONIDO

La próxima vez que estés charlando con algún conocido o con un/a amigo/a, fíjate, sin prejuzgarlos, si lo que te están diciendo coincide con la vibración que te transmiten.

Si tu amiga te dice: «Estoy contenta», ¿tiene aspecto de estarlo?

¿Transmite esa felicidad su postura corporal? ¿Y su voz también?

Puede que, al principio, te cueste corroborar lo que te dicen con lo que manifiestan en lenguaje no verbal.

Si lo crees apropiado, pregúntales, muy amablemente, qué es lo que les hace tener esa postura corporal o esa expresión en la cara.

A veces, se resisten mucho a compartir lo que sienten realmente. Por lo tanto, abre un poco más tu corazón y camélalos un poco más para que te cuenten cómo se sienten realmente.

Cuanto más consigas refinar tu capacidad de observación, mejor podrás comprender el auténtico significado que se esconde tras una palabra o un sonido.

III.18 *Al hacer* samiama *en las impresiones del pasado, se nos otorga el conocimiento de vidas pasadas.*

III.19 *Con una consciencia completamente pura se obtiene la capacidad de comprender la naturaleza de nuestra propia mente y de la de los demás.*

III.20 *Al comprender la naturaleza de los pensamientos y sentimientos de otra persona, percibimos su contenido y los motivos que esconden.*

Todo lo que experimentamos comienza, primeramente, en forma de una fluctuación en *chitta*. A medida que van desapareciendo los rastros más burdos, se van refinando cada vez más, pero al seguir existiendo a nivel sutil, al regresar a la superficie, eso es lo que conocemos como «recuerdos». Al hacer *samiama* en dichos rastros del pasado, se recuerdan las vidas pasadas.

Este *sutra* nos describe el poder de la *clarividencia* o capacidad de ver lo que no puede verse con los medios de visión normales, y nos adentramos en los mecanismos más profundos de la mente, los cuales superan nuestra capacidad normal de comprensión, hasta acceder al lugar donde se nos revela lo que está oculto. Dicha *clarividencia* o capacidad de ver lo que permanece invisible a un nivel normal de percepción visual puede también describirse como una forma de intuición.

Sin embargo, la intuición no es tan sólo *clarividencia*, sino que incluye toda una serie de *siddhis* como la *clariaudiencia,* ser *clarisintiente,* etcétera. La intuición es una cualidad que se manifiesta cuando, al expandírsenos el corazón, conseguimos traspasar los límites de las percepciones sensoriales corrientes y descubrir la verdadera esencia de las personas, los objetos y la vida.

Para muchas personas, poder leer la mente de los demás es un tipo de espectáculo que se ve en televisión, donde la persona que supuestamente las lee utiliza unos trucos para determinar las respuestas correctas. Pero una persona que realmente sea capaz de conocer la mente de los demás es un ser muy poco corriente, es un auténtico *siddha*.

Hay personas a las que este *siddhi* les viene dado de alguna vida anterior. También es frecuente que los niños y niñas, al conservar aún cierta pureza a nivel sensorial, sean capaces de percibir nuestra alma y encontrar respuestas y razones de determinadas cosas. En cambio, como personas adultas, al desconfiar de nuestras destrezas psíquicas hace que desaparezcan las pocas que nos queden. Sin embargo, al mantenernos constantes en nuestras prácticas espirituales, dichos *siddhis* se nos reactivan y refinan.

A nosotras nos es fácil comprender cómo encaja en estos *sutras* la intuición de una madre, porque nos surge una especie de *clarividencia* a través del vínculo que establecemos con nuestro/a hijo/a. Incluso puede hasta desesperarlos cuando se dan cuenta de que su madre sabe qué se traen entre manos aunque estén a varios kilómetros. Cuando dicha intuición se manifiesta a través del sentido de la vista es cuando se denomina *clarividencia*.

Al igual que sucede con todos los aspectos que queramos desarrollar, el hecho de utilizarla en nuestro día a día nos la refuerza y la hace más personal.

Al hacer samiama *en las impresiones del pasado, se nos otorga el conocimiento de vidas pasadas.*

Con una consciencia completamente pura se obtiene la capacidad de comprender la naturaleza de nuestra propia mente y de la de los demás.

Al comprender la naturaleza de los pensamientos y sentimientos de otra persona, percibimos su contenido y los motivos que esconden.

CÓMO EXPERIMENTAR LA CLARIVIDENCIA

Prueba esta técnica unas cuantas veces, con distintas personas, y observa si eres capaz de intuir los motivos sutiles de lo que piensan, dicen y sienten.

Siéntate con un/a amigo/a y empieza a «ver» qué aspecto o imagen te transmiten su cara y su cuerpo mientras estáis charlando de cosas sin importancia. ¿Consigues «ver» lo que te intentan expresar?

Al cabo de un rato, empieza a dirigir la conversación hacia algún tema más delicado o, incluso, incómodo.

Fíjate si les cambia la cara o su postura corporal al pasar de un tema sin mayor trascendencia a otro más espinoso.

Déjate sumir en un estado en el que «experimentes» en lugar de «pensar».

No hagas caso de tus propias opiniones y observa, en cambio, qué sensaciones producen en ti sus palabras y gestos.

Quizás notes una vibración sutil en el cuerpo o se te aparezca alguna imagen mental.

Dado que estás aprendiendo a desarrollar esta destreza, almacena, en el fondo de tu mente, cualquier observación al respecto en lugar de comentarla en voz alta.

Con el paso del tiempo, tu capacidad de clarividencia *se volverá más fuerte y precisa, y prevalecerá la verdad.*

III.21 *Al hacer* samiama *en el cuerpo sutil, se desarrolla la capacidad de interceptar la luz que emana del cuerpo antes de que llegue a los ojos del que lo mira. Así es como se vuelve invisible el cuerpo del yogui.*

III.22 *De la misma manera que se describe en el* sutra *anterior, es posible interceptar la manifestación externa de los sentidos del olfato, el gusto, el oído y el tacto, de tal forma que se vuelven indetectables para los demás.*

Imagínate ser capaz de estar en una habitación donde hay gente hablando pero que nadie puede verte. Esto puede implicar cosas interesantes.

Hace unos años, yo compartía clases con un maestro espiritual que era tremendamente tímido cuando no estaba frente al alumnado. Cuando entraba en el aula, era como si fuera invisible hasta que se subía al estrado, lo cual, a mí, me permitía seguir hablando sin ser interrumpida. Yo, en cambio, tenía la cualidad justamente opuesta, porque los/las alumnos/as me *notaban* nada más entrar yo en el edificio, lo cual les servía para prepararse para mi clase antes de que yo hiciera acto de presencia. Por eso, los dos nos reíamos de que él tenía el *siddhi* de la invisibilidad mientras que yo tenía el poder de hacerme notar aunque no estuviera allí físicamente. Dos *siddhis* con propósitos distintos, aunque ambos pueden resultarnos útiles.

Al hacer samiama *en el cuerpo sutil, se desarrolla la capacidad de interceptar la luz que emana del cuerpo antes de que llegue a los ojos del que lo mira. Así es como se vuelve invisible el cuerpo del yogui.*

De la misma manera que se acaba de describir en el sutra *anterior, es posible interceptar la manifestación externa de los sentidos del olfato, el gusto, el oído y el tacto, de tal forma que se vuelven indetectables para los demás.*

III.23 *Al hacer* samiama *sobre dos aspectos del karma (instantáneo y retardado), se nos revela el resultado de nuestras acciones así como el momento en que moriremos.*

Aunque *karma* significa «causa y efecto», el uso común de este concepto lo ha convertido en sinónimo de castigo y recompensa, hasta el punto de que muchos son los que creen que, ahí fuera, existe un ser igualitario repartiendo buen o mal karma según corresponda con las cosas que hagamos. Como, en algún momento, también flaqueamos las que siempre nos esforzamos por *ser buenas personas,* es entonces cuando nos imaginamos que hay un juez benevolente por ahí que se ocupa de las transgresiones que ha hecho otra persona mientras que a nosotras nos perdona –por esta vez–.

Karma, que significa «acción», también puede hacer referencia a la reacción que produce una acción, aunque las dos no tienen por qué ser siempre iguales u opuestas en intensidad, ya que la acción original a veces es más fuerte y, otras, menos. La reacción varía según la intensidad y lo alerta que podamos estar gracias a nuestras prácticas espirituales. Ésa es la razón por la que, a veces, resulta difícil formarse un juicio sobre cómo funciona el karma.

Aunque, en sus inicios, la mayoría de las religiones tradicionales incluían enseñanzas sobre el karma, generalmente han sido ocultadas por miedo a que sus seguidores las malinterpretaran. Sin embargo, por muy clandestinas que sean, resulta difícil no darnos cuenta de algunas de dichas enseñanzas. Por ejemplo, en el Nuevo Testamento hay una parábola en la que se le pregunta a un sabio por qué razón ha nacido ciego un niño: «¿De quién es la culpa de que haya nacido ciego? ¿Del niño o del padre?».

Interesante pregunta para una religión que afirma no creer en la reencarnación porque si no es el resultado de las acciones realizadas en una vida anterior, ¿cómo va a poder tener la culpa el niño *o* el padre? Aunque sean muchos los que le resten importancia a esta enseñanza, no puede negarse que haga referencia al karma y a la reencarnación.

¿Por qué se pone en tela de juicio la validez del karma? ¿Es que por conocer dichas leyes va a sufrir menos un niño que nazca ciego? Para el creyente avispado, saber cuál es la causa última de las cosas puede servirle para sufrir menos porque el karma aporta un contexto inteligible para muchas situaciones que no tienen explicación.

Por atribuir una bendición o una tragedia a la ley del karma no se le exculpa a nadie de la parte de responsabilidad que pueda tener en un incidente determinado, así como tampoco constituye ninguna base para justificar una mala acción. Sin embargo, al comprender que es la ley de la causa y el efecto, sirve para aportar cierta luz a cuestiones que parecen imposibles de comprender. Todos nuestros pensamientos, sentimientos y acciones influyen sobre la determinación de qué karma será el que se materialice.

Al hacer *samiama* sobre *cómo funciona* el karma, se consigue saber cuándo moriremos. Gracias a este avanzado conocimiento, el yogui dispone de tiempo suficiente para transformar las acciones responsables de la inevitabilidad de la reencarnación. Por lo tanto, saber cuándo llegará el momento de nuestra muerte se convierte en una información esencial.

Al hacer samiama *sobre dos aspectos del karma (instantáneo y retardado), se nos revela el resultado de nuestras acciones así como el momento en que moriremos.*

EXPERIMENTAR EL FUNCIONAMIENTO DEL KARMA

Siéntate cómodamente y haz unas pocas respiraciones profundas.

Trae a la mente una decisión importante que tengas que tomar en breve.

Analízalo con la minuciosidad que consideres apropiada, desde su comienzo hasta su momento final.

Mentalmente, visualiza cómo pueden influir los distintos posibles resultados sobre las circunstancias de tu vida, tus relaciones, tu carrera profesional y, finalmente, sobre tu vida en general no sólo en el momento presente, sino en los años futuros.

Además de todos esos cambios externos, ¿qué influencia va a tener esa decisión tuya sobre la corriente de energía que alimenta tu camino espiritual?

Quédate en silencio y contempla cómo pueden desarrollarse los distintos panoramas. ¿Hay alguno en particular que pueda tener un efecto positivo?

Después de hacerte ese esquema de tu estrategia para progresar, abre los ojos y dedícale unos instantes a plasmarlo por escrito.

Consulta esas notas cuando empieces a recolectar los frutos de tus acciones.

III.24 *Al hacer* samiama *sobre la amabilidad y otras cualidades honestas, desarrollamos la capacidad de transmitírselas a los demás.*

En un capítulo anterior *(sutra* I.33) se nos presentaba el ideal de amabilidad como una práctica que nos hace evolucionar hacia la unicidad. Aunque, a primera vista, no parece que la amabilidad sea una cualidad de especial importancia a nivel espiritual, si nos fijamos en las relaciones y encuentros que tenemos con otras personas, veremos que es una cualidad que suele estar subyacente u oculta. Pero es que en estos tiempos de encuentros tan rápidos, la amabilidad no es sólo una virtud, sino un auténtico regalo que nos permite estar plenamente presentes, de corazón, cuando estamos con otra persona. En el libro III, dicho valioso concepto pasa de ser una práctica de crecimiento a ser un estado de existencia con la capacidad de transmitir estas cualidades superiores a los demás.

Cuando nos dejamos guiar por nuestra naturaleza espiritual, la amabilidad y la compasión adquieren una gran relevancia. Al escoger un objeto en el que enfocarnos para meditar, es importante que sea algo que nos permita ascender a estados mentales y emocionales más elevados, al tiempo que una imagen de aquello en lo que queremos convertirnos. Desarrollar amabilidad y compasión nos permite expresarlas y compartirlas con muchas otras personas, lo cual nos llena el corazón de paz.

Quien derrocha amabilidad es bienvenida en todas partes, porque tiene la cualidad de irradiar una transformación inmediata a todas las personas y situaciones que se le presenten.

Aunque el metro de Nueva York no es precisamente el primer sitio que se nos pasa por la cabeza para trabajarnos la amabilidad –ni para *ninguna* otra virtud, desde luego–, sí que lo fue, una tarde, para una de sus pasajeras. Inga estaba haciendo la misma ruta de todos los días, después de una larga jornada de trabajo, y no pensaba más que en llegar a casa, quitarse los zapatos, poner los pies en alto y relajarse. Casi estaba sintiéndolo ya de las ganas que tenía cuando, de repente, se le acurrucó a su lado una niña que tenía aspecto de necesitar distraerse después de una jornada agotadora.

Inga le dijo con amabilidad: «¡Qué! ¿Preparada para llegar a casa, ponerte el pijama y meterte en la camita?».

Aunque quizás fuera una proyección de lo que Inga misma quería hacer, sirvió para que las dos entablaran conversación.

«¿Qué es un pijama?».

Un poco sorprendida, Inga le contestó: «Un pijama es lo que te pones para dormir». Al llenársele la carita de gran curiosidad, Inga le preguntó: «¿No sabes qué es un pijama? ¿Tú que te pones para dormir?».

«Siempre duermo con la ropa interior que llevo puesta».

Esa respuesta le hizo fijarse con más detenimiento en la niña y comprendió por qué no sabía lo que era un pijama: toda su ropa estaba llena de rotos y lamparones, de arriba abajo. Al mirar a la madre, Inga notó que la mujer se avergonzaba del mal aspecto de su hija, por lo que, aunque un poco insegura, le preguntó, con mucha compasión, si le podría enviar, como regalo, un pijama para la niña de la tienda en la que trabajaba. Aunque un poco a regañadientes, la madre le escribió la dirección en un papel.

Al día siguiente, mientras preparaba el paquete, a Inga se le ocurrió que, si había una niña que necesitaba un pijama, lo más seguro es que hubiera muchas más. Ahí empezó su misión. Empezó por ir a pedirle a su jefa pijamas de talla infantil que pudieran donar. De camino a casa, cargada con todo un paquete, se fue fijando en otras tiendas cercanas a las que podría pedirles la misma donación. Su recolecta fue todo un triunfo porque, al poco tiempo, tenía la casa llena de bolsas de pijamas de talla infantil.

Entonces, empezó a convencer a sus amigas y vecinas de que donaran ropa de noche a centros de acogida de personas sin techo, colegios, guarderías y allí donde se necesitara. A Inga le encantó ver con qué entusiasmo entregaban toda esa ropa las personas con las que contactaba y lo felices que eran las que la recibían como donación. Al enterarse los comerciantes de la zona de la campaña que Inga había emprendido, en poco tiempo tuvieron que encontrar una nave donde almacenar todas las donaciones, que ahora incluían también ropa de día, prendas de abrigo y zapatos. En el corazón de todas las personas que se involucraron en ese voluntariado brillaban las imágenes de las caras con una inmensa sonrisa de todos aquellos niños y niñas que ya podían ponerse su «ropa nueva» para irse a la cama.

Así fue como la amabilidad de una persona por una niña despertó una profunda compasión en los demás que les hizo empezar a donar. Es difícil saber quién se benefició más de todo esto: si los niños y niñas con su nueva ropa o las personas que descubrieron lo felices que se sentían al actuar con tanta amabilidad y compasión.

Al hacer samiama *sobre la amabilidad y otras cualidades hones-*
tas, desarrollamos la capacidad de transmitírselas a los demás.

CÓMO EXPERIMENTAR LA AMABILIDAD

Empieza a rememorar algún momento en el que irradiaste amabi-
lidad hacia una persona o en alguna situación.

Recuerda la expresión de su cara al recibir tu regalo.

¿Te acuerdas de cómo sonreía, de cómo se le llenó el corazón de
alegría?

Empieza a reflexionar sobre los cambios que se pudieran producir
en su día o en toda su vida gracias a ese pequeño obsequio de
amabilidad que le entregaste.

Observa las buenas sensaciones que esto te aporta en el corazón y
en el cuerpo.

Ahora, recuerda algún momento en el que no utilizaste esta virtud
y, después, te arrepentiste de no haberlo hecho.

Recuerda qué cara se le puso a la otra persona y cómo te sentiste tú.

Si hubieras actuado con amabilidad, ¿habría sido otro el resultado?

Si no te es posible remediar dicha situación en persona, visualiza
mentalmente que vas a verla con el corazón en la mano.

Exprésale lo que sientes por ella y ofrécele la amabilidad que no surgió en aquel momento.

Observa cómo te sientes.

Anota tus pensamientos y sensaciones. Eso te servirá como recordatorio para la próxima vez que la vida necesite de esa cualidad.

III.25 *Al hacer* samiama *sobre la fuerza, experimentamos el vigor de los elefantes.*

Basta tan sólo con mencionar a estos amables gigantes para que nos vengan a la mente muchas de sus cualidades. En muchas partes del mundo, se los venera no sólo por su fuerza, sino también por su resistencia, su capacidad de relacionarse con los seres humanos y su impresionante memoria.

Todas hemos visto imágenes de estos enormes forzudos tirando de cargas inmensas sin hacer ningún esfuerzo aparentemente. Han servido para construir grandes salas y templos. Sin embargo, además de toda esa fuerza que poseen, pueden ser muy delicados y cariñosos, pero si se los provoca, más te vale quitarte rápidamente de en medio.

Me acuerdo de cuando estuve de visita en uno de los grandes templos de la India en donde había trabajado de gerente mi gurú Sri Suami Satchidánandayi. Cada día, al llegar al templo para cumplir con sus obligaciones, la impresionante paquiderma que residía en el *áshram* le tocaba la cabeza con delicadeza y cariño con su trompa para darle sus bendiciones. Aunque podría haberlo estrujado con la trompa, los elefantes saben intuitivamente cuánta fuerza y energía se necesita en cada situación. Incluso muchos años después, cuando Sri Suámiyi ya no tenía ningún cargo en el templo, cada vez que regresaba, la gran elefanta le daba la bienvenida con esa misma delicada y cariñosa caricia.

El elefante es un animal que se valora desde siempre por su gran fuerza y resistencia, además de ser un símbolo de memoria y potencia.

Al reconocer las cualidades de la fuerza y la resistencia, se crearon muchos *ásanas* para desarrollarlas, siendo uno de las más destacables *tadásana*, la postura de la montaña. En este sencillo pero intenso *ásana* se canaliza la energía hacia la tierra a través de los pies. En este mundo tan acelerado en el que vivimos, nos puede ser muy útil disponer de una sólida base física donde apoyarnos.

Al hacer samiama *sobre la fuerza, experimentamos el vigor de los elefantes.*

CÓMO EXPERIMENTAR *TADÁSANA* (LA POSTURA DE LA MONTAÑA)

Ponte de pie o siéntate en una silla, con los pies bien plantados en el suelo.

Deja los brazos relajados, colgando a los lados del cuerpo.

Inspira profundamente, empezando desde el abdomen y, al espirar, envía mentalmente la respiración hacia la tierra pasando por todo el cuerpo, bajando por las piernas y saliendo por las plantas de los pies.

Repite varias veces este proceso.

Mantén esta postura unos pocos minutos.

Al echar raíces profundas, el espíritu queda libre para poder ascender a los cielos.

III.26 *Al hacer* samiama *sobre la luz interior del corazón, se obtienen poderes de percepción muy refinada.*

Al desarrollarse el poder de la percepción, se vuelven visibles objetos ocultos (escondidos) así como conceptos que antes creíamos fuera de nuestro alcance. Gracias a esta nueva forma de comprender la vida y la naturaleza, la percepción se expande exponencialmente, lo cual nos sirve para comprender tanto lo más burdo como lo más remoto.

Los sabios Upánishads nos explican que todos tenemos una pequeña llama en el interior del corazón que es la luz del verdadero Ser y que, cuando se convierte en la baliza que nos orienta en la vida, nuestras relaciones pueden pasar de ser triviales a ser muy profundas. Pero no sólo en los Upánishads, sino en la mayoría de las grandes religiones se exhortan y veneran las muchas virtudes que se desarrollan al vivir con el corazón como centro de nuestra vida.

¿Te suena la expresión: «Esa persona no tiene corazón»? Es algo que sucede cuando el corazón se llena de oscuridad e impide que su luz irradie hacia fuera. Se nos bloquea la luz del corazón cuando nos sentimos confusas o agobiadas por pensamientos o acciones molestas. Si queremos tener la capacidad de ahondar en el corazón o en las intenciones de otra persona, el nuestro debe irradiar pureza y transmitir una profunda confianza.

Para alcanzar dicha pureza hay que respetar y llevar a la práctica los *iamas* y *niamas,* las dos primeras facetas del *ashtanga yoga.* Al cumplir con *ahimsá* (veneración por todo), el primer *iama,* se elimina cualquier riesgo de adquirir este *siddhi* por intereses egoístas o para hacerle daño a alguien, porque se reconoce que todos los corazones son un único corazón y que en todos ellos se percibe la misma luz.

Al hacer samiama *sobre la luz interior del corazón, se obtienen poderes de percepción muy refinada.*

Capítulo 4

Continuamos profundizando en el *samiama*

Seguimos explorando los *siddhis* que aporta la práctica del *samiama* como regalos que jalonan nuestro camino. Estos *sutras* aportan las claves para adquirir una comprensión más profunda al tiempo que el hecho de llevarlos a la práctica nos sirve para introducirlos total o parcialmente en nuestra vida consciente.

Al hacer samiama *sobre el Sol, se obtienen conocimientos sobre los mundos internos y externos.*

Al hacer samiama *sobre la Luna, se obtienen conocimientos sobre las estrellas y las galaxias, así como sobre los aspectos sutiles de nuestra existencia.*

Al hacer samiama *sobre la estrella polar* (dhruva nakshatra) *se comprenden los movimientos celestiales y sus efectos sobre los acontecimientos de este mundo.*

Al hacer samiama *sobre el ombligo, se obtienen conocimientos sobre la constitución y el funcionamiento del cuerpo.*

Al hacer samiama sobre la base de la garganta,
se consigue eliminar la sensación de hambre y sed.

Al hacer samiama sobre la base de la garganta, se consigue que
el cuerpo y la mente se mantengan firmes durante la meditación.

Al hacer samiama sobre la luz que se irradia desde el centro de la
cabeza, se nos otorgan visiones de seres celestiales e iluminados.

O todos estos poderes y los conocimientos que contienen pueden
transmitirse a las personas que alcanzan la iluminación de forma
espontánea gracias a la pureza de su vida.

Al hacer samiama en el corazón espiritual (hridaiam),
se nos revelan las intenciones y los contenidos de chitta.

Samiama *nos sirve para discernir entre* chitta *y el Ser verdadero.*

Dicho conocimiento es de donde surgen todos los sentidos
sobrenaturales, los cuales se corresponden con los físicos de la vista,
el oído, el tacto, el gusto y el olfato.

Aunque se considera que es un gran logro desarrollar dichos
sentidos ocultos, pueden constituir un obstáculo para alcanzar
samadhi y niveles superiores de consciencia.

III.27 *Al hacer* samiama *en el Sol, se obtienen conocimientos sobre los mundos internos y externos.*

Aunque nos maravillamos ante la belleza del Sol, la Luna, los planetas y la inmensidad de estrellas que componen el universo, la mayoría somos inconscientes de que, dentro de nuestro ser, también existen cuerpos celestes. Al hacer *samiama* en el Sol de nuestro cielo, se nos revela su potencial para desvelarnos los misterios del universo. Al tomar conciencia de esto, se empoderan los vórtices de energía que contiene nuestro cuerpo sutil. Da la sensación de que, cuanto más lejos conseguimos llegar en el espacio exterior, más profundo podemos sumergirnos en nuestro interior.

Gracias al *samiama,* se percibe que los siete chakras o vórtices místicos de energía son unos portales de luz que nos conducen más allá de nuestros conocimientos mundanos del universo infinito.

Los siete chakras se manifiestan en forma de vórtices o remolinos de energía y luz, para comprenderlos o experimentarlos se necesita algo más que nuestros conocimientos intelectuales. Cuando se nos refinan los sentidos sutiles y alcanzamos cierto nivel de evolución espiritual, resulta posible *verlos* al desarrollar el *siddhi* de la clarividencia, *oírlos* con el de la clariaudiencia y *palparlos* al volvernos clarisintientes.

A través del *sahásrara chakra,* en la zona de la coronilla, podemos estar en permanente conexión con nuestra esencia divina, ya que en dicho nivel máximo de percepción consciente se siente un constante anhelo por reunirnos con nuestra naturaleza espiritual.

La energía que brota del *sahásrara* da forma a los otros seis chakras. En orden descendente, se manifiestan los tres siguientes –*agña* (entrecejo), *vishuddha* (garganta) y *anahat* (corazón)– y constituyen un recuerdo permanente de que siempre estamos conectadas con la energía cósmica.

Los chakras siguientes –*manipura* (plexo solar), *suadhístana* (plexo sacral) y *muladhara* (base de la columna)– nos mantienen firmes en la tierra. Si tenemos los chakras bien equilibrados, todos los aspectos de nuestra vida funcionan con armonía. Podemos interpretarlos como siete aspectos del Ser divino que brillan con luz propia, o como que cada uno es como un Sol.

Al hacer samiama *en el Sol, se obtienen conocimientos sobre los mundos internos y externos.*

III.28 *Al hacer* samiama *sobre la Luna, se obtienen conocimientos sobre las estrellas y las galaxias, así como sobre los aspectos sutiles de nuestra existencia.*

Este *siddhi* nos permite explorar el cielo nocturno, salpicado de planetas, estrellas y distantes galaxias.

La energía de la Luna ejerce una gran influencia sobre todos los aspectos de nuestra vida. Aunque se encuentre a miles de kilómetros de la Tierra, sus movimientos y fases influyen directamente sobre nuestro estado mental y emocional. Casi todas hemos notado cómo nos influye en nuestro estado de ánimo y en las decisiones que tomamos, dependiendo de si está en fase de Luna llena, nueva, creciente o decreciente. Es bien sabido que, cuando alcanza su zénit, tenemos los sentimientos a flor de piel y se calientan los ánimos. Asimismo, tal y como dan fe los servicios de urgencias, aumentan los accidentes de todo tipo cuando hay Luna llena.

Esto no resulta extraño si pensamos que es la atracción de la Luna la que mueve las mareas de una orilla a otra. Si consigue ejercer esa influencia sobre algo tan inmenso como los océanos, ¿cómo no nos va a afectar al cuerpo, que se compone de más de un 60 por 100 de agua? No hace falta mucha imaginación para deducir que esa misma fuerza de atracción que produce la pleamar y la bajamar influye también sobre nuestros estados mental y emocional.

La Luna ejerce una gran influencia sobre el cuerpo de la mujer, hasta el punto de que sus fases reproductivas se asemejan a las de la Luna, cuya órbita constituye un ciclo de veintiocho días. Incluso, la palabra *moon*, que es su nombre en inglés, comparte la misma raíz etimológica *(mes)* que el vocablo *menstruación*. La energía de la Luna hace que la hembra de nuestra especie desarrolle un óvulo maduro una vez al mes, y si se dan el momento y las circunstancias adecuadas, al encontrarse con un espermatozoide, se genera una nueva vida.

Al hacer samiama *sobre la Luna, se obtienen conocimientos sobre las estrellas y las galaxias, así como sobre los aspectos sutiles de nuestra existencia.*

CÓMO EXPERIMENTAR EL EFECTO DE LOS CICLOS DE LA LUNA SOBRE NUESTRO ESTADO DE ÁNIMO

Prueba este ejercicio la próxima vez que haya Luna llena.

Búscate un sitio donde te pueda dar de pleno la luz de la Luna (o ponte al lado de una ventana) durante la noche del plenilunio así como las dos anteriores, y relájate durante quince o veinte minutos.

Puedes cerrar los ojos o mantener la mirada fija en la Luna.

Observa los movimientos de la mente.

Apunta cualquier pensamiento o sensación importante que tengas durante dichas tres noches.

Al leer lo que hayas escrito, observa qué similitudes o diferencias hay entre tus notas.

Al comienzo de la fase de Luna nueva, haz el mismo ejercicio que hiciste para la Luna llena. (Dado que, durante esa fase, la Luna permanece oculta, súmete en su oscuridad).

Durante esos tres días, observa y anota los movimientos que se te produzcan en la mente cada vez que te sientes a contemplar.

Al concluir ambos períodos, compara las notas que hayas tomado en tu diario.

¿Hay cosas de las dos fases que se parezcan en grandes rasgos o ha sido una más activa que la otra?

Si te interesa mucho este ejercicio, hazlo no sólo durante la Luna llena y la nueva sino durante todo un mes para poder evaluar cómo te influye la Luna en tus estados de ánimo.

Quizás descubras que, ahora, sientes mucho más respeto por los ciclos lunares.

III.29 ***Al hacer* samiama *sobre la estrella polar* (dhruva nakshatra) *se comprenden los movimientos celestiales y sus efectos sobre los acontecimientos de este mundo.***

Este maravilloso *sutra* nos invita a fijarnos en las estrellas para obtener un conocimiento universal. Tanto la escuela oriental de astrología *(yótish* o astrología hindú) como la occidental nos sirven para comprender cómo influyen los movimientos de los cuerpos celestes tanto sobre las personas a nivel individual como en su conjunto. El *samiama* sobre la estrella polar nos desvela el control que ejercen los planetas sobre nuestro destino así como los secretos más ocultos del cosmos.

Los planetas nos transmiten constantemente sus conocimientos. Somos nosotras las que tenemos que aprender su idioma. Por eso, al hacer *samiama* sobre la estrella polar, alcanzamos a comprender y traducir a nuestros parámetros los misterios de los cuerpos celestes y de cómo nos influyen.

La primera vez que fui a una clínica ayurvédica en la India, antes de empezar con el tratamiento me hicieron la carta astral, gracias a los resultados de la cual, los médicos y terapeutas pudieron determinar qué tipos de tratamientos me serían útiles y cuándo había que comenzarlos. Dicho protocolo aumentó la eficacia de los tratamientos que me aplicó todo el equipo médico.

Al hacer samiama *sobre la estrella polar* (dhruva nakshatra) *se comprenden los movimientos celestiales y sus efectos sobre los acontecimientos de este mundo.*

III.30 *Al hacer* samiama *sobre el ombligo, se obtienen conocimientos sobre la constitución y el funcionamiento del cuerpo.*

Dado que este *sutra* hace referencia a un punto de nuestro cuerpo físico sin poder místico alguno, es más fácil comprenderlo desde su contraparte del cuerpo sutil, el *manipura chakra,* ubicado en el plexo solar, el cual nos puede desvelar la complejidades del cuerpo humano y enseñarnos a recuperar su equilibrio en caso de que padezca de alguna inestabilidad.

El *manipura chakra* constituye una resplandeciente fuente de energía semejante al Sol en calidad de punto focal de todo su sistema planetario. Dicho poder se traduce en la capacidad de comprender el funcionamiento del cuerpo y nos revela cómo pensamos, razonamos, sentimos, aprendemos y disfrutamos de una gran vitalidad.

Al hacer samiama *sobre el ombligo, se obtienen conocimientos sobre la constitución y el funcionamiento del cuerpo.*

CÓMO EXPERIMENTAR EL *MANIPURA CHAKRA* EN EL PLEXO SOLAR

Permite que se relajen la mente y el cuerpo, y que se te cierren los ojos.

Empieza a enfocarte en el manipura chakra, *el núcleo de energía localizado en el plexo solar.*

En ese punto, está esperando recibir tu atención una energía tan resplandeciente como el Sol.

Obsérvala y fíjate cómo te ayuda a comprender cómo es el cuerpo y cómo funciona.

Aprovecha esa percepción tan sutil para observar cómo fluye la energía por

> *los brazos…*
> *por el tronco y por los órganos vitales que contiene…*
> *por la cabeza y los órganos de los sentidos…*
> *a lo largo de las piernas hasta los pies.*

Así es como nos familiarizamos con los aspectos más físicos del cuerpo humano.

Ahora, dejamos atrás el aspecto físico y nos fijamos en cómo la energía sutil capacita al cuerpo para que funcione con eficacia y fuerza.

Al activar la mente, esa misma energía es la que da potencia también al intelecto.

Toma conciencia de que el manipura chakra *es un transmisor de la energía que le llega de nuestro Sol interior.*

Cuanto más potente sea la energía, más fácil nos resulta adquirir y comprender conceptos nuevos.

Se siente respetada cuando respetamos nuestra propia fuerza interior.

III.31 Al hacer samiama *sobre la base de la garganta, se consigue eliminar la sensación de hambre y sed.*

III.32 Al hacer samiama *sobre la base de la garganta, se consigue que el cuerpo y la mente se mantengan firmes durante la meditación.*

En la base de la garganta se encuentra el *vishuddha* (pureza) *chakra*, el cual manifiesta ese elemento tan sutil que es el éter y que tiene la capacidad de catapultarnos más allá de los confines de la Tierra. La forma más sutil del éter, el elemento terrenal más refinado, se denomina prana. El prana es esa fuerza vital universal, omnipresente y escurridiza que nos pide dar un salto al vacío aferrándonos a nuestro entendimiento. A la vez que impregna y habita en todo el mundo natural, infunde energía universal en todas y cada una de las células de nuestro cuerpo físico.

A nivel sutil, en la base de la garganta se encuentra también la *kurma nadi* (tubo astral), por la cual circula el prana y que se conecta directamente con el *vishuddha chakra*. Dicha *nadi* se activa al hacer *pranaiama* y se agranda al hacer *yalandhara bhanda* (cierre de barbilla).

Solemos dar prioridad a saciar el hambre y la sed antes que a nuestra búsqueda espiritual, ya que son clave para sobrevivir.

Pero cuando nuestros deseos azuzan el ansia por comer y beber, es más una cuestión de satisfacer nuestro paladar que de mantener nuestro cuerpo bien nutrido. Este *sutra* nos advierte de que si no usamos nuestro discernimiento para limitar nuestras ingestas de alimentos y bebidas, seguiremos viviendo a expensas de nuestros deseos.

Gracias a la meditación profunda, nos liberamos de las ansias de comer y beber, lo cual permite que se utilice para fines espirituales toda esa energía que necesitaríamos para digerir, absorber y excretar. Además, la mente, al no poder concentrarse en movimientos a nivel superficial, reconduce toda la energía corporal y mental hacia dentro, y se alcanza una quietud total.

Al hacer samiama *sobre la base de la garganta, se consigue eliminar la sensación de hambre y sed.*

Al hacer samiama *sobre la base de la garganta, se consigue que el cuerpo y la mente se mantengan firmes durante la meditación.*

III.33 *Al hacer* samiama *sobre la luz que se irradia desde el centro de la cabeza, se nos otorgan visiones de seres celestiales e iluminados.*

El punto de enfoque del *samiama* se traslada ahora al vórtice de energía situado en el centro de la cabeza llamado *agña chakra* u ojo de la sabiduría, el cual manifiesta la verdad universal de la unicidad y eclipsa la dualidad que nos empaña cotidianamente la consciencia. En esencia, nos revela el conocimiento esencial de que *somos uno* con todo.

El *agña chakra* nos bendice con la experiencia de tener muchas visiones, y cuando está iluminado, es a través de él por donde los maestros, santos y seres iluminados nos transmiten y revelan la luz y la sabiduría que han obtenido gracias a sus propias profundas experiencias de *samadhi* aunque, verbalmente, sólo nos digan simplemente: «Siéntate en silencio y toda la sabiduría te será revelada».

Al hacer samiama *sobre la luz que se irradia desde el centro de la cabeza, se nos otorgan visiones de seres celestiales e iluminados.*

CÓMO MEDITAR EN EL *AGÑA CHAKRA*

Para empezar, colócate, a la altura de los ojos, una foto o una figura de algún gran maestro/a, santo/a o ser iluminado de la tradición que sea (o alguna imagen que irradie una esencia espiritual).

Concentra toda tu atención en el «tercer ojo», en el entrecejo, el cual corresponde al agña chakra.

Poco a poco, deja los ojos entreabiertos y relajados.

Empieza a concentrar la mirada en la representación de la Divinidad que tienes delante.

Cuando te sientas preparada, cierra los ojos suavemente.

Contempla la imagen con tu visión interior.

Cuando dicha imagen interior empiece a difuminarse, abre suavemente los ojos y enfócate de nuevo en la figura que tienes frente a ti.

A los pocos minutos, deja que se te cierren los ojos e interiorízate.

Quédate en silencio para que dicha imagen impregne todo tu ser y lo ilumine con el despertar de tu luz interior.

Al conectarnos con la Consciencia universal, experimentamos nuestra unión con todo.

III.34 *O todos estos poderes y los conocimientos que contiene pueden transmitirse a las personas que alcanzan la iluminación de forma espontánea gracias a la pureza de su vida.*

Todas conocemos a personas que gozan de una gran sabiduría, de gran introspección o incluso que tienen *siddhis* sin haber hecho nunca ningún tipo de práctica espiritual. Este *sutra* nos invita a llevar una vida de pureza y virtud. Para vivir con consciencia, gracia y amor, tenemos que seguir nuestro propio *dharma* o camino de rectitud. Los preceptos básicos del yoga nos recomiendan practicar *ahimsá* –amor y compasión por todo y todos– junto con los demás *iamas* y *niamas* porque, aunque su mensaje nos parezca elemental, al practicarlos, demuestran tener una potente capacidad de transformación y purificación.

O todos estos poderes y los conocimientos que contiene pueden transmitirse a las personas que alcanzan la iluminación de forma espontánea gracias a la pureza de su vida.

III.35 *Al hacer* samiama *en el corazón espiritual* (hridaiam), *se nos revelan las intenciones y los contenidos de* chitta.

Este *sutra* nos explica que el camino más recto para llegar a la mente es a través del corazón, a pesar de que muchas de las interpretaciones de las más elevadas enseñanzas espirituales le concedan a la mente la máxima autoridad. Vivir desde el corazón no es siempre agradable, porque el corazón es algo muy tierno y le afecta fácilmente la negatividad. Por otro lado, son muchas las ventajas de vivir centradas en el corazón, ya que beneficia tanto a la persona que da como a la que recibe.

En una ocasión, me invitaron a dar una charla sobre el yoga como terapia en una universidad que había reunido a un grupo de profesionales de la salud procedentes de la India y, entre que no se trataba del público al que yo solía dirigirme y que sabía que analizarían minuciosamente mi presentación, preferí ser prudente y opté por hablar sobre la consciencia que surge del corazón basándome en el segundo de los *Yoga sutras* de Patányali: «*yogah chitta vritti niródaha*». Después de leerme muchas de sus traducciones, concluí que la más frecuente era que el camino del yoga se basa en controlar la mente.

Pero al ver que en las Upánishads, que son anteriores a los *Yoga sutras,* se afirma que la consciencia reside en el *corazón,* para mí la traducción del *sutra* I.2 fue: «El yoga es la unificación de la consciencia en el corazón», en la cual el corazón se convierte en la fuente que revela el contenido de la mente.

La charla fue bien hasta que algunos de los participantes empezaron a refutar mi traducción de dicho *sutra* porque se basaba en el corazón en lugar de en la mente. Al darme la sensación de que lo que necesitaban era expandir el corazón para poder comprender plenamente dicho concepto, les pedí a todos que cerraran los ojos y que se enfocaran en su corazón espiritual. De repente, de forma palpable, el ambiente de la sala se cargó de una sensación de conexión, compasión y amor.

Acabé mi charla con una plegaria por la paz mundial y me bajé de la tarima rodeada de esa indescriptible sensación de dicha que flotaba en el ambiente de la sala.

Ese mismo día, unas horas después, se me acercó un gurú hindú vestido de blanco y me dijo: «Me llamo Shástrayi y siento no haber podido asistir a su charla», lo cual me llenó de humildad. Pero él prosiguió: «Me he enterado de lo que hizo con el grupo y cómo consiguió transformarlos con el amor, lo cual no es nada fácil con semejante público. ¿Es usted consciente de que es una *prem siddha* [persona que tiene la habilidad de transmitir amor divino]?».

Yo no sabía que tenía ese don hasta que se me manifestó por sí solo cuando surgió el momento propicio y eso me hizo preguntarme cuántas personas habrá que tengan poderes de ese tipo, latentes pero dispuestos a brotar en cuanto se den las circunstancias apropiadas.

La siguiente vez que vi a Shástrayi fue en la India y me preguntó a qué me dedicaba, una vez terminada mi investigación sobre el corazón. Con cierta reticencia y timidez, le dije que estaba escribiendo una traducción de los *Yoga sutras* desde una perspectiva femenina basada en el corazón. Con una sonrisa de oreja a oreja, exclamó: «¡Ya era hora!». Así que, con sus bendiciones, fue como se escribió *El poder secreto del yoga*.

Al hacer samiama *en el corazón espiritual* (hridaiam)*, se nos revelan las intenciones y los contenidos de* chitta.

CÓMO MEDITAR EN EL CORAZÓN ESPIRITUAL *(HRIDAIAM)*

Cierra los ojos y siente cómo te vas relajando y sumiendo en una profunda quietud y paz.

Enfoca toda tu atención en el anahata chakra, *que es donde conectamos con las energías de la intuición, el amor y la compasión.*

Observa cómo fluye el amor hacia fuera cuando el corazón late y cómo regresa al corazón durante la pausa que hace el corazón.

Al tomar aire, observa la capacidad de recibir amor al expandirse el corazón.

Al espirar, deja que ese amor fluya hacia fuera, hacia alguien que conozcas y que sepas que le puede ser de ayuda recibir esa energía de amor; o, si no, ofréceselo al mundo.

Al inspirar, intensifica el amor y, al espirar, envuelve a esa persona en dicho amor.

Si hay algún mensaje que pueda transmitirse junto con esa energía de amor, envíaselo en silencio.

Lentamente, suavemente, vuelve a enfocar tu atención en tu corazón, la fuente del amor y de la compasión universales.

Al fluir desde su fuente eterna y compartirlo, el amor se expande exponencialmente.

III.36 Samiama *nos sirve para discernir entre* chitta *y el Ser verdadero.*

Mientras que las personas con avanzado desarrollo espiritual saben distinguir entre la esencia de *chitta* y la del verdadero Ser, a las principiantes les parece que son lo mismo, por lo que hay que tener una refinada capacidad de discernimiento si nuestra propia experiencia, como individuo limitado, nos hace concluir que no hay diferencia entre ambos. Cuando se activa *avidiá* (ausencia de conocimiento), se anula la capacidad de discernir entre *chitta* y el verdadero Ser, pero a medida que aumenta nuestro entendimiento espiritual, el discernimiento nos revela las diferencias que existen entre ambos.

Es algo parecido a lo que sucede entre el Sol y la Luna. Aunque parezca que ambos emiten luz, en realidad, la Luna no brilla con luz propia, sino que sólo refleja la del Sol. La fuente de luz es el Sol, no la Luna.

Al hacer *samiama* sobre la diferencia entre *chitta* y el verdadero Ser, alcanzamos a conocer nuestra esencia divina, lo cual nos confirma que *chitta*, a causa de sus constantes fluctuaciones, se olvida de su origen, mientras que el verdadero Ser siempre es consciente de su naturaleza divina.

Samiama *nos sirve para discernir entre* **chitta** *y el Ser verdadero.*

III.37 *Dicho conocimiento es de donde surgen todos los sentidos sobrenaturales, los cuales se corresponden con los físicos de la vista, el oído, el tacto, el gusto y el olfato.*

III.38 *Aunque se considera que es un gran logro desarrollar dichos sentidos ocultos, pueden constituir un obstáculo para alcanzar* **samadhi** *y niveles superiores de consciencia.*

Al reconocer en qué se diferencian *chitta* y el verdadero Ser, dejamos de ser controladas por nuestros sentidos. Los órganos de los sentidos nos permiten vivir la vida en toda su plenitud y, como son esenciales para poder desenvolvernos en el mundo sensorial y cotidiano, basta con que alguno de ellos no funcione bien para que nos resulte todo un desafío realizar las tareas cotidianas más sencillas. Una persona ciega consigue «ver» gracias a sus otros sentidos. El bastón de ciego le permite *palpar* o *escuchar* unos sonidos que le informan de que ya puede cruzar la calle o que le alertan de algún peligro.

Al tomar conciencia del verdadero Ser, se potencian los sentidos extraordinarios (clarividencia, clariaudiencia, ser clarisintiente, etcétera) y resultan tan prácticos como los que usamos de forma permanente. Ello nos permite ver, oír, palpar, degustar y oler cosas que están fuera del rango de los órganos sensoriales corrientes y limitados.

Estas fascinantes percepciones extrasensoriales nos muestran hechos futuros o nos permiten percibir olor a rosas en pleno invierno. Aunque la mayoría de las personas cree que todos estos *siddihis* están al alcance de una minoría, les encanta cuando se les manifiestan después de años de práctica espiritual y, aunque puedan parecernos algo fuera de lo normal, pasan a formar parte del tejido de nuestras vidas a medida que evolucionamos a nivel espiritual.

Sin embargo, por muy útiles que nos resulten tanto los sentidos normales como los sutiles, nos crean deseos que, a su vez, se convierten en obstáculos para alcanzar la iluminación. Por lo tanto, en lugar de estar a *su* merced, podemos reconducirlos para que nos sean de utilidad en nuestra búsqueda espiritual.

Dicho conocimiento es de donde surgen todos los sentidos sobrenaturales, los cuales se corresponden con los físicos de la vista, el oído, el tacto, el gusto y el olfato.

Aunque se considera que es un gran logro desarrollar dichos sentidos ocultos, pueden constituir un obstáculo para alcanzar samadhi *y niveles superiores de consciencia.*

CAPÍTULO 5

Los elementos

El siguiente grupo de *sutras* expone la relación entre *samia-ma* y los elementos de la naturaleza *(gunas)*. Ya que, de forma inherente, somos una creación tanto de la naturaleza como de la Divinidad, es aconsejable comprender la relación que existe entre ambos.

Al disminuir los vínculos del karma, se puede abandonar
el cuerpo a voluntad o entrar en el de otra persona.

Al hacer samiama *sobre el elemento «aire», es posible levitar*
sobre cualquier objeto natural, incluso sobre el agua y la tierra.
También otorga la capacidad de morir a voluntad.

Al hacer samiama *sobre el plexo solar, que es donde se concentra*
el elemento «fuego», se consigue que samana váiu (el aire vital
ecualizador) produzca una resplandeciente aura en torno al cuerpo.

Al hacer samiama *sobre la relación entre el espacio y el sonido,*
se adquiere el poder de oír sonidos lejanos y divinos
y se puede desarrollar la clariaudiencia.

Al hacer samiama sobre la relación entre el cuerpo y el éter,
se alcanza la ingravidez y la capacidad de levitar,
así como la de viajar a través del espacio.

Al hacer samiama *sobre la consciencia (mahavideha), chitta*
funciona con independencia del cuerpo físico y hace que se vuelva
transparente el velo que recubre la luz interior del Ser.

Al hacer samiama *sobre las características básicas y sutiles de los*
elementos naturales y de los gunas que los componen, se nos revela
su propósito y se consigue dominarlos.

Al conseguir dominar los elementos naturales, dejamos de estar
sometidas a sus reglas y de estar limitadas por los obstáculos que
le imponen a nuestro cuerpo físico, lo cual permite que se
manifiesten los ocho poderes sobrenaturales.

Al conseguir dominarlos, el cuerpo físico adquiere belleza
y gracilidad, a la vez que solidez y fuerza.

III.39 *Al disminuir los vínculos del karma, se puede abando-*
nar el cuerpo a voluntad o entrar en el de otra persona.

¿Qué es lo que nos mantiene ligadas al karma? La respuesta es bien
sencilla: los *kleshas* (libro II, capítulo 2, *sutras* II.3-11) son la causa
del apego a la forma humana. Estos enormes obstáculos para la
iluminación influyen directamente sobre nuestros pensamientos y
sentimientos, y dictan nuestra forma de vida. Al sacar a la luz el
conocimiento que *avidiá,* el primer *klesha,* nos ha ocultado, empezamos a comprender las complejidades del karma, al disminuir los
vínculos del cual, la yóguini consumada desarrolla la habilidad de
salirse del cuerpo o de introducirse en otro a voluntad.

Así es también como se adhieren al alma los conocimientos que
se van adquiriendo tanto en el presente como en vidas pasadas,

cuando el alma transita por su camino de evolución hacia su siguiente encarnación.

Al disminuir los vínculos del karma, se puede abandonar el cuerpo a voluntad o entrar en el de otra persona.

III.40 *Al hacer* samiama *sobre el elemento «aire», es posible levitar sobre cualquier objeto natural, incluso sobre el agua y la tierra. También otorga la capacidad de morir a voluntad.*

Este *siddhi* hace que el cuerpo se vuelva tan ligero que consiga desafiar la ley de la gravedad y levite por encima de cualquier objeto sin tocarlo. Esto se consigue al dominar el *samiama* sobre el *udana váiu* (movimiento ascendente del prana). En gran medida, este poder es el fruto de la combinación del elemento «aire» acumulado en el *anahat chakra* (corazón) y del de «éter» en el *vishuddha* (garganta). Se necesitan los dos porque, para contrarrestar la gravedad de la Tierra, tenemos que volvernos más ligeras que el aire. Este *siddhi* reaparece más adelante como uno de los ocho *siddhis: volverse tan ligera como una pluma.*

A medida que dominamos el prana ascendente, conseguimos controlar a voluntad la capacidad de salirnos del cuerpo físico de forma permanente, lo cual se logra haciendo que el prana ascienda por la *brahmarandhra nadi* o punto de acceso a la Divinidad. Aunque dicha *nadi* se encuentre en el cuerpo sutil, su contraparte física es la fontanela, ese espacio hueco y blando que se puede palpar cerca de la coronilla de un recién nacido y que se va osificando con el crecimiento, lo cual también cierra ese punto sagrado. En el momento de la muerte, la yóguini consumada hace que se abra dicho portal. Al ascender su energía dinámica por la *sushumna nadi* (canal central), entra al ámbito de la Divinidad por dicho punto de acceso y el espíritu se reencuentra con su esencia.

*De los ciento y un nervios del corazón, sólo uno,
el* sushumna, *atraviesa la cabeza y va más allá.
Así es como se alcanza la inmortalidad.*

—KATHÓPANISHAD—

Al hacer samiama *sobre el elemento «aire», es posible levitar sobre cualquier objeto natural, incluso sobre el agua y la tierra. También otorga la capacidad de morir a voluntad.*

III.41 *Al hacer* samiama *sobre el plexo solar, que es donde se concentra el elemento «fuego», se consigue que sa-mana* váiu *(el aire vital ecualizador) produzca una resplandeciente aura en torno al cuerpo.*

El *samana váiu* se origina en el plexo solar, en donde se le unen y hace de puente entre el *prana váiu* (hacia dentro/ascendente) y el *apana váiu* (hacia fuera/descendiente), que son dos energías de signo opuesto.

Antes de ser refinado mediante el *samiama*, el *apana váiu* proyecta hacia fuera todos los aspectos de *chitta*, incluyendo los pensamientos, sentimientos y sentidos, tanto los positivos como los negativos.

El *prana váiu* rige a *agni*, el fuego interior, esencial para la digestión y que, normalmente, está relegado al procesamiento de los alimentos. Pero al utilizar a *agni* para actividades espirituales, se vuelve más sutil y se transforma en *oyas* y, refinándose más aún, surge *teyas*, ese halo de luz radiante que envuelve al individuo y que llamamos aura.

Al producirse esta conversión, el aura purificada únicamente irradia cualidades espirituales.

Al hacer samiama *sobre el plexo solar, que es donde se concentra el elemento «fuego», se consigue que* samana váiu (*el aire vital ecualizador) produzca una resplandeciente aura en torno al cuerpo.*

MEDITACIÓN EN LA LLAMA SAGRADA

Siéntate ante una fogata o, de no ser posible, coloca una vela justo delante de ti.

Cierra los ojos. Haz unas pocas respiraciones profundas.

Lentamente, abre los ojos y quédate mirando fijamente la llama.

Siente cómo te entran por los ojos la calidez y la luz de la llama, y canalízalas hacia abajo para que se encuentren con tu Sol interior en el plexo solar.

Una vez en el plexo solar, observa cómo el fuego se expande y pulsa hacia fuera, creando así tu aura.

Haz que todos los pensamientos de amor, compasión, armonía y equilibrio pasen por el plexo solar y saturen tu aura al máximo.

Al reverberar hacia fuera, todas esas cualidades abarcan a todo y a todos con amor y compasión.

Mentalmente, adopta el compromiso de seguir nutriendo esa energía pura para que sirva de bendición y beneficie a todo y a todos.

III.42 *Al hacer* samiama *sobre la relación entre el espacio y el sonido, se adquiere el poder de oír sonidos lejanos y divinos y se puede desarrollar la clariaudiencia.*

Muchas personas disfrutamos de la bendición de poder oír los sonidos del exterior. Oír el canto de los pájaros, los arrullos de un bebé o, incluso, la música del vecino puede ser algo de agradecer. Sin embargo, muy pocas somos conscientes de que esta maravillosa habilidad alberga incluso un don aún mayor porque al hacer *samiama* sobre la relación entre el espacio y el sonido, se activa la capacidad del *vishuddha chakra* de transformarla en clariaudiencia.

La clariaudiencia es la capacidad de escuchar lo que no alcanza a percibir el oído humano normal. Asimismo, nos permite comprender conceptos que están más allá del dominio de la mente. A menudo «oímos» avisos que los demás no perciben o «sabemos» que va a sonar el teléfono antes de que se produzca esa llamada. Aunque estas cosas desconcertantes incomodan a quienes buscan invalidarlas con razonamientos intelectuales o prefieren pasarlas por alto, son tan parte de nosotros como lo es el sentido normal del oído. Al ser más tímidos y sensibles a las burlas de nuestras dudas, los aspectos más sutiles de los sentidos tienden a retraerse, pero si reconocemos que son un don y valoraramos su utilidad, se sienten reforzados y se convierten en unos inseparables compañeros que nos abren a mundos con los que antes sólo hubiéramos podido fantasear.

Es importante comprender la relación que existe entre el sonido y el espacio. Al crearse, el sonido viaja desde su punto de origen a través del éter hasta alcanzar el receptor sensorial del oído, la oreja, una meta provisional, en torno a la cual gira hasta que se introduce por el canal auditivo para alcanzar su objetivo definitivo, el cerebro, el cual identifica dicha vibración como sonido, y si tiene algún recuerdo con el que coincida, lo cataloga como tal. ¡Todo un viaje para un simple gorjeo de un pájaro!

En el caso de la clariaudiencia, se sobrepasan los receptores externos del oído físico y se nos transporta a un lugar en el que los sonidos no dependen de una causa *ni* de un efecto, con lo que adquirimos el poder de conectar con avisos celestiales, conversaciones de otras personas o, incluso, con cosas que aún no han pasado. Es un *siddhi* que ha demostrado ser muy útil para nuestra vida diaria.

Se conocen muchos casos de personas que, al estar a punto de subir a un avión, escuchan una voz etérea que les dice que «cambien de planes» y que, después de obedecerla, se enteran de que se han librado de retrasos o de cosas peores. Una amiga mía escuchó una voz que le decía: «No cojas la autovía», a lo que su mente racional respondió: «¡Qué tontería! ¡Se llega mucho antes por ella!». Pero después de llevar una hora parada en un enorme atasco, se arrepintió de no haberle hecho caso a ese mensaje tan sutil. Cuanto más respeto tengamos por nuestra clariaudiencia, más fácil nos resultará utilizarla a voluntad.

Este *sutra* también reafirma el poder del mantra *(sutras I.27-28)*. Un mantra puede ser una palabra, una parte de ella o simplemente un sonido que transmite una determinada vibración espiritual.

La repetición de un mantra nos sirve para cruzar el puente que lleva desde la consciencia a la superconsciencia o, incluso, más allá –al verdadero Ser. En las escrituras se describen tres formas principales de hacer *yapa* (repetición del mantra). Con la mente y el corazón completamente enfocados en el sonido, repite dicho sonido en voz alta durante un tiempo. Cuando notes que ya te reverbera por todas las células del cuerpo, sigue repitiéndolo pero sin voz, moviendo únicamente los labios. Una vez que lo tengas bien interiorizado, repítelo en total silencio, únicamente con la mente y el corazón. Al repetirlo constantemente, dicho sonido sagrado se fusiona con la vibración específica del universo llamada *pranava*.

Al cabo del tiempo, se llega a un punto en el que no hace falta *repetirlo*, sino que más bien, sólo se lo *oye* repetirse por sí solo hasta el infinito. Dicha repetición espontánea del mantra sin la intervención de la mente se denomina *ayapa*, lo cual se considera una forma de clariaudiencia.

Al hacer samiama *sobre la relación entre el espacio y el sonido, se adquiere el poder de oír sonidos lejanos y divinos y se puede desarrollar la clariaudiencia.*

III.43 *Al hacer* samiama *sobre la relación entre el cuerpo y el éter, se alcanza la ingravidez y la capacidad de levitar, así como la de viajar a través del espacio.*

Éste es otro ejemplo de unión con el poder del elemento «éter», ya que el *sutra* III.40 habla del mismo principio. Aquí se reitera que, mediante el *samiama*, podemos conseguir que nuestro cuerpo alcance la ingravidez y flote e incluso nos transporte hasta otro lugar, ya sea aquí en la tierra o en cualquier parte del universo. Esta habilidad aparentemente inconcebible se hace realidad al dominar el poder del elemento «éter».

Al hacer samiama *sobre la relación entre el cuerpo y el éter, se alcanza la ingravidez y la capacidad de levitar, así como la de viajar a través del espacio.*

III.44 *Al hacer* samiama *sobre la consciencia* (mahavideha), chitta *funciona con independencia del cuerpo físico y hace que se vuelva transparente el velo que recubre la luz interior del Ser.*

Mahavideha es un interesante concepto del estado incorpóreo. Gracias al *samiama*, la consciencia se independiza del cuerpo físico y empieza a funcionar de forma autónoma, lo cual provoca que se reduzcan y desaparezcan *rayas* y *tamas*, y que se revele la luz de *sattva guna*.

Al hacer samiama *sobre la consciencia* (mahavideha), chitta *funciona con independencia del cuerpo físico y hace que se vuelva transparente el velo que recubre la luz interior del Ser.*

III.45 *Al hacer* samiama *sobre las características básicas y sutiles de los elementos naturales y de los* gunas *que los componen, se nos revela su propósito y se consigue dominarlos.*

III.46 *Al conseguir dominar los elementos naturales, dejamos de estar sometidas a sus reglas y de estar limitadas por los obstáculos que le imponen a nuestro cuerpo físico, lo cual permite que se manifiesten los ocho poderes sobrenaturales.*

Al dominar la naturaleza y los tres *gunas (sattva, rayas y tamas),* podemos acceder, sin límites, a todos los niveles de conciencia, ya que estamos fuera del campo de influencia de los elementos.

Esta parte refleja lo expresado en un pasaje del capítulo II de la Bhágavad Guita, donde se detallan las limitaciones del cuerpo en contraste con los aspectos ilimitados del alma.

Así describe Sri Krishna la inmortalidad del alma:

Ni el fuego puede abrasarla, ni el agua mojarla, ni el viento secarla.
–II.23

El Ser no puede perforarse ni cortarse. No se puede quemar, mojar ni secar. Es ilimitado, omnipresente, estable, inamovible y eterno.
–II.24

Los ocho *siddhis* principales se manifiestan cuando dejan de estar restringidos por los elementos. Aunque algunos ya han sido descritos en *sutras* anteriores, aquí se los describe como un paquete completo que nos sirve para desarrollar uno o varios al mismo tiempo.

Ya he ofrecido algunos ejemplos de cómo incluso, a pesar de las restricciones que le impone la naturaleza, el mundo manifiesta grandiosos poderes que, aunque no sean equivalentes exactos de los *siddhis,* merecen ser tenidos en cuenta porque pueden constituir unos peldaños para alcanzarlos. Hay personas que opinan que estas grandes destrezas son el fruto de logros alcanzados en vidas anteriores.

Los ocho *siddhis* principales

ANIMÁ SIDDHI: Hacerse muy pequeña.

Es algo que se caricaturiza en muchos libros y películas en las que se ve cómo alguien se encoge de tamaño para poder surcar los vasos sanguíneos y explorar el cuerpo. El problema es que, si se hace un mal uso de esta alquimia, puede que nunca recupere su tamaño original. No obstante, aunque en estos casos se trate de una comedia, existe un *siddhi* para conseguir justamente eso. De hecho, podemos llegar a reducirnos al tamaño de un átomo.

Mientras que el primer caso se consigue con efectos especiales en el cine, el segundo es un *siddhi* que se obtiene como fruto de una prolongada e intensa práctica espiritual.

MAHIMA SIDDHI: Volverse muy grande.

Volviendo a las películas, todas hemos visto a personas de tamaño normal que, de repente, rasgan la ropa por las costuras al convertirse en gigantes más altos que un rascacielos. Son unos efectos especiales que evocan una serie de sensaciones que sólo parecen posibles si fueran algo que hubiéramos presenciado directamente.

En el capítulo XI de la Bhágavad Guita, Krishna revela su forma cósmica a un Aryuna boquiabierto, porque sólo lo conoce como ser humano. Para ello, consciente de que resulta imposible comprimir la Divinidad en una forma de proporciones humanas, Krishna invoca este *siddhi* que le permite a Aryuna visualizar Su forma cósmica y aquí es cuando su modesta forma humana crece espontáneamente a una enormidad tal que uno de sus ojos es el Sol y el otro es la Luna. Esta imagen exagerada es la única manera de hacernos una somera idea de lo infinita que es la naturaleza de la Divinidad.

GARIMA SIDDHI: Hacer que el cuerpo se vuelva muy pesado.

Al dominar este *siddhi,* se consigue que el cuerpo se vuelva muy pesado. En determinadas artes marciales se fomenta este *siddhi* como una manera de demostrar que se domina dicha arte marcial.

Un famoso maestro de taichí retó a sus discípulos a derribarlo de un empujón. Se puso en una postura bien firme y los discípulos se sonrieron porque pensaban que aquélla no era una prueba digna de su elevado nivel. Empezaron intentándolo con suavidad porque no querían hacerle daño a su maestro, pero no tardaron en percatarse de que éste estaba anclado a la tierra con una fuerza invisible y que moverlo resultaba tan imposible como tumbar a un hipopótamo.

LAGHIMA SIDDHI: Hacer que el cuerpo se vuelva muy liviano.

Éste es un *siddhi* que muchos bailarines y bailarinas desearían dominar pero que son muy pocos los que lo consiguen. Muchas veces nos quedamos embelesadas al ver la gracia y agilidad con la que un bailarín, de una estatura y complexión media, eleva a una bailarina y nos preguntamos cómo consigue lanzarla por encima de la cabeza en pleno movimiento. Dicha destreza requiere de muchísima práctica y concentración. La bailarina se imagina que es ligera como una pluma y, con su enorme agilidad, consigue flotar en el aire, desafiando la ley de la gravedad. Pero la más mínima distracción, aunque sea tan sólo un instante, impide que se produzca dicho efecto.

Una vez fui entusiasmada a ver la representación de *El lago de los cisnes* por una compañía de *ballet* famosa por su excelente calidad, especialmente por la asombrosa ligereza y gracilidad de sus movimientos y por constar con uno de los mejores bailarines de nuestros tiempos. De repente, casi como de la nada, apareció él, atravesó el escenario volando por los aires para acabar aterrizando con la gracia de un águila. Un profundo silencio se estableció después del grito sofocado que resonó entre todo un público hechizado por semejante ejecución. Era evidente que, en ese momento, aquel gran maestro de la danza, después de años de meditar sobre esa coreografía, ya no bailaba, sino que *se había convertido en la danza misma*.

PRAPTI SIDDHI: Trasladarse instantáneamente a voluntad.

Este *siddhi* es como el hada madrina: nos concede el don de trasladarnos allá donde queramos. Nada resulta imposible ni demasiado difícil para quien haya desarrollado este poder. Imagínate que te entran unas ganas locas de comerte un cruasán bien crujiente y ¡tachán! ¡De repente estás sentada en un café de París! ¿Te apetece una playa para ti sola? ¡Pues cógete el traje de baño porque, en un instante, estarás al borde del mar! Ten cuidado con lo que desees porque, si adquieres este *siddhi*, es muy posible que se te manifieste.

PRAKAMIA SIDDHI: Obtener lo que se quiera.

Este *siddhi* nos permite conseguir y convertirnos en cualquier cosa que queramos. La imaginación es nuestro único límite. Al enfocar sus energías sobrenaturales en sus prioridades y deseos, la mujer *siddha* hace o se transforma en lo que desee. ¡Aquí el cielo *no* es el límite!

ISHITA SIDDHI: Obtener control absoluto sobre la naturaleza e influir sobre cualquier persona o cosa.

Esto es persuasión en su máxima expresión. Se nos concede el inquietante poder de influir sobre el comportamiento de personas, grupos o incluso naciones. Por eso es tan fácil comprender por qué se insiste siempre tanto en trabajar primero los *iamas* y los *niamas*. En manos de una persona poco evolucionada, este poder puede resultar muy peligroso. Por otra parte, un interesante beneficio de este *siddhi* es que se pueden cambiar las condiciones meteorológicas. ¡Así nunca acabarán pasados por agua nuestros conciertos al aire libre ni los pícnics en el campo! Al expandir el ámbito de este *siddhi,* se consigue controlar *todos* los elementos.

VASHITA SIDDHI: Tener el control sobre la vida y la muerte de cualquier ser vivo.

Con este *siddhi* se consigue controlar el cuerpo, la mente, el entorno, nuestro trabajo, las amistades y la familia, así como nuestro propio destino y determinar cuándo y cómo vamos a morir. Tener este *siddhi* implica una enorme responsabilidad, porque podemos controlar a todos los seres vivos. Quien desarrolla este *siddhi* en su totalidad puede influir enormemente sobre cualquier persona u objeto de este planeta.

Al hacer samiama *sobre las características básicas y sutiles de los elementos naturales y de los* gunas *que los componen, se nos revela su propósito y se consigue dominarlos.*

Al conseguir dominar los elementos naturales, dejamos de estar sometidas a sus reglas y de estar limitadas por obstáculos que le imponen a nuestro cuerpo físico, lo cual permite que se manifiesten los ocho poderes sobrenaturales.

III.47 *Al conseguir dominarlos, el cuerpo físico adquiere belleza y gracilidad, a la vez que solidez y fuerza.*

Cada año se dedican millones de dólares para conseguir un cuerpo perfectamente hermoso, sano y fuerte. Nos gastamos el dinero en cremas antiarrugas, en costoso material deportivo, en alimentos naturales y nutritivos, pero todo con un único objetivo: satisfacer nuestro anhelo de conseguir un cuerpo que desafíe los efectos de los elementos naturales, recurriendo incluso a la cirugía para engañar a nuestras amigas y compañeras de trabajo. Pero a la única que no podemos engañar es a la naturaleza misma.

Al dominar los *siddhis* que rigen los elementos de la naturaleza, esa belleza y gracilidad con la que soñamos se hacen realidad.

Al conseguir dominarlos, el cuerpo físico adquiere belleza y gracilidad, a la vez que solidez y fuerza.

Capítulo 6

Samiama y los sentidos

A sí como en el capítulo anterior, hemos estudiado cómo el *samiama* interactúa con los elementos de la naturaleza y cómo influye sobre ellos, en éste vamos a analizar otro aspecto del *samiama*: cómo dominar los sentidos mediante prácticas que los engatusen para que se enfoquen en nuestro interior.

Al hacer samiama sobre la transformación que experimentan los sentidos al entrar en contacto con los objetos y sobre la experiencia que le aportan al sujeto, se consigue dominarlos.

Así se consigue que el cuerpo se mueva tan rápido como el pensamiento y que los sentidos alcancen más allá de los confines del cuerpo, lo cual permite dominar los aspectos de la naturaleza (Prákriti).

Al conseguir discernir entre chitta y el auténtico Ser, se obtiene el conocimiento de todo lo que existe y de todo lo que se manifiesta en la naturaleza (Prákriti).

Al renunciar a todos estos siddhis, una vez adquiridos, y reconocer únicamente al Ser divino, se alcanza la liberación.

III.48 *Al hacer* samiama *sobre la transformación que experimentan los sentidos al entrar en contacto con los objetos y sobre la experiencia que le aportan al sujeto, se consigue dominarlos.*

Por naturaleza, los sentidos se sienten atraídos por los objetos y características del mundo, lo cual se traduce en un deseo constante de interactuar con él. Si los sentidos no están tranquilos, se nos agitan la mente y las emociones, mientras que, cuando están tranquilos, se experimenta un estado de calma temporal. En cambio, cuando los sentidos están excitados pero nos resistimos a la tentación de dejarnos llevar por ellos, empiezan a enfocarse hacia dentro. Dicha divergencia se produce cuando la inteligencia superior intenta acabar con las tentaciones externas para poder explorar los mundos interiores, lo cual se traduce en que tanto los sentidos como la mente cesan sus actividades relacionadas con el mundo exterior y se sumen, de forma permanente, en el ámbito del alma.

Al hacer samiama *sobre la transformación que experimentan los sentidos al entrar en contacto con los objetos y sobre la experiencia que le aportan al sujeto, se consigue dominarlos.*

III.49 *Así se consigue que el cuerpo se mueva tan rápido como el pensamiento y que los sentidos alcancen más allá de los confines del cuerpo, lo cual permite dominar los aspectos de la naturaleza (Prákriti).*

Tal y como se ha descrito anteriormente, mediante el *samiama,* las funciones de los sentidos normales son reemplazadas por percepciones extrasensoriales: *clarividencia* (ver lo que los ojos son incapaces de ver); *clariaudiencia* (oír lo que los oídos son incapaces de oír); y ser *clarisintiente* (sentir la energía).

Así se consigue que el cuerpo se mueva tan rápido como el pensamiento y que los sentidos alcancen más allá de los confines del cuerpo, lo cual permite dominar los aspectos de la naturaleza (Prákriti).

III.50 *Al conseguir discernir entre* chitta *y el auténtico Ser, se obtiene el conocimiento de todo lo que existe y de todo lo que se manifiesta en la naturaleza* (Prákriti).

Este *sutra* nos describe los poderes de la *omnipotencia* y la *omnisciencia*. Omnipotencia consiste en tener un poder ilimitado, mientras que la omnisciencia nos aporta percepción consciente, comprensión e introspección infinitas. En dichos estados, perdemos todo interés por la gratificación sensorial y el placer externo al quedarnos impregnadas de la esencia del auténtico Ser.

Al conseguir discernir entre chitta *y el auténtico Ser, se obtiene el conocimiento de todo lo que existe y de todo lo que se manifiesta en la naturaleza* (Prákriti).

III.51 *Al renunciar a todos estos* siddhis, *una vez adquiridos, y reconocer únicamente al Ser divino, se alcanza la liberación.*

A pesar de lo tentador que pueda resultarnos desarrollar y adquirir los poderes psíquicos, se nos vuelve a avisar de que pueden hacernos descarriar. Los atraen nuestras experiencias del pasado para satisfacer todos y cada uno de los deseos, algo parecido a expresar un deseo o a soñar despierta. Sin embargo, si se renuncia a los *siddhis* después de alcanzarlos, por considerarlos un obstáculo para la iluminación, se nos concede la liberación.

Al renunciar a todos estos siddhis, *una vez adquiridos, y reconocer únicamente al Ser divino, se alcanza la liberación.*

Capítulo 7

Ecuanimidad

Estos últimos *sutras* del *Vibhuti pada* nos anuncian que la liberación asoma por el horizonte, por lo que ahora debemos optar por un estilo de vida que esté en armonía con nuestro nuevo y elevado estado de consciencia. Debemos decidir entre dos opciones: o bien vivimos en el mundo pero sin ser parte de él o nos apartamos completamente de la sociedad para seguir alimentando esa dicha absoluta que es nuestro derecho inalienable. O una combinación de las dos. Sea cual sea nuestra decisión, la ecuanimidad debe ser siempre nuestro norte.

Establecida en un estado de ecuanimidad, la yóguini ni acepta ni rechaza la admiración que reciba de los demás, ni tan siquiera la de los seres celestiales. Así consigue mantener el corazón puro y dedicarse únicamente a la Divinidad.

Al hacer samiama *sobre el instante más ínfimo, así como en la sucesión temporal de los instantes, se alcanza el conocimiento de la liberación suprema.*

*Gracias a este sublime conocimiento, la yóguini consigue
percibir claramente hasta la diferencia más diminuta
entre dos objetos similares.*

*Este conocimiento intuitivo, capaz de abarcar
simultáneamente todos los objetos en distintas condiciones,
nos lleva a la liberación.*

*La liberación se produce cuando el corazón espiritual
(hridaiam) alcanza el mismo nivel de pureza
que el del Ser verdadero.*

III.52 *Establecida en un estado de ecuanimidad, la yóguini
ni acepta ni rechaza la admiración que reciba de los
demás, ni tan siquiera la de los seres celestiales. Así
consigue mantener el corazón puro y dedicarse únicamente a la Divinidad.*

La ecuanimidad es un concepto primordial en la vida de una *yóguini*. En la Bhágavad Guita se reitera la idea de que *la ecuanimidad es yoga*. ¿Por qué es tan esencial el concepto de equilibrio en
la vida para la buscadora espiritual?

En muchas ocasiones se ha comparado el camino del yoga y,
por ende, la búsqueda de una consciencia superior, con caminar
sobre el filo de una navaja, sobre una línea tan fina que sólo permite una mínima desviación hacia alguno de los lados, pero que si
nos descentramos, aunque sea un instante, al avanzar sobre esa
cuerda floja podemos resbalar y perder el equilibrio.

Desde hace miles de años, los buscadores espirituales sienten la
necesidad de apartarse del mundo. Ya sea ocultándose en colinas,
cuevas o bosques, o tomando refugio en comunidades espirituales; les es imprescindible encontrar un remanso de tranquilidad.
Este *sutra* nos aconseja buscar un equilibrio, tanto si la tentación
de abandonar nuestro estado de ecuanimidad proviene del mundo

material como de las esferas celestiales, porque, al mantenerse firme en el camino del equilibrio, el corazón puro de la *yóguini* se mantiene enfocado exclusivamente en la Divinidad.

Establecida en un estado de ecuanimidad, la yóguini *ni acepta ni rechaza la admiración que reciba de los demás, ni tan siquiera la de los seres celestiales. Así consigue mantener el corazón puro y dedicarse únicamente a la Divinidad.*

III.53 *Al hacer* samiama *sobre el instante más ínfimo, así como en la sucesión temporal de los instantes, se alcanza el conocimiento de la liberación suprema.*

Al hacer *samiama* sobre un único instante, la *yóguini* toma conciencia de lo transitorio que es todo el universo. La concatenación de todos esos instantes es lo que crea ese fenómeno que llamamos «tiempo». Al aferrarnos a esas secuencias temporales, se nos proyectan en el momento presente los pensamientos, sensaciones, ideas y acciones del pasado, lo cual nos incita a proyectarnos hacia el futuro y hacer conjeturas sobre los posibles resultados. Sin embargo, al trascender el espejismo del tiempo, se alcanza el conocimiento de la liberación suprema.

Este *sutra* nos recuerda que una acción sólo puede realizarse o evitarse en el momento presente, el cual es la única realidad, porque el pasado se ha llevado consigo cualquier esperanza de repetir algo, mientras que el futuro, al estar aún por llegar, no deja de ser más que una especulación.

Al romper los límites del tiempo y el espacio, se nos revela el conocimiento de la liberación suprema.

Al hacer samiama *sobre el instante más ínfimo, así como en la sucesión temporal de los instantes, se alcanza el conocimiento de la liberación suprema.*

CÓMO EXPERIMENTAR
EL FLUIR DE LOS MOMENTOS

Siéntate en una postura que te resulte cómoda para meditar.

Al comienzo de este ejercicio, fíjate en qué hora marca el reloj.

Deja que se te cierren los ojos, escoge un objeto y empieza a enfocarte en tu interior.

Observa cómo cada momento se transforma en el siguiente.

Al observar cada momento, ¿se ralentizan, se aceleran o se suceden a la misma velocidad que antes?

¿Consigues aislar cada momento por separado, uno por uno, como elementos unitarios del tiempo?

Esto se parece a cuando se pasan fotogramas sin interrupción para que los ojos vean una película.

Empieza a interiorizarte más aún, hacia ese punto en el que los pensamientos y sensaciones coexisten en el momento presente.

Inspira profundamente y abre los ojos lentamente.

Mira qué hora marca el reloj y compárala con la hora a la que empezaste el ejercicio.

¿Te quedas sorprendida? ¿Ha pasado más o menos tiempo del que creías?

Si te ha parecido que estuviste una hora pero han pasado cinco minutos, es que estabas enredada con tus pensamientos.

Si calculabas que habías estado cinco minutos pero, en realidad, ha pasado un cuarto de hora, es que has sobrepasado los límites del tiempo.

Cuando desaparece el tiempo, el camino hacia la liberación está a nuestro alcance.

III.54 *Gracias a este sublime conocimiento, la* yóguini *consigue percibir claramente hasta la diferencia más diminuta entre dos objetos similares.*

III.55 *Este conocimiento intuitivo, capaz de abarcar simultáneamente todos los objetos en distintas condiciones, nos conduce a la liberación.*

Al trascender los momentos que componen el tiempo, podemos distinguir detalles que se nos escapaban cuando los confines del tiempo nos limitaban la percepción. Dichos detalles nos iluminan y permiten que nuestro discernimiento se enfoque con mayor precisión, hasta el punto de distinguir diferencias diminutas entre los objetos, tanto por separado como en su conjunto.

Cuando prevalece esta capacidad de comprender, al ser activada por el conocimiento intuitivo, se produce la liberación.

Gracias a este sublime conocimiento, la yóguini *consigue percibir claramente hasta la diferencia más diminuta entre dos objetos similares.*

Este conocimiento intuitivo, capaz de abarcar simultáneamente todos los objetos en distintas condiciones, nos conduce a la liberación.

III.56 *La liberación se produce cuando el corazón espiritual* (hridaiam) *alcanza el mismo nivel de pureza que el del Ser verdadero.*

Una vez analizados todos los potentes *siddhis* y establecido cómo conseguirlos, se cierra el círculo y regresamos a la esencia: *hridaiam,* el corazón espiritual.

Cabe destacar que, en muchas tradiciones, el término que se utiliza para designar el «corazón» tiene una lectura multidimensional, cuya acepción más sublime denota la esencia del amor y la compasión.

El primer aspecto del corazón es su función de *bombear* a nivel físico. Al ser el perfecto servidor, el corazón humano empieza a hacer circular la sangre a las pocas semanas de la concepción y sigue haciéndolo hasta que se produce la muerte física.

El segundo aspecto del corazón es el *emocional.* Cuando decimos: «Mi corazón rebosa de amor» o, al contrario: «Me has roto el corazón», normalmente no hace falta que nos lleven rápidamente a urgencias. Dichas expresiones tan sólo reflejan el aspecto emocional que se le atribuye al corazón.

El tercer aspecto del corazón es el *espiritual* o *hridaiam.* En las Upánishads se dice que *hridaiam* es «la morada del Ser». En este caso, el amor y la compasión generados por el corazón están siempre listos y preparados para ser compartidos porque *hridaiam* es eternamente puro.

Aunque parezca sencillo, el camino del corazón debe recorrerse con sensibilidad y delicadeza. La mayoría de las tradiciones coinciden en que el corazón es el camino que conduce a la Divinidad. Aunque se reconozca el valor de un intelecto muy lúcido, tan sólo puede acercarnos al umbral de la liberación porque, para atravesarlo, hay que poner a *hridaiam* por encima de todo.

Bienaventurados los puros de corazón, porque ellos verán a Dios.

—NUEVO TESTAMENTO—

¡Haz caso de lo que te dicte tu corazón puro y te conducirá hasta tu esencia divina!

La liberación se produce cuando el corazón espiritual (hridaiam) **alcanza el mismo nivel de pureza que el del Ser verdadero.**

LIBRO IV

KÁIVALIA PADA
La liberación suprema

«Káivalia pada: *La liberación suprema*» *comienza profundizando aún más sobre los atributos de los poderes psíquicos y espirituales* (siddhis) *y haciendo hincapié en la necesidad de trascender los* gunas *(atributos de la naturaleza) para poder alcanzar la liberación. Asimismo, este capítulo afirma que el camino de la renuncia es la fuerza que impulsa a la* yóguini *hacia la experiencia de la libertad del Ser verdadero.*

Después, Káivalia pada *se enfoca de pleno en la difícil tarea de describir nuestra indescriptible naturaleza cósmica, la cual está más allá de cualquier cualidad y condición.*

Al expandirse en nuevas dimensiones, nuestra consciencia se reconoce a sí misma como un espíritu ilimitado e infinito, gracias a lo cual, la yóguini *muy avanzada irradia sabiduría suprema como un resplandeciente faro de luz y se dedica únicamente a servir a la humanidad al tiempo que conserva la sabiduría y resplandor del Ser divino.*

CAPÍTULO 1

Los *siddhis* y la energía

Káivalia *pada* nos anima a alcanzar la liberación, aunque la naturaleza esotérica de este *pada* nos deja claro que, para que eso se produzca, debemos renunciar a cualquier concepto que tengamos de qué y quién somos para, en su lugar, abrirnos a la maravilla que nos espera al culminar nuestra evolución espiritual y establecernos en esa valiosísima libertad que ahora tenemos a nuestro alcance aunque antes la consideráramos algo abstracto.

Los siddhis (poderes) se manifiestan como resultado de las prácticas espirituales realizadas en vidas anteriores o mediante el consumo de plantas, la repetición de mantras, el ascetismo o al entrar en samadhi.

Dado el poder transformador de las prácticas espirituales, la energía de la naturaleza fluye con tanta abundancia que colabora para que la evolución de la buscadora espiritual se reencarne en un nivel superior.

Aunque las prácticas, de por sí, no influyen directamente sobre la transformación, sí que sirven para impedir que surjan obstáculos que impidan el flujo natural de la energía de la naturaleza que tan necesario es para alcanzar la liberación.

La identificación con el yo individual (asmitá) es el origen
de chitta y de sus millares de pensamientos y sentimientos.

En determinadas circunstancias, la consciencia se ramifica en
forma de distintos tipos de pensamientos, sentimientos o acciones.
La raíz de todo esto está en la errónea sensación de individualidad,
pero no en la verdadera fuente de unicidad.

IV.1 *Los* siddhis *(poderes) se manifiestan como resultado de
las prácticas espirituales realizadas en vidas anteriores
o *mediante el consumo de plantas, la repetición de
mantras, el ascetismo o al entrar en* samadhi.

Nada más iniciarse el *Káivalia pada* se nos ofrecen distintas formas de provocar que se manifiesten los tan ansiados *siddhis* o
poderes, lo cual nos puede resultar tan apasionante como tentador, porque nos cautivan las historias de superhéroes o de grandes
yoguis que cautivan a los mirones con sus fascinantes destrezas.

Aunque, por regla general, se nos recomienda dejar que dicho
proceso se desarrolle de forma natural, ya desde el primer *sutra* se
nos sugieren una serie de ayudas para alcanzarlo. Aunque es posible provocar una «iluminación» temporal mediante plantas, sustancias químicas o ciertas austeridades, no deja de ser un estado
tan endeble como un rayo de Sol asomando por entre los nubarro-
nes de una tormenta. ¿Quizás nos lo quieren presentar como una
forma de animarnos a avanzar por el camino o, quizás, para permitirnos degustar brevemente la tan deseada iluminación? Aunque, en un principio, dichos elementos externos pueden ayudar
a que se manifiesten los poderes, para conservarlos y mantenerlos
se requiere de una práctica espiritual intensa e ininterrumpida. Es
frecuente que, después de tenerlos durante una temporada, acaben esfumándose, dejándonos tan sólo un residuo con el que se
corre el peligro de creer, erróneamente, que hemos alcanzado la
iluminación.

Puede resultar difícil determinar si los *siddhis* son consecuencia de alguna vida anterior o de nuestra pureza de corazón. ¿Pero acaso importa eso? ¿Es que tenemos los *siddhis* latentes en nuestro interior? ¿Pueden llegar a manifestarse si se dan las condiciones adecuadas?

Desde hace miles de años, el ser humano se sirve de determinadas plantas para alcanzar estados elevados de consciencia ya que, administradas bajo la guía de un mentor o maestro espiritual avezado, pueden provocar profundas experiencias de introspección. Por otro lado, también existen personas que, por curiosidad, deciden experimentar por cuenta propia con dichas sustancias, en cuyo caso los resultados oscilan entre alcanzar niveles máximos de expansión de la consciencia o enfrentarse a una marea de desagradables pensamientos y sensaciones que nunca deberían despertar de su aletargamiento.

Las drogas no pueden proporcionar un nivel superior de consciencia
de forma permanente. No hacen más que estimular un poco la
mente, parecido a una fuerte dosis de alcohol. Aunque puede que
se tengan visiones fantásticas, no dejan de ser cosas de la mente;
se remueve lo que está enterrado en la mente y sube a la superficie
[...] Lo único que sucede es que se magnifica todo lo que hay ahí
dentro [...] Se proyectan hacia fuera todas las impresiones que tiene
almacenadas la mente, pero las drogas son incapaces
de crear una nueva impresión o una idea nueva, ni tampoco
son capaces de sumir la mente en un estado de paz.

—SRI SUAMI SATCHIDÁNANDA—

En este *sutra* también se hace referencia al *mantra yapa*, la repetición de una palabra o un sonido, una práctica muy recomendable para *kali iuga*, la era actual en la que vivimos, en la que el nivel de consciencia espiritual es inferior al de las demás eras. En épocas como ésta, en las que la luz de la verdad está bajo mínimos, basta con el más mínimo impulso, como la repetición de un mantra o algún sonido sagrado, para prender esa llama que aumentará la cantidad de luz.

Cuando se obtienen poderes psíquicos al estar en un elevado nivel de consciencia es cuando se pueden comprender desde una perspectiva adecuada.

Los siddhis (poderes) se manifiestan como resultado de las prácticas espirituales realizadas en vidas anteriores o mediante el consumo de plantas, la repetición de mantras, el ascetismo o al entrar en samadhi.

IV.2 *Dado el poder transformador de las prácticas espirituales, la energía de la naturaleza fluye con tanta abundancia que colabora para que la evolución de la buscadora espiritual se reencarne en un nivel superior.*

¡Esto es muy alentador! Cuando hacemos nuestras prácticas con regularidad y dedicación, la energía de la naturaleza fluye con tanta abundancia que llega a transformar la consciencia misma y ejerce tal impacto en nuestra vida diaria que la actividad más nimia se convierte en un acto lleno de dinamismo, logrando así que lo extraordinario se convierta en algo cotidiano. Mediante una práctica regular, dicha energía dinámica reduce al mínimo ese constante bullicio de pensamientos y sensaciones, y nos libera de las ataduras de *avidiá*.

Dado el poder transformador de las prácticas espirituales, la energía de la naturaleza fluye con tanta abundancia que colabora para que la evolución de la buscadora espiritual se reencarne en un nivel superior.

IV.3 *Aunque las prácticas, de por sí, no influyen directa-*
mente sobre la transformación, sí que sirven para im-
pedir que surjan obstáculos que impidan el flujo natu-
ral de la energía de la naturaleza que tan necesario es
para alcanzar la liberación.

La regularidad en las prácticas es determinante para evitar que los obstáculos nos distraigan de nuestro objetivo de alcanzar un elevado estado de consciencia. Para comprender cómo dichos obstáculos impiden que la energía fluya, vamos a utilizar un sencillo ejemplo de fontanería.

Cuando un lavabo traga bien, el agua gira en círculos antes de caer por el desagüe. Sin embargo, si hay el más mínimo tapón, aunque sean sólo unos pocos cabellos, el lavabo ya no tragará. Puede que al principio sólo notemos que traga menos que antes, pero si no lo desatascamos, acabará por taponarse del todo. Sin embargo, una vez quitada toda la suciedad, la fuerza de la gravedad recupera su papel primordial y el agua vuelve a caer con fluidez por el desagüe.

Nuestra práctica constante de interiorización nos sirve para impedir que los pensamientos y sentimientos nos obstruyan interiormente. De esta manera, la energía de la naturaleza puede circular con total fluidez y nosotras avanzamos sin impedimentos hacia la liberación.

Aunque las prácticas, de por sí, no influyen directamente sobre
la transformación, sí que sirven para impedir que surjan obstácu-
los que impidan el flujo natural de la energía de la naturaleza
que tan necesario es para alcanzar la liberación.

IV.4 *La identificación con el yo individual* (asmitá) *es el*
origen de chitta *y de sus millares de pensamientos y*
sentimientos.

IV.5 *En determinadas circunstancias, la consciencia se ra-mifica en forma de distintos tipos de pensamientos, sentimientos o acciones. La raíz de todo esto está en la errónea sensación de individualidad, pero no en la verdadera fuente de unicidad.*

Volvemos a encontrarnos con *asmitá,* uno de los *kleshas,* que con-siste en confundir al yo individual con el auténtico Ser. Puede que esta falsa identificación no nos resulte tan evidente en los inicios de nuestras prácticas. Si caemos en el error de considerar que el yo individual y sus acciones constituyen la verdadera fuente, seguire-mos sin tener acceso a los atributos más sutiles de la liberación espiritual.

Una de las principales razones para ser constante en nuestras prácticas espirituales es que eso nos ayuda a desarrollar la capaci-dad de discernir entre el yo individual y el verdadero Ser, lo cual podemos comprobarlo al observar atentamente nuestros patrones de conducta. Si conseguimos canalizar la energía necesaria para mantener el impulso necesario, se debilitarán de raíz todos los pensamientos y sentimientos, con lo que podremos mantener a *chitta* bajo control.

A medida que avanzamos en nuestra evolución espiritual, nos va impregnando un conocimiento más profundo que nos confie-re hasta la más detallada visión de nuestra verdadera naturaleza, lo cual nos anima a interiorizarnos y hace que nuestra per-cepción consciente prefiera retraerse de los sentidos externos *(pratiahara).*

Nuestra recompensa consiste en descubrir un mundo que ni tan siquiera hubiéramos podido imaginar; una visión que cambia-rá para siempre nuestra forma de ver, sentir y experimentar quién somos realmente.

La identificación con el yo individual (asmitá) *es el origen de* chitta *y de sus millares de pensamientos y sentimientos.*

En determinadas circunstancias, la consciencia se ramifica en forma de distintos tipos de pensamientos, sentimientos o acciones. La raíz de todo esto está en la errónea sensación de individualidad, pero no en la verdadera fuente de unicidad.

Capítulo 2

El poder del karma

Nuestra percepción del karma es que se trata de una fuerza oculta, buena o mala, que interviene en todo lo que hacemos. Los siguientes *sutras* se explayan sobre cómo reaccionamos ante dichas acciones y los obstáculos que manifiestan, al tiempo que nos ofrecen unas potentes alternativas a la creencia de que el karma es algo que no puede cambiarse.

Mediante la meditación profunda, chitta pierde
toda su fuerza y nos liberamos del karma.

Dhiana (meditación), neutraliza todas las acciones (karmas)
de la yóguini, por lo que ya no son ni buenas ni malas.
Sin embargo, los actos de todos los demás siguen calificándose
como buenos, malos o mixtos.

Cuando las condiciones resultan favorables para esos tres tipos
de acciones (karmas), producen impresiones capaces
de manifestarse en cualquier momento.

Dado que la memoria se aferra a las impresiones del pasado,
la cadena de causas y efectos (karma) se mantiene intacta
al pasar de una vida a la siguiente, como si no existiera
ninguna separación entre ambas reencarnaciones.

La creación de impresiones pasadas no tiene principio ni fin,
lo cual perpetúa el ciclo de muertes y reencarnaciones,
así como el deseo de alcanzar la inmortalidad.

Las impresiones y los deseos que se manifiestan a causa
de los velos que cubren la luz interior (kleshas) están
interconectados por la causa y el efecto. Cuando quedan
reducidos a semillas, dejan de actuar.

IV.6 *Mediante la meditación profunda,* chitta *pierde toda su fuerza y nos liberamos del karma.*

Según sea el tipo de karma que se manifieste, nos impedirá o ayudará a progresar en nuestra evolución espiritual. Al entrar en un profundo estado de meditación *(dhiana)*, *chitta* pierde fuerza, lo cual se traduce en la pérdida de ataduras kármicas.

La determinación y la tenacidad que se necesitaron para alcanzar dicho profundo estado de meditación quedan ahora reemplazadas por una propulsión hacia un nivel de consciencia más elevado que no conlleva ningún esfuerzo, y al profundizar aún más en nuestro interior, dejamos atrás cualquier forma de identificación que hayamos tenido con el yo individual *(asmitá)*, gracias a lo cual podemos progresar en nuestro periplo hacia la liberación con una mínima cantidad de obstáculos.

Mediante la meditación profunda, chitta *pierde toda su fuerza y nos liberamos del karma.*

IV.7 Dhiana *(meditación), neutraliza todas las acciones (karmas) de la* yóguini, *por lo que ya no son ni buenas ni malas. Sin embargo, los actos de todos los demás siguen calificándose como buenos, malos o mixtos.*

Al progresar la *yóguini* en su práctica de *dhiana* (meditación), quedan neutralizadas todas sus acciones (karmas), por lo que ya no pueden calificarse como buenas o malas. Al haberse neutralizado los karmas, pierden toda capacidad de influir en nuestras vidas o en las de los demás. En cambio, todos aquellos que rehuyen de buscar un conocimiento más profundo, siguen experimentando millares de pensamientos y sentimientos que serán calificados como acciones buenas, malas o mixtas.

Aunque «bueno» y «malo» son términos que resultan muy prácticos a la hora de clasificar lo que hacemos, no por ello son exactamente precisos. El karma hace referencia a una energía inherentemente neutral, que no es ni buena ni mala. Las etiquetas de «bueno» o «malo» sólo tienen sentido cuando nuestros pensamientos y sentimientos filtran y polarizan algún incidente o alguna acción. Tanto es así que, en situaciones similares, en un caso podría decirse que se trata de un karma positivo mientras que en otro podría considerarse malo. Cuando está a medio camino entre el uno y el otro, se etiqueta como mixto; a veces bueno y a veces malo. Sin embargo, mediante *dhiana* se neutraliza el karma y nos despojamos de sus ataduras.

Dhiana *(meditación), neutraliza todas las acciones (karmas) de la* yóguini, *por lo que ya no son ni buenas ni malas. Sin embargo, los actos de todos los demás siguen calificándose como buenos, malos o mixtos.*

IV.8 *Cuando las condiciones resultan favorables para esos tres tipos de acciones (karmas), producen impresiones capaces de manifestarse en cualquier momento.*

Aquí se nos advierte de que mientras sigamos identificándonos con los tres tipos de acciones –buenas, malas y mixtas– seguiremos sintiéndonos atadas a este mundo y, por lo tanto, sujetas a las leyes del karma. Una intensa práctica espiritual hace que el karma tenga cualquier posibilidad de crear impresiones y acciones.

Cuando las condiciones resultan favorables para esos tres tipos de acciones (karmas), producen impresiones capaces de manifestarse en cualquier momento.

IV.9 *Dado que la memoria se aferra a las impresiones del pasado, la cadena de causas y efectos (karma) se mantiene intacta al pasar de una vida a la siguiente, como si no existiera ninguna separación entre ambas reencarnaciones.*

Las impresiones del pasado se almacenan en la memoria, lo cual explica por qué las acciones que no han sido invalidadas nos siguen infestando la mente y el corazón. Al aferrarnos a impresiones del pasado no sólo provocamos reacciones, sino que, además, ayudamos a que se manifiesten como acciones que nos acompañarán en el futuro o, incluso, en nuestra próxima reencarnación.

A sus noventa años, mi madre decidió dedicarse al misticismo y, al leer un libro de un famoso vidente contemporáneo, me llamó para pedirme mi opinión al respecto: «Acabo de leer que si no hago las paces con mi hermano y mi hermana antes de morirme, me los volveré a encontrar en la próxima vida. ¿Tú crees que es verdad?».

«Pues sí», le dije, sonriendo un poco por dentro.

«¡Pues, entonces, les voy a llamar ahora mismo y voy a hacer las paces con ellos! ¡Bastante he tenido que aguantarlos en esta vida como para tener que volvérmelos a encontrar en las siguientes!».

Este inmenso universo es una rueda en la que todas las criaturas están sujetas al ciclo de la muerte y la reencarnación. Es una rueda que gira y gira sin cesar. Mientras el individuo siga percibiéndose como algo distinto de la Divinidad, seguirá girando en dicha rueda. Pero si, gracias a la intervención divina, consigue percatarse de que no hay diferencia alguna entre ambos, se saldrá de dicha rueda y alcanzará la inmortalidad.

—U<small>PÁNISHADS</small>—

Dado que la memoria se aferra a las impresiones del pasado, la cadena de causas y efectos (karma) se mantiene intacta al pasar de una vida a la siguiente, como si no existiera ninguna separación entre ambas reencarnaciones.

CÓMO EXPERIMENTAR
LAS SEMILLAS DEL KARMA

Siéntate en silencio y respira hondo para que se vayan aquietando el cuerpo, los pensamientos y las emociones.

Deja que la mente se enfoque en algún incidente o acción que te resultase desagradable.

Visualízalo en todo detalle, sin cambiar nada de lo que sentiste.

Empieza a investigar cuál pudo ser la causa de dicha acción.

¿Se te ocurre algo que pudiera haberlo provocado, aunque sea la más mínima semilla de algo que hayas hecho, ya sea voluntaria o involuntariamente?

Quizás dijiste algo desagradable en un momento de rabia o heriste a alguien, y eso te vuelve ahora en forma de una acción que no te deja sentir en paz.

Una vez que se ha puesto en marcha la acción, lo único que podemos hacer es controlar tu reacción.

Empieza a proyectar energía positiva hacia las personas que formaban parte de dicha situación.

Siente paz en tu interior y sé consciente de que el único remedio para muchos de nuestros actos incorrectos es perdonar y aceptar a los demás.

Esto puede aplicarse tanto si has causado, de forma involuntaria, dicha penosa acción como si no.

IV.10 ***La creación de impresiones pasadas no tiene principio ni fin, lo cual perpetúa el ciclo de muertes y reencarnaciones, así como el deseo de alcanzar la inmortalidad.***

IV.11 ***Las impresiones y los deseos que se manifiestan a causa de los velos que cubren la luz interior (kleshas) están interconectados por la causa y el efecto. Cuando quedan reducidos a semillas, dejan de actuar.***

Los *kleshas* u obstáculos que se explican en el *sutra* II.3 vuelven a mencionarse en más *sutras*, ya que constituyen uno de los princi-

446

pales impedimentos para alcanzar la iluminación. Sin embargo, si buscamos la ayuda de la luz interior, por muy tenue que ésta sea, podemos despojarnos de todas las dudas y miedos que se escondan en los *kleshas*. Cuando está oculta nuestra luz interior, nuestra verdadera naturaleza se ve amenazada.

Los *sutras* hacen repetidas alusiones a los *kleshas* dada la importancia que tienen para comprender cómo avanzar hacia la iluminación. *Avidiá,* el primero de ellos, el desconocimiento de cuál es nuestra verdadera naturaleza, es el que prepara el campo de cultivo para que germinen las semillas de los otros *kleshas,* pero al desarrollar nuestro discernimiento, podemos hacer que regresen a forma de semilla los impedimentos responsables del perpetuo funcionamiento del ciclo de muertes y reencarnaciones.

Al empezar a comprender el impacto que dichos obstáculos ejercen sobre nuestro camino a la liberación, los *Yoga sutras* nos ofrecen, amablemente, distintas técnicas para acabar con ellos. Si nuestros *kleshas* se manifiestan en forma de palabras o acciones, es que han echado profundas raíces en nosotras y no nos bastará tan sólo con observarlos para eliminarlos. Es el momento, entonces, de echar mano de las técnicas más profundas y sutiles y, por lo tanto, más potentes, como períodos de silencio, introspección y devoción, para rasgar los velos que recubren nuestra luz interior.

La creación de impresiones pasadas no tiene principio ni fin, lo cual perpetúa el ciclo de muertes y reencarnaciones, así como el deseo de alcanzar la inmortalidad.

Las impresiones y los deseos que se manifiestan a causa de los velos que cubren la luz interior (kleshas) *están interconectados por la causa y el efecto. Cuando quedan reducidos a semillas, dejan de actuar.*

CAPÍTULO 3

El juego de los *gunas*

En este capítulo se definen a los tres *gunas* (atributos de la naturaleza) como impedimentos para alcanzar la liberación suprema, porque influyen sobre nuestra percepción y, al distraernos, no nos dejan percatarnos de los obstáculos que nos aparecen en el camino. En cambio, al aprovecharnos de sus fluctuaciones, nos transportan hacia la iluminación.

El pasado y el futuro existen simultáneamente en todo,
aunque tengan características distintas debido a los
cambios de la naturaleza (gunas).

Las fluctuaciones de los gunas son lo que produce el pasado,
presente y futuro, ya sea a nivel manifiesto o sutil.

Cuando están desequilibrados, el juego de los gunas produce
modificaciones del objeto, pero cuando están equilibrados,
la esencia y expresión únicas de dicho objeto no se ven alteradas.

Dadas las diferencias en la capacidad de comprensión de cada
persona así como su percepción de los objetos y las acciones,
es posible que cada cual tenga una visión distinta
de un mismo objeto, según sea su percepción.

Por lo tanto, un objeto no depende de la percepción de una persona, porque de lo contrario, podría decirse que dicho objeto no existe si dicha persona no lo percibe.

Se conoce o desconoce la esencia de un objeto dependiendo de los condicionamientos o expectativas de la consciencia individual que lo perciba.

Aquello que ve, el Ser omnisciente, observa los cambios y transformaciones que se producen en los pensamientos y las emociones.

IV.12 *El pasado y el futuro existen simultáneamente en todo, aunque tengan características distintas debido a los cambios de la naturaleza* (gunas).

El tiempo se entiende como la relación secuencial entre un hecho y el siguiente, y entre éste y otro siguiente, y así sucesivamente. Dicha relación es lo que percibimos como pasado, presente y futuro. Los hechos del pasado pueden estar conectados con el presente o lo que se proyecta al futuro puede robarle tiempo al presente.

Al exhibir distintas características, el movimiento del tiempo se traduce en el espejismo de que va avanzando y son nuestras proyecciones las que determinan si algo *ha sucedido* o *va a suceder*.

Imagínate que estás en un huerto (presente), mirando el montón de tomates maduros que ha echado una tomatera cuya semilla plantaste la primavera pasada (pasado). El futuro consiste en todo lo que planeas hacer con sus maravillosos frutos. En ese acto de observar una planta se manifiesta la secuencia de los tres puntos del tiempo.

Gracias a las fluctuaciones de los *gunas,* la mente modifica las secuencias y características del tiempo. Por ello, cuando no hay actividad mental ni de los *gunas,* el pasado y el futuro se fusionan en un eterno *ahora*.

El pasado y el futuro existen simultáneamente en todo, aunque tengan características distintas debido a los cambios de la naturaleza (gunas).

IV.13 *Las fluctuaciones de los* gunas *son lo que produce el pasado, presente y futuro, ya sea a nivel manifiesto o sutil.*

El tiempo no existe. Nos lo hemos inventado nosotros. El tiempo es lo que marca el reloj. La diferencia entre pasado, presente y futuro no es más que un persistente y empecinado espejismo.

—ALBERT EINSTEIN—

Las fluctuaciones de los gunas *son lo que produce el pasado, presente y futuro, ya sea a nivel manifiesto o sutil.*

Aunque pueda *parecer* que las formas y expresiones de un objeto son nuevas o han cambiado, existen desde siempre y siempre existirán en él. Esto parece coincidir con el principio científico de que la materia ni se crea ni se destruye.

La Bhágavad Guita explica este concepto de la siguiente manera: «Lo inexistente no puede empezar a existir, y lo que ya es nunca puede dejar de ser».

IV.14 *Cuando están desequilibrados, el juego de los* gunas *produce modificaciones del objeto, pero cuando están equilibrados, la esencia y expresión únicas de dicho objeto no se ven alteradas.*

IV.15 *Dadas las diferencias en la capacidad de comprensión de cada persona así como su percepción de los objetos y las acciones, es posible que cada cual tenga una visión distinta de un mismo objeto, según sea su percepción.*

IV.16 *Por lo tanto, un objeto no depende de la percepción de una persona, porque de lo contrario, podría decirse que dicho objeto no existe si dicha persona no lo percibe.*

Este concepto resulta fácil de entender al observar los cambios que se producen en nuestra vida diaria. Cuando nos sentimos felices, proyectamos que todos los demás se sienten igual, mientras que si nos sentimos infelices, suponemos que a todos los demás les pasa lo mismo. Antes de estar preparadas para asimilar el concepto de unicidad, percibimos el mundo a través del prisma de *nuestros* deseos y prejuicios. Hasta la misma María Antonieta, al ser informada de que el pueblo se estaba muriendo de hambre por falta de pan, evaluó la situación basándose en el contenido de su propia despensa, cuando dijo: «¡Bueno, pues si no tienen pan para engañar el estómago, que coman *brioche!*». Como a ella no le faltaba dicho bollo dulce, dedujo que todo el pueblo lo debía tener también a su alcance.

La cuestión de la percepción se trata en muchas sabias enseñanzas y nos recuerda a ese famoso *koan* zen que dice: «Si, en el bosque, se cae un árbol pero no hay nadie allí para oírlo, ¿hace ruido?». Esto ha llevado a más de un estudiante del budismo a cavilar sobre la naturaleza de la existencia y sobre el papel que él mismo desempeña en ella.

¿Somos nosotras las que hacemos que algo sea real al oírlo, olerlo, saborearlo o verlo? ¿También les parece real a los demás o es que la realidad depende de los sentidos de la percepción de cada persona? Estos *sutras* nos explican que la existencia de un objeto no depende de la percepción de nadie.

Cuando están desequilibrados, el juego de los gunas produce modificaciones del objeto, pero cuando están equilibrados, la esencia y expresión únicas de dicho objeto no se ven alteradas.

Dadas las diferencias en la capacidad de comprensión de cada persona así como su percepción de los objetos y las acciones, es posible que cada cual tenga una visión distinta de un mismo objeto, según sea su percepción.

Por lo tanto, un objeto no depende de la percepción de una persona, porque de lo contrario, podría decirse que dicho objeto no existe si dicha persona no lo percibe

IV.17 *Se conoce o desconoce la esencia de un objeto dependiendo de los condicionamientos o expectativas de la consciencia individual que lo perciba.*

Este *sutra* nos recuerda que, cuando hay varios observadores, un mismo objeto les parecerá distinto a cada uno al estar influenciados por su propia experiencia personal, porque tanto nuestros referentes como nuestras identificaciones se basan en nuestras impresiones del pasado y en nuestras expectativas de futuro.

Se parece a lo que sucede en la parábola de las tres personas con los ojos vendados que intentan describir un elefante al tacto. La persona que lo coge por la cola describe que el elefante es como una cuerda, mientras que la que le palpa una pata explica que el animal es como un tronco. Si alguien lo intenta describir según lo que siente al tocarle una oreja, dirá que ese animal es como un abanico. Cada una de estas personas está convencida de que tiene una imagen completa del aspecto del elefante, sin recordar que, en realidad, se basa en la imagen limitada que se hacen de él. Esta distorsión en la percepción es lo que les hace dudar de las conclusiones de los demás *además de* desconocer al elefante en su totalidad.

Al analizar un objeto basándonos en nuestra percepción sensorial, sólo alcanzamos a conocer una parte de la totalidad de la situación. Sin embargo, al desarrollar nuestra capacidad de introspección, se expanden exponencialmente nuestras expectativas y condicionantes anteriores, hasta alcanzar a comprender que nuestra percepción individual no es sino un aspecto más de una situación determinada.

Se conoce o desconoce la esencia de un objeto dependiendo de los condicionamientos o expectativas de la consciencia individual que lo perciba.

IV.18 *Aquello que ve, el Ser omnisciente, observa los cambios y transformaciones que se producen en los pensamientos y las emociones.*

Nos sería de gran ayuda poder contemplar nuestros procesos mentales desde fuera y cambiarlos con facilidad. Eso alteraría enormemente nuestra percepción tanto de las cosas como de la vida en su conjunto. En la filosofía del yoga existe un interesante concepto que sugiere que la mente, con sus millares de pensamientos y emociones, se proyecta hacia fuera en forma de color *(varna)* y que, al percibir la vibración de dicho color, se activan todos los sentidos, no sólo el de la vista. Al identificar las proyecciones de la mente con un color *(varna)*, podemos deshacernos de gran parte de nuestros prejuicios e influir sobre cómo se proyectan y se reciben los pensamientos y las emociones. Al identificar los pensamientos y emociones con un color, bastaría con cambiarles de tono para que la perspectiva de la mente fuera distinta.

De hecho, sin darnos cuenta, ya le asignamos colores a nuestros pensamientos y sentimientos. Cuando decimos: «Lo veo todo *negro*», no queremos decir que nos pase algo en la vista, sino que nos sentimos infelices; o cuando decimos que alguien está *verde*, en el sentido de que tiene muy poca experiencia con alguna cosa;

o que alguien se pone *morado,* cuando se infla a comer. A las que somos de mantenernos risueñas en la vida a pesar de sus pruebas y complicaciones, nos suelen echar en cara que siempre lo vemos todo de color de *rosa,* pero como no dejamos que nos disuadan las opiniones de los demás, seguimos viéndola de ese color.

Aunque el color que refleja nuestra mente no influye sobre nuestro aspecto físico, sí que debemos plantearnos cómo nos afecta al aura.

¡Al reconocer que los pensamientos y las emociones irradian un color, al cambiarlo podemos cambiar también su efecto!

Aquello que ve, el Ser omnisciente, observa los cambios y transformaciones que se producen en los pensamientos y las emociones.

CÓMO EXPERIMENTAR EL EFECTO DE LOS PENSAMIENTOS Y LAS EMOCIONES EN FORMA DE COLOR

Siéntate cómodamente y respira hondo varias veces, dejando que el aire salga lentamente.

Escoge un pensamiento o sentimiento que predomine ahora en ti.

Observa cómo se expresa y fíjate si consigues detectar alguna tonalidad que esté emitiendo, aunque sea mínimamente.

Si parece carecer de color, ponle tú un tono.

Observa si lo acepta o lo rechaza. Si rechaza ese color, prueba con otra tonalidad.

Sigue recorriendo la paleta de colores hasta que encuentres uno que transmita lo que sientes.

Si el pensamiento tiene una vibración verde pero a ti no te va ese color, intenta cambiarlo por otro; por ejemplo, el rosa. Si ése tampoco te encaja, prueba con el rojo o con un amarillo como el Sol.

Respira hondo unas cuantas veces, inhalando todos los colores del arcoíris.

Cuanto más experimentes con los colores, más fácil te resultará trabajar con ellos para crear la vibración que desees.

CAPÍTULO 4

Chitta, los sentidos y el verdadero Ser

Los sentidos resultan imprescindibles tanto para mantener nuestra integridad personal como para disfrutar de todas las maravillas del mundo, algo que, por otro lado, nos mantiene apegadas a todo lo material. Si queremos profundizar en lo sutil, los sentidos deben obedecernos y enfocarse en nuestro interior.

*Aquello que ve es lo único capaz de experimentar el conocimiento
y la percepción, dado que* chitta *no brilla con luz propia.*

Sin la luz interior, chitta *es incapaz de percibir el sujeto
y el objeto simultáneamente.*

Los distintos pensamientos y sensaciones que contiene chitta
son reflejos de una única consciencia omnisciente e inalterable.

Al proyectar su luz sobre chitta, *la consciencia pura simula
sus propias características y reflejos, lo cual hace que* chitta
parezca tener consciencia.

Para conseguir distinguir un objeto perceptible, chitta
tiene que extraer conocimiento de esa consciencia única.

A pesar de sus innumerables deseos, chitta no sólo intenta dar satisfacción a los sentidos, sino también favorecer la emancipación del alma.

IV.19 *Aquello que ve es lo único capaz de experimentar el conocimiento y la percepción, dado que* chitta *no brilla con luz propia.*

Al brillar con luz propia, aquello que ve tiene la capacidad de proyectar su luz sobre los objetos, los cuales, junto con *chitta*, son incapaces de irradiar luz. Podemos compararlos a un espejo que refleja las imágenes, pero que no es una fuente de luz. Cuando se revela la luz propia del Ser auténtico que mora en nuestro corazón, ella se derrama sobre todos los objetos, animados o inanimados.

Aquello que ve es lo único capaz de experimentar el conocimiento y la percepción, dado que chitta *no brilla con luz propia.*

IV.20 *Sin la luz interior,* chitta *es incapaz de percibir el sujeto y el objeto simultáneamente.*

El Sol brilla por sí mismo, pero el brillo de la Luna no es más que un reflejo de la luz del Sol. De esa misma forma, el alma/ aquello que ve, brilla con luz propia, a diferencia de *chitta* (consciencia individual). Al percibir vívidamente las distintas esferas de *chitta* durante los distintos estados de *samadhi,* se observa que pasa a ser el objeto de la percepción, y el conocimiento, a ser el sujeto, por lo que nos recuerda a la Luna reflejando la luz del auténtico Ser.

Sin la luz interior, chitta *es incapaz de percibir el sujeto y el objeto simultáneamente.*

IV.21 *Los distintos pensamientos y sensaciones que contiene* chitta *son reflejos de una única consciencia omnisciente e inalterable.*

IV.22 *Al proyectar su luz sobre* chitta, *la consciencia pura simula sus propias características y reflejos, lo cual hace que* chitta *parezca tener consciencia.*

IV.23 *Para conseguir distinguir un objeto perceptible,* chitta *tiene que extraer conocimiento de esa consciencia única.*

Imagínate que existen unos conglomerados de pensamientos y emociones que, al surgir de *chitta,* flotan como satélites. Son conjuntos de pensamientos y emociones similares que se han agrupado con un objetivo determinado. Mientras que uno puede tener que ver con la salud y el bienestar personal, otro puede ser justo lo contrario y dedicarse a tomar decisiones poco saludables. Cuanto más lejos se encuentren de su naturaleza esencial, tanto más incoherentes y borrosos serán, dando como fruto mentalidades, personalidades y estados de ánimo completamente imprevisibles, lo cual, a su vez, hace más difícil aún alcanzar un único propósito. Cuando *chitta* percibe los pensamientos y emociones como algo exhaustivo en vez de como pequeños y, a menudo, fragmentados reflejos de consciencia, se produce un espejismo de existencia independiente.

Al tener que tomar una decisión, quizás nos digamos: «El corazón me pide una cosa, pero la mente quiere otra». Es como si *chitta* se dividiera en múltiples aspectos en busca de un único resultado o de varios. Cuando se nos presentan distintas opciones, resulta difícil tomar una decisión si hay discrepancias entre la mente y el corazón. Si *lo único* que reconocemos es *chitta,* seremos incapaces de discernir los movimientos de la consciencia mientras que, en otras ocasiones, la fuente de nuestra sabiduría será la consciencia pura.

Los distintos pensamientos y sensaciones que contiene chitta *son reflejos de una única consciencia omnisciente e inalterable.*

Al proyectar su luz sobre chitta, *la consciencia pura simula sus propias características y reflejos, lo cual hace que* chitta *parezca tener consciencia.*

Para conseguir distinguir un objeto perceptible, chitta *tiene que extraer conocimiento de esa consciencia única.*

CÓMO REAGRUPAR NUESTRO *CHITTA*

Siéntate cómodamente y haz unas pocas respiraciones profundas, espirando lentamente.

Empieza a observar tus pensamientos y sentimientos.

Recuerda alguna decisión que hayas tomado, ya sea hace poco o mucho tiempo.

Contémplala como si fuera algo nuevo.

Intenta recordar cuál era tu dilema y cómo se resolvió.

¿Quién acabó ganando? ¿La lógica de la mente o la compasión del corazón?

Desde un nivel elevado de consciencia, percibe qué solución (la lógica o la compasión) encaja más con tu naturaleza.

¿Se solucionó ese tema con la decisión que tomaste?

Toma aire y permite que la mente y el corazón se abran a otras posibilidades.

Al espirar, deja que se esfumen las dudas.

Si se te han ocurrido nuevas posibilidades, proyéctalas en la situación hasta que desaparezcan los sentimientos negativos.

Si se trata de una situación que se te produce con frecuencia, repite este ejercicio siempre que puedas y sorpréndete de los cambios que se te produzcan.

Respira hondo una pocas veces y regresa al momento presente.

Recuerda constantemente que, al volver a asentar la consciencia en el corazón, permanecemos abrazadas a la Divinidad.

IV.24 *A pesar de sus innumerables deseos,* chitta *no sólo intenta dar satisfacción a los sentidos, sino también, favorecer la emancipación del alma.*

Al evolucionar, llegamos a un punto en que incluso *chitta* busca la liberación, a pesar de haber siempre dado por sentado que lo que le gustaba era el juego de *Maia* (el espejismo). Aunque sigan existiendo los deseos, nos interesan cada vez menos. Algo parecido a cuando se le dan muchos regalos a una niña para tenerla entretenida, pero a ella lo único que le interesa es el cachorrito de perro que acaba de entrar en la habitación. Todo esas cosas que habían sido su foco de interés durante un rato quedan reducidas a nada al entrar en su mundo su querido compañero de juegos.

Cuando se nos presenta la posibilidad de liberarnos, cualquier otro deseo, grande o pequeño, nos resulta esclavizante en comparación.

A pesar de sus innumerables deseos, chitta *no sólo intenta dar satisfacción a los sentidos, sino también favorecer la emancipación del alma.*

CAPÍTULO 5

El discernimiento

Para que todos los aspectos de nuestra vida estén regidos por un elevado nivel de consciencia, debemos utilizar constantemente el discernimiento, porque al aplicarlo no solo durante nuestras prácticas sino en todos los aspectos de nuestra vida, es cuando podemos alcanzar esa liberación que tanto deseamos.

Al incrementar el discernimiento, chitta
deja de presentársenos como Consciencia divina.

Entonces, seducido por el discernimiento,
chitta se lanza a por la liberación.

Si el discernimiento se relaja, pueden aparecer distracciones
fruto de las impresiones del pasado.

Pueden reconducirse dichas distracciones que nos alejan
de la iluminación mediante prácticas de interiorización,
de la misma forma que se eliminan los kleshas,
los velos que recubren la luz interior.

IV.25 *Al incrementar el discernimiento,* chitta *deja de presentársenos como Consciencia divina.*

Aquí empezamos a comprender lo necesario que es ir regateando las situaciones del día con nuestro discernimiento. Aunque la meditación nos aporta introspección y nos agudiza el discernimiento, las complicaciones que nos asaltan a diario son el potenciador perfecto para expandir todo ese entendimiento que hemos desarrollado con *dhiana.*

Al consolidársenos la vivencia de que no somos *chitta,* dejamos de percibir nuestros pensamientos y sentimientos corrientes como indicaciones de la Divinidad, porque tenemos claro cuáles son fruto de nuestra mente y cuáles provienen realmente de la fuente. Pero si reducimos nuestro discernimiento al ámbito exclusivo de nuestras prácticas espirituales, no obtendremos la totalidad de los beneficios de identificarnos con la Consciencia divina.

Al incrementar el discernimiento, chitta *deja de presentársenos como Consciencia divina.*

IV.26 *Entonces, seducido por el discernimiento,* chitta *se lanza a por la liberación.*

Una vez que *chitta* toma conciencia de esto, es catapultado hacia la liberación. ¿Por qué va a mantenerse como un reflejo del Ser divino cuando puede convertirse en la fuente misma?

Si tenemos en cuenta que, para la mayoría de buscadores espirituales, el Ser es algo que sólo existe en teoría, cuando por fin conseguimos vislumbrarlo, sentimos una potente atracción hacia él. Es algo parecido a estar andando a oscuras en una habitación de nuestra casa, sin poder ver nada de lo que hay hasta que, de repente, le damos al interruptor y podemos ver todo lo que nos resultaba invisible en la oscuridad.

Al encontrarse entre la consciencia y los objetos externos a los que da vida, *chitta* es como esa habitación sin luz porque, al no tener luz propia, es incapaz de reconocerse a sí mismo como un objeto y nunca deja de ser un *reflejo* de la luz de la Consciencia divina.

Entonces, seducido por el discernimiento, chitta *se lanza a por la liberación.*

IV.27 *Si el discernimiento se relaja, pueden aparecer distracciones fruto de las impresiones del pasado.*

Este *sutra* nos anima a no dejar nunca de aplicar el discernimiento, ya sea en nuestras prácticas espirituales como en nuestra vida diaria. Lo que se desea es que la capacidad de discernir se establezca como algo permanente al ascender a niveles de consciencia superiores, razón por la cual se nos advierte de que, si nos volvemos muy permisivas en lo que al discernimiento se refiere, nos distraerá de nuestro camino hacia la liberación. Si se nos olvida lo potentes y tenaces que son las impresiones del pasado, volverán a apoderarse de nuestros pensamientos y emociones, lo cual nos llevará, una vez más, a olvidarnos de cuál es nuestra verdadera naturaleza.

Si el discernimiento se relaja, pueden aparecer distracciones fruto de las impresiones del pasado.

IV.28 *Pueden reconducirse dichas distracciones que nos alejan de la iluminación mediante prácticas de interiorización, de la misma forma que se eliminan los* kleshas, *los velos que recubren la luz interior.*

Por culpa de *avidiá* (ausencia de conocimiento), el espíritu y la naturaleza no consiguen fusionarse. Son los *kleshas*, los cinco velos que recubren la luz del Ser divino, los que lo impiden. Esto puede remediarse al sumergirnos profundamente en los aspectos sutiles de nuestra búsqueda espiritual, incluídos el *samadhi* y el *samiama,* porque dichos estados superiores nos dan la fuerza para mantener alejada cualquier cosa que nos distraiga.

Al alcanzar los estados más profundos, empieza a prevalecer nuestra conciencia y cada vez nos aprisiona menos la naturaleza. A medida que van desapareciendo los velos uno a uno, vuelve a ser visible la luz divina y, al enfocarnos en ella, la luz nos acoge y la liberación se convierte en una realidad.

Pueden reconducirse dichas distracciones que nos alejan de la iluminación mediante prácticas de interiorización, de la misma forma que se eliminan los kleshas, *los velos que recubren la luz interior.*

CAPÍTULO 6

La liberación suprema

L lega el momento de despojarnos de cualquier cosa que nos distraiga de la iluminación. Al conseguir recordar cuál es nuestra auténtica naturaleza, tenemos la obligación de llevar una vida consciente y llena de entusiasmo. El hecho de concienciarnos de todas estas verdades nos catapulta hacia la liberación suprema.

Al recibir la gracia de la Sabiduría intuitiva, ni tan siquiera nos interesan ya los poderes psíquicos, por lo que ascendemos a «la nube de la virtud» (Dharmamegha samadhi)*.*

Al alcanzar el supremo estado de Dharmamegha samadhi *(la nube de la virtud), desaparece cualquier tipo de sufrimiento y de karma.*

Al tomar conciencia de dicho infinito conocimiento, la totalidad del universo, con todos sus objetos sensoriales incluidos, pierde todo su atractivo.

Al haber cumplido con su función, los gunas *quedan totalmente incapacitados.*

En las últimas fases de la liberación, cesa cualquier fluctuación de los gunas y el tiempo carece totalmente de importancia.

Al reabsorberse dichos estériles gunas en Prákriti (la naturaleza), se manifiesta Káivalia (liberación), lo cual permite que la consciencia exaltada resplandezca en forma de Luz divina.

IV.29 *Al recibir la gracia de la Sabiduría intuitiva, ni tan siquiera nos interesan ya los poderes psíquicos, por lo que ascendemos a «la nube de la virtud»* (Dharmamegha samadhi).

Al alcanzar un elevado estado de consciencia, la *yóguini* se da cuenta de que los *siddhis* son un obstáculo para la iluminación y pierde todo interés en ellos. A lo único a lo que aún aspira es a mantener su conexión espiritual, a tener compasión y a vivir siempre sumida en una dicha absoluta e insuperable. Aunque la mayoría pensamos que, al alcanzar dicho estado, el siguiente paso es retirarse del mundo, se puede vivir en el mundo y servirlo sin perder ese elevado estado de consciencia.

Mantén la mano en la sociedad mientras tu corazón permanece sumido en la Divinidad.

—BHÁGAVAD GUITA—

Al recibir la gracia de la Sabiduría intuitiva, ni tan siquiera nos interesan ya los poderes psíquicos, por lo que ascendemos a «la nube de la virtud» (Dharmamegha samadhi).

IV.30 *Al alcanzar el supremo estado de* Dharmamegha sa-madhi *(la nube de la virtud), desaparece cualquier tipo de sufrimiento y de karma.*

Es importante tener claro lo que significa «sufrimiento». Cuando se produce algún suceso o accidente, deben tenerse en cuenta muchos factores, uno de los cuales es el dolor físico. Si hemos tenido alguna vez algún fuerte dolor físico, sabemos que es algo *muy real*, y que de mantenerse en el tiempo, suele acabar por consumirnos toda la energía. Es hasta tal punto extenuante que, en medicina, existen especialidades para tratar y gestionar los dolores crónicos.

Ahora bien, la pareja del dolor físico resulta algo más difícil de comprender y de solucionar, porque cuando en el dolor físico se involucran también los sentimientos, se convierte en *sufrimiento*. A la mayoría de las personas les resulta difícil separar, al principio, el dolor físico del sufrimiento emocional, y aunque al cabo de cierto tiempo puede que desaparezca el dolor físico, no siempre sucede lo mismo con el sufrimiento, hasta el punto de que pasados meses o incluso años ya sin dolor físico, revivimos fácilmente el sufrimiento al volver a vincular el recuerdo con el incidente en cuestión.

Debemos reconocer que tenemos sufrimiento emocional y tratarlo con profunda compasión, porque de lo contrario, iremos acumulando angustia mental en la memoria y se nos activará en cuanto se dé la situación perfecta, como, por ejemplo, cuando nos sucede algo desagradable; o incluso puede volverse más fuerte cuando padezcamos alguna otra lesión o enfermedad. Pero al conectar nuestra consciencia con la estrella de la iluminación y la liberación, desaparece cualquier tipo de sufrimiento.

Al alcanzar el supremo estado de Dharmamegha samadhi *(la nube de la virtud), desaparece cualquier tipo de sufrimiento y de karma.*

IV.31 *Al tomar conciencia de dicho infinito conocimiento, la totalidad del universo, con todos sus objetos sensoriales incluidos, pierde todo su atractivo.*

Al mantenerse inmutable en su camino hacia la consciencia suprema, aunque los *siddhis* intenten distraerla llamándole la atención, a la *yóguini* se le concede todo el conocimiento del universo y se derrama sobre ella una «nube de virtud» que le otorga la liberación y la dicha suprema de la Consciencia divina.

Hacía un tiempo maravilloso el día que aterrizamos en San José de Costa Rica. Era la segunda vez que viajaba a este país único en el mundo, con su enorme variedad de ecosistemas.

Pero para llegar a la ubicación del retiro que iba a dirigir, justo a la otra punta del país, había que atravesar un peligroso puerto de montaña que los indígenas llamaban «el bosque de nubes». Al comenzar nuestra ascensión no tardé en comprender el porqué de ese nombre.

A mí, la idea de atravesar en coche una nube que nos rodeara por completo me sonaba a algo muy místico y esperaba tener alguna experiencia etérea. Al ganar altitud, la bruma empezó a envolvernos y llegamos a un punto en el que ya no se veían ni la carretera ni las rayas pintadas en el asfalto. La sensación de entusiasmo por aquella aventura iba disminuyendo de forma directamente proporcional a nuestra creciente incapacidad de ver el entorno. Aunque yo seguía intentando mirar afuera, era en vano porque habíamos alcanzado un nivel de visibilidad cero, hasta el punto de que, mirara por donde mirara –por el parabrisas, por las ventanillas de los lados o por la luna trasera– no había más que nubes y me sentía como en la nada. Era como si se me hubieran parado los sentidos de la percepción, porque ninguno me transmitía ninguna información como solían hacerlo. Era como si ellos también se hubieran ocultado entre aquellas nubes. Me sentí trasladada a otra dimensión en la que no había futuro ni proyección alguna de lo que podía pasar, y se me iban reorganizando los pensamientos y sentimientos para hacer de esa aventura angustiosa una divertida exploración. La única opción que me quedaba era vivir el presente y disfrutar de estar metida en una nube, lo cual, de alguna manera, al no proyectar nada hacia el futuro ni mirar atrás, hacia el pasado, me hizo entrar en una profunda paz.

Cuando nos quedamos enganchadas al pasado, nos saca de golpe del presente y, cuando proyectamos hacia el futuro, se reducen las posibilidades de que se produzcan cambios de forma espontánea a la vez que aumentan las de que nos llevemos una decepción. Dicha sensación de existir únicamente en el presente se me mantuvo incluso una vez fuera de las nubes, al empezar a bajar el puerto de montaña.

Aunque «el bosque de las nubes» era un fenómeno natural, para mí fue toda una lección espiritual. Feliz de haber tenido esa introspección de que el pasado y el presente son espejismos, la única opción que nos queda es vivir en el momento presente.

Al tomar conciencia de dicho infinito conocimiento, la totalidad del universo, con todos sus objetos sensoriales incluidos, pierde todo su atractivo.

IV.32 *Al haber cumplido con su función, los* gunas *quedan totalmente incapacitados.*

IV.33 *En las últimas fases de la liberación, cesa cualquier fluctuación de los* gunas *y el tiempo carece totalmente de importancia.*

Nuestro mundo es fruto del desequilibrio entre los tres aspectos de la naturaleza *(sattva, rayas y tamas)*, con el fin de que podamos experimentar plenamente *tanto* sus aspectos gloriosos *como* los tristes, hasta que llegamos a un punto en que se nos expande la consciencia y nos cansamos de este constante tira y afloja entre placer y sufrimiento, entre lo bueno y lo malo; es decir, entre las dualidades. Es el momento en que la única opción que nos queda para liberarnos es renunciar a todos nuestros apegos mundanos, y al concedérsenos la liberación, los *gunas* pierden toda su fuerza, ya que todos sus objetivos han sido ya alcanzados.

Firmemente establecida en el eterno presente, la *yóguini* omnipresente siente que todo sucede en el *ahora* y que el pasado y el futuro se fusionan en él, que es donde también residen todo el conocimiento y toda la sabiduría. En ese estado, lo sabemos todo.

Al haber cumplido con su función, los gunas *quedan totalmente incapacitados.*

En las últimas fases de la liberación, cesa cualquier fluctuación de los gunas *y el tiempo carece totalmente de importancia.*

IV.34 *Al reabsorberse dichos estériles* gunas *en* Prákriti *(la naturaleza), se manifiesta* Káivalia *(liberación), lo cual permite que la consciencia exaltada resplandezca en forma de Luz divina.*

Al llegar al último *sutra,* se nos otorga el conocimiento de que, al renunciar al mundo de las dualidades, nos fusionamos con la luz de nuestra propia naturaleza divina.

Entonces, la amable y considerada naturaleza se retira por el mismo camino que vino, para recuperar a todas aquellas personas que se hayan perdido en el yermo desierto de la vida, y continúa creando experiencias de placer y dolor, del bien y del mal, hasta que estén preparados para ascender todos aquellos seres que se quedaron atrás esperando a que se materialicen sus sueños y deseos, mientras que los *yoguis* y *yóguinis* que han ascendido más allá de la dualidad se zambullen en la corriente infinita de almas que fluyen hacia el océano de la unicidad y alcanzan la liberación suprema.

La tarea de la naturaleza ha tocado a su fin, esa tarea desinteresada que se ha autoimpuesto nuestra querida enfermera en forma de naturaleza. Es como si cogiera delicadamente de la mano a esa alma ignorante de sí misma para mostrarle todas las experiencias y manifestaciones del universo, para que ascienda cada vez más alto al encarnar de cuerpo en cuerpo, hasta recuperar la gloria que había perdido y, así, consiga recordar su propia naturaleza.

—Suami Vivekánanda—

Al reabsorberse dichos estériles gunas en Prákriti *(la naturaleza)*, se manifiesta Káivalia *(liberación)*, lo cual permite que la consciencia exaltada resplandezca en forma de Luz divina.

MEDITACIÓN EN LA LUZ DIVINA QUE ESTÁ EN TODOS NOSOTROS

Permite que se te relajen el cuerpo y la mente, y cierra los ojos.

Enfócate en la zona de la coronilla, donde resplandece una luz brillante como mil Soles juntos.

Observa cómo, a través de este portal, te entra un rayo de luz procedente de una fuente lejana y que te inunda de luz toda la parte superior de la cabeza.

Inspira hondo y siente cómo esa luz se vuelve más brillante.

Al espirar, envíasela al mundo entero.

Sigue a esa luz divina en su fluir por todos los ríos y riachuelos, océanos y mares, ciudades y aldeas, a la vez que acoge todo y a todos en sí misma, con luz y amor.

Inspira, y la luz se vuelve más brillante.

Al espirar, haz que toda la Tierra quede rodeada de un círculo de luz divina en la que queden incluidos todos los seres para que puedan experimentar su propia naturaleza divina.

Al inspirar, la luz se vuelve más brillante y, al espirar, envía luz y amor a todo el planeta.

En esta luz, no hay más que unión entre todo y todos.

Confirma que esa misma luz que resplandece en nosotras, reluce también en todo y todos. ¡Todos somos uno en la luz!

¡Alabados sean todos los seres que han tomado conciencia de su verdadera naturaleza y que sus bendiciones recaigan en todos/as nosotros/as!

Continuar estudiando los *Yoga sutras* durante toda la vida

Gracias a este periplo por los *Yoga sutras* que hemos hecho juntas, reconocemos que, más que un conjunto de ejercicios o una filosofía, el yoga es una extremadamente potente *sabiduría experimental* que, a base de una práctica y una experiencia ininterrumpidas, nos guía, cual brújula, hacia el norte magnético de nuestra naturaleza divina.

Con esta brújula de sabiduría no sólo hemos completado el círculo, sino que, al ascender como en espiral, hemos revisado toda la sabiduría en la que se basan los *Yoga sutras* desde una perspectiva y con una comprensión completamente nuevas. Cada vez que reiniciamos el estudio de los *Yoga sutras,* alcanzamos una comprensión cada vez más profunda –desde el corazón– de la eternamente poderosa sabiduría que contienen.

Para escribir este libro, yo misma he ahondado en ellos para conseguir expresarlos genuinamente desde mi corazón; un proceso que me ha exigido una enorme cantidad de fe y devoción. Para ello, me he ayudado de los muchos años que pasé a los pies de mi gurú, Sri Suami Satchidánandayi, mientras él nos explicaba el significado de los *sutras*. A menudo les he rogado a las diosas, los dioses, los gurús, los santos y los sabios que me ayudaran a acceder a la elevada consciencia y sabiduría de la Edad de Oro. Aunque fueron muchos los que, amablemente, respondieron a mis plegarias, lo más sorprendente fue el mismísimo Sri Patányali –el sabio que recopiló los *Yoga sutras*– quien me empujó hacia un nivel de sabiduría mucho más profundo.

Un día que estaba visitando uno de los grandes templos de la India del sur y venerando a las muchas deidades que allí residen, me sentí atraída por un pequeño altar situado en un pequeño rincón de dicho gran templo, dedicado a «el perfecto servidor de la Divinidad»: Sri Hanuman. Al sentarme a meditar ahí, desconecté totalmente del mundo físico.

Al regresar al plano material, siguiendo la tradición, me puse a caminar alrededor de dicho altar, pero mientras que las personas de mi grupo avanzaban a un ritmo normal, yo me quedé un poco más atrás y, al llegar a la última esquina, me di cuenta de que en los lados del templo no había ningún tipo de decoración ni representación alguna, y sentí como si hubiera un «muro de energía» que me impedía avanzar más.

De repente, me sentí succionada por un «vórtice de energía» que salía de dicha pared de piedra, y cuando conseguí enfocar la vista, vi la llama de una diminuta lamparita de aceite que resplandecía detrás de una pequeña puerta cubierta de hollín y sin ningún tipo de marcas especiales.

Entonces, al darse cuenta el resto del grupo de amigos, entre los que se encontraba mi marido, de que yo no estaba con ellos, regresaron a buscarme acompañados por un monje de allí, pero ellos no percibieron ese «muro de energía».

En ese momento, el monje me dijo: «Este es el *mahasamadhi* de Sri Patányali, donde descansan sus restos mortales».

Me quedé clavada en el sitio y se me cortó la respiración. Después de haber pasado tantos años meditando en lo que había querido decir y habría pensado Sri Patányali, me había atraído hacia él para darme su *darshan,* las bendiciones que da un ser divino.

¿Cuál era el profundo y directo mensaje que intentaba transmitirme? ¿Cuál fue la esencia del yoga que me instruyó sin palabras? Eso será siempre un misterio, un profundo secreto que sólo mi corazón conoce. Estoy inmensamente agradecida por haber recibido las bendiciones tanto de Sri Patányali como de tantísimos otros y otras de muy variadas maneras, y sólo pido que lo que he plasmado en este libro sea un fiel reflejo de la autenticidad de dicha aprobación.

Para la mayoría de vosotras, la práctica del yoga no implicará iros de peregrinaje a la India, ni pasaros muchos años de formación con un gurú iluminado. Pero si trasladáis a vuestra vida diaria lo que experimentéis con vuestras prácticas, descubriréis que en vuestra vida se produce una mejora espectacular.

Lee los *sutras*. Medita en ellos. Experimenta su auténtico significado. Si lo haces de corazón, notarás grandes progresos tanto en tu práctica del yoga como en todo lo que hagas.

¡Que todo el mundo viva con amor y felicidad, conscientes de nuestra naturaleza divina!

Nischala Joy Devi

PARA PROFUNDIZAR SOBRE ESTE TEMA
Los *Yoga sutras* expresados desde el corazón

Esta sección es una enumeración de todos los *sutras,* sin comentario. Los puedes recitar o escribir en cualquier momento y son especialmente potentes como preparación para la meditación. Leer los *sutras* es una técnica de meditación en sí misma.

Es beneficioso fijarse en cómo fluyen los *Yoga sutras;* en cómo un conjunto de ellos prepara el terreno para el siguiente, lo cual permite entender su significado con el corazón. Recitarlos seguidos, sin interrupciones, nos permite recibir y descubrir su esencia. Para hacer *shravana* (escuchar), hay que decir el *sutra* primero en voz alta, después susurrarlo y, finalmente, sólo con el silencio del corazón. Esta forma secuenciada de repetición permite sentir la rítmica de las palabras y nos aporta una mayor comprensión que leyéndolos uno por uno.

Sin prisas, respira hondo, abre el corazón y al recitar los *sutras; escucha* cómo resuenan por todo el cuerpo, la mente, las emociones y el espíritu. Deja que te transmitan su sabiduría. Eso te servirá para acceder al conocimiento más profundo e intuitivo.

¡Que alcances la dicha que es tu derecho de nacimiento!

I.1 Con humildad (con apertura de mente y corazón), iniciamos el sagrado estudio del yoga.

I.2 El yoga es la unificación de la consciencia en el corazón.

I.3 Al reunificarse en el corazón, la consciencia se aquieta y, entonces, nos establecemos en nuestra propia naturaleza verdadera: la dicha.

I.4 En otras ocasiones, nos identificamos con los rayos de consciencia que fluctúan y nos hacen sentir sufrimiento.

I.5 Al dividirse en cinco, los rayos de consciencia se polarizan entre agradables o desagradables.

I.6 Los rayos se manifiestan en forma de conocimientos, malentendidos, imaginaciones, sueño profundo y recuerdos.

I.7 El conocimiento incluye las experiencias personales, las inferencias y las introspecciones de los sabios.

I.8 Los malentendidos se producen cuando la percepción es borrosa o está tintada.

I.9 La imaginación se activa al escuchar palabras, ver imágenes o sentir algo.

I.10 El sueño profundo nos sirve para desconectar nuestra consciencia perceptiva.

I.11 Los recuerdos se producen cuando una experiencia anterior regresa a nuestra consciencia perceptiva.

I. 12 Abhiasa *(practicar con fervor)* y veiraguia *(recordar el Ser)*
sirven para elevar el nivel de conciencia.

I.13 Una práctica hecha con fervor, abhiasa, *hace que se desarro-*
lle la conciencia.

I.14 Abhiasa *se nutre de mantener un ritmo constante y de dedi-*
carse a ello desde el corazón.

I.15 Gracias a veiraguia, *el acto de recordar constantemente el*
Ser, desaparece cualquier anhelo.

I.16 La consciencia, al reunificarse, permanece clara e intacta,
sin que le afecten los gunas, *los cambios externos de la natu-*
raleza. Eso es el máximo nivel de veiraguia.

I.17 Al desarrollar abhiasa *y* veiraguia, *el intelecto se refina; ra-*
zonamos con claridad; la dicha se refleja en todo y la iden-
tificación con todo lo exterior se fusiona con la Consciencia
suprema.

I.18 Al mantener una percepción consciente, nos identificamos
únicamente con la pura consciencia, que reside en el corazón.

I.19 Puede trascenderse el mundo al identificarnos con la cons-
ciencia pura.

I.20 Dicha identificación aumenta mediante la fe, el dinamismo,
la intención, la reflexión y la percepción.

I.21 La verdad divina se le revela a quien se entrega y se enfoca
en ella.

I.22 El desarrollo de la consciencia espiritual es proporcional a
la intensidad de la dedicación.

I.23 El amor y la devoción sin límites nos aúnan con la Consciencia divina.

I.24 La Consciencia divina, al igual que el Sol, brilla con luz propia.

I.25 La Divinidad es la esencia de todo conocimiento, sabiduría y amor.

I.26 Conocimiento, sabiduría y amor son los maestros omnipresentes en todos los seres.

I.27 Al repetir el sonido sagrado, se manifiesta la Consciencia divina.

I.28. Al vocalizarlo con gran devoción, el sonido sagrado nos revela nuestra naturaleza divina.

I.29 Al repetirlo con total fe, brilla, resplandeciente, la luz interior.

I.30 Un desequilibrio a nivel físico, mental o emocional suele impedirnos percibir nuestra auténtica naturaleza.

I.31 Dichos desequilibrios pueden causarnos desasosiego, preocupación, alterarnos la respiración y hacernos perder la esperanza.

I.32 Dichos desequilibrios pueden evitarse al realizar fielmente alguna práctica sagrada.

I.33 Para preservar la apertura del corazón y la tranquilidad mental, desarrolla las siguientes actitudes:

Amabilidad con los que son felices.
Compasión por los menos afortunados.

Respeto por los que encarnan nobles cualidades.
Ecuanimidad ante aquellos que son lo contrario a tus
valores.

I.34 *Se puede recuperar y mantener el equilibrio haciendo espiraciones lentas y relajadas;*

I.35 *O enfocando la atención en un objeto que nos motive;*

I.36 *O desarrollando la devoción por la luz suprema y rebosante de dicha que reluce en el interior;*

I.37 *O al recibir la gracia de un gran ser que irradie cualidades divinas;*

I.38 *O reflexionando sobre la sensación de paz vivida durante una experiencia, un sueño o durante el sueño profundo;*

I.39 *O dedícate a hacer cualquier cosa que te expanda y satisfaga el corazón.*

I.40 *Gradualmente, y como resultado de enfocar la conciencia, el conocimiento del individuo abarca desde el átomo más diminuto hasta la más inmensa magnitud.*

I.41 *Al igual que un cristal puro parece adoptar el color de todo lo que lo rodea, pero permanece inmutable en su interior, el corazón de la* yóguini *se mantiene puro y sin ser afectado por su entorno al alcanzar el estado de unidad con todo. Esto es* samadhi.

I.42 *Cuando la conciencia se fusiona con un objeto o forma «material», si se perciben su nombre, cualidad y conocimiento, eso es* savitarka samadhi *o samadhi* reflexivo.

I.43 Cuando la conciencia se fusiona con un objeto o forma «material», si sólo se percibe conocimiento, eso es nirvitarka samadhi *o samadhi* espontáneo.

I.44 Cuando la conciencia se fusiona con un objeto o forma «sutil», se producen dos formas de samadhi: savichara *(percibir nombre, cualidad y conocimiento) y* nirvichara *(percibir sólo el conocimiento).*

I.45 Estos estados de samadhi *tienen la capacidad de extenderse más allá de todos los objetos y formas «materiales» y «sutiles» con el fin de revelar la naturaleza en su aspecto inmanifiesto.*

I.46 Todos los tipos de samadhi *descritos hasta ahora son* sabiya *(con semilla) y tienen la capacidad de germinar, lo cual nos hace regresar a la consciencia ordinaria.*

I.47 En la pureza de nirvichara samadhi, *la Consciencia divina se vuelve luminiscente.*

I.48 Cuando la consciencia se sume en el auténtico conocimiento absoluto (ritámbhara pragña), *se produce la percepción espiritual directa.*

I.49 Dicho auténtico conocimiento absoluto (ritámbhara pragña) *no tiene nada que ver con los conocimientos obtenidos mediante la experiencia personal, la deducción ni con las introspecciones de los sabios.*

I.50 Al experimentar dicho auténtico conocimiento absoluto (ritámbhara pragña), *se quedan atrás todos los* samskaras *(impresiones) previos y se impide que broten los nuevos.*

I.51 El nirbiya *(sin semilla)* samadhi *eclipsa todas las impresiones y manifestaciones.*

II.1 Kría yoga, *o yoga en la acción, incluye:*

Tapas: *Prender la llama que nos purifica.*
Suadhiáia: *Estudio de la Divinidad mediante textos sagrados, la naturaleza y la introspección.*
Íshvara pranidhana: *Entregarse de todo corazón a la Luz divina que existe en todo y en todos.*

II.2 *Dichas prácticas nos expanden la conciencia interior y nos conducen a la liberación.*

II.3 *Al retirar los cinco* kleshas *o velos, vuelve a resplandecer el Ser divino.*

Los cinco kleshas *o velos son:*
Avidiá: *Desconocimiento de nuestra naturaleza divina.*
Asmitá: *Confianza excesiva en el yo individual.*
Raga: *Excesiva atracción por los placeres pasajeros.*
Dvesha: *Evitar en exceso las experiencias desagradables.*
Abhinivesha: *Inasible conciencia de la inmortalidad.*

II.4 *La ignorancia de nuestra naturaleza divina* (avidiá) *constituye un fértil campo de cultivo en el que echan raíz las semillas aletargadas de los otros cuatro velos.*

II.5 *La ignorancia de nuestra naturaleza divina* (avidiá) *fomenta la identificación con lo transitorio en lugar de con la quietud interior que existe en el corazón.*

II.6 *Al tenerse demasiada confianza en el yo individual* (asmitá), *se lo confunde con el Ser divino.*

II.7 *Un exceso de interés por los placeres transitorios* (raga) *produce pasiones vehementes.*

II.8 Evitar con exceso las experiencias desagradables (dvesha) *produce rechazo.*

II.9 La inasible conciencia de la inmortalidad es algo inherente incluso para los sabios (abhinivesha).

II.10 Mediante observación y criterio precisos, estos kleshas *se tornan traslúcidos.*

II.11 Si estos velos se han materializado en acciones, deben destruirse mediante prácticas de interiorización.

II.12 El útero del karma (karmashala), *cubierto por los* kleshas *(velos), engendra experiencias ahora y en el futuro.*

II.13 Mientras los velos envuelvan al útero del karma (karmashala), *cualquier acción se verá afectada por ello.*

II.14 El fruto que dé el karma depende del tipo y calidad de la semilla que se plante y de cómo se la cuide durante su crecimiento.

II.15 La sabiduría intuitiva nos permite expandirnos más allá del mundo natural y en permanente cambio (lo que se ve), hasta alcanzar el ámbito del Espíritu divino (lo que ve).

II.16 Comprendido esto, las dificultades antaño vitales pierden toda su fuerza.

II.17 El origen de estas dificultades yace en la incapacidad de reconocer que el Espíritu divino (lo que ve) es omnisciente y, por lo tanto, está separado del mundo natural (lo que se ve) en permanente cambio.

II.18 Al percibir que son un espejismo (Maia), la naturaleza (lo que se ve) y sus atributos, los gunas, *existen para servir al Ser divino (lo que ve) tanto con alegría como con liberación.*

*II. 19 Dichos atributos de la naturaleza (*gunas*) son tan tangibles como intangibles.*

II.20 El Ser divino (lo que ve) contempla el mundo sin que eso le afecte.

II.21 El mundo natural (lo que se ve) existe para beneficio del Ser divino (lo que ve).

II.22 Cuando tomamos conciencia del Ser divino (lo que ve), el mundo natural ilusorio (lo que se ve) se torna transparente, aunque les siga pareciendo muy real a los que están enmarañados en él.

II.23 Al unirse el Ser divino (lo que ve) con la naturaleza (lo que se ve), dicha potente y dinámica sinergia crea el mundo ilusorio e impide que se perciba el Espíritu.

II.24 Dicha unión se consuma al olvidarnos del Ser divino (lo que ve).

II.25 Dicha unión no puede producirse cuando se recuerda el Ser divino ininterrumpidamente.

II.26 Establecidos en la gracia de la Sabiduría intuitiva, experimentamos la liberación.

II.27 El estado de liberación puede reconocerse por siete características: ya no tenemos necesidad de conocimiento; de mantenernos lejos de nada ni de nadie; de acumular cosas ma-

teriales; ni de obrar; y siempre nos acompañan la felicidad, la fe y la claridad.

II.28 Al practicar el ashtanga yoga, el camino de las ocho facetas, se activa la Sabiduría intuitiva y nos revela nuestro resplandor interior.

II.29 El ashtanga yoga, el camino de las ocho facetas, se compone de:

Iama: *Reflejar nuestra auténtica naturaleza.*
Niama: *Evolucionar hacia la armonía.*
Ásana: *Disfrutar de existir; postura.*
Pranaiama: *Desarrollar y encauzar el prana universal (energía).*
Pratiahara: *Invitar a los sentidos a que miren hacia dentro.*
Dhárana: *Agrupar y enfocar la conciencia en nuestro interior.*
Dhiana: *Flujo ininterrumpido de la consciencia hacia el interior.*
Samadhi: *Unión con la Consciencia divina.*

II.30 Iama (reflejo de nuestra propia naturaleza) se experimenta mediante:

Ahimsá: *Respeto, amor, compasión por todo y todos.*
Satia: *Veracidad, integridad.*
Astéia: *Generosidad, honradez.*
Brahmacharia: *Equilibrio y moderación de la energía vital.*
Aparigraha: *Conciencia de abundancia, plenitud.*

II.31 Todas estas grandes verdades son universales e inherentes a todos los seres. Si se alteran o ignoran, se pone en peligro la calidad de vida.

II.32 Niama *(evolucionar hacia la armonía) incluye:*

Shaucha: *sencillez, pureza, refinamiento.*
Santosha: *sentirse satisfecha y en paz con una misma y con los demás.*
Tapas: *prender la llama purificadora.*
Suadhiáia: *estudio sagrado de la Divinidad mediante textos sagrados, la naturaleza y la introspección.*
Íshvara pranidhana: *dedicarse a la Divinidad de todo corazón.*

II.33 Al enfrentarnos a pensamientos o sentimientos inquietantes, cultivamos la actitud opuesta y superior. Esto se llama pratipaksha bhávana.

II.34 Puede evitarse el deseo de actuar obedeciendo a impulsos o pensamientos perniciosos, o de inducir a ello a otras personas, o aprobar que los tengan o que las lleven a la práctica. Esto también es pratipaksha bhávana.

II.35 Al abrazarlo todo con veneración y amor (ahimsá)*, experimentamos unión.*

II.36 Al enfocarlos en la verdad y la integridad (satia)*, nuestros pensamientos, palabras y actos adquieren el poder de manifestarse.*

II.37 Al establecernos en la generosidad y la honradez (ashtéia)*, se nos concede prosperidad material y espiritual.*

II.38 Al llevar siempre una vida equilibrada y de moderación (brahmacharia)*, nuestra fuerza vital no conoce límites.*

II.39 Al aceptar la abundancia (aparigraha)*, percibimos que todo es una bendición y se nos revela el propósito de nuestra existencia en este mundo.*

II.40 Mediante la sencillez y un constante refinamiento (saucha), *el cuerpo, los pensamientos y las emociones se convierten en un claro reflejo del Ser interior.*

II.41 Saucha *nos revela la dicha de nuestra naturaleza y hace florecer nuestro anhelo por alcanzar el Ser.*

II.42 Al sentirnos en paz y satisfechas con nosotras mismas y con los demás (santosha), *surge una loa a la dicha suprema.*

II.43 Al vivir la vida con entusiasmo y sinceridad, se prende la llama purificadora (tapas) *que nos revela la luz interior.*

II.44 El estudio sagrado de lo Divino a través de las escrituras, la naturaleza y la introspección (suadhiáia) *nos conduce hacia el Ser supremo.*

II.45 Al entregarnos de todo corazón (íshvara pranidhana), *quedamos embriagadas de Divinidad.*

II.46 El bienestar y felicidad natural de nuestro ser encuentran su expresión cuando el cuerpo alcanza la estabilidad (ásana).

II.47 Cuando el cuerpo deja de esforzarse y aferrarse a algo, se revela el infinito interior.

II.48 A partir de entonces, ya no nos afectan las fluctuaciones de los gunas.

II.49 El ritmo armónico de la respiración (pranaiama) *aumenta y canaliza la fuerza vital universal (prana).*

II.50 Mediante la inspiración, la espiración y la suspensión de la respiración se controla el movimiento de la energía universal.

II.51 Un patrón equilibrado y rítmico aquieta la mente y las emociones, lo cual produce que se pause la respiración.

II.52 Como resultado, desaparecen los velos que recubren la luz interior.

II.53 Se revela una visión de la consciencia superior.

II.54 Pratiahara *consiste en retrotraer los sentidos.*

II.55 Al vislumbrar la luz interior, los sentidos se sienten satisfechos y permanecen enfocados hacia dentro.

III.1 Reunir toda la consciencia y enfocarla hacia dentro, es dhárana *(contemplación).*

III.2 Cuando la consciencia fluye hacia dentro de forma ininterrumpida, se llama dhiana *(meditación).*

III.3 Al fusionarse la consciencia individual con la divina, se desvanece el espejismo de la separación. Esto es samadhi.

III.4 Cuando dhárana *(contemplación),* dhiana *(meditación) y* samadhi *(unión con la Consciencia divina) se convierten en un proceso fluido y único, se denomina* samiama *(fusión).*

III.5 Mediante el samiama, *la consciencia individual y la divina se fusionan de nuevo sin esfuerzo alguno.*

III.6 Las introspecciones y la sabiduría que se obtienen mediante el samiama *mejoran todos los aspectos de la vida.*

III.7 Las tres facetas que conforman el samiama (dhárana, dhiana *y* samadhi) *son más sutiles que las cinco anteriores.*

III.8 Pero incluso estas tres facetas del samiama (dhárana, dhiana *y* samadhi) *resultan superficiales después de experimentar* nirbiya samadhi (samadhi *sin semillas).*

III.9 Al observar, sin ejercer ningún control, los instantes de silencio que tienen lugar entre los pensamientos y sentimientos que van brotando, la consciencia se transforma y se expande (nirodha parinama).

III.10 Al mantenerse dicha transformación de la consciencia (nirodha parinama), *se experimenta una profunda paz.*

III.11 Es entonces cuando se calman las fluctuaciones de la consciencia y el samadhi (samadhi parinama) *se convierte en un estado permanente de existencia.*

III.12 Desde ahí, cualquier pensamiento y sentimiento, sin excepción, fluye hacia una conciencia cautivada (ekágrata parinama).

III.13 Las tres fases del samiama *hacen que se transformen todos los elementos naturales, así como los pensamientos, los sentimientos y los sentidos, lo cual apuntala y expande el estado elevado de consciencia.*

III.14 Cualquier objeto que contenga los atributos externos de la naturaleza (gunas) *está sujeto a un cambio permanente, lo cual revela el pasado, el presente o lo que aún esté por manifestarse.*

III.15 La progresión de dichos atributos de la naturaleza es la causa de los permanentes cambios que se producen en nuestra constante evolución.

III.16 Al hacer samiama *en el paso del tiempo surge el conocimiento del pasado y del futuro.*

III.17 Se suele confundir una palabra con su significado y con la idea que conlleva, porque se superponen entre sí. Al hacer samiama *en una palabra o sonido, se revela el conocimiento de su significado.*

III.18 Al hacer samiama *en las impresiones del pasado, se nos otorga el conocimiento de vidas pasadas.*

III.19 Con una consciencia completamente pura se obtiene la capacidad de comprender la naturaleza de nuestra propia mente y de la de los demás.

III.20 Al comprender la naturaleza de los pensamientos y sentimientos de otra persona, percibimos su contenido y los motivos que esconden.

III.21 Al hacer samiama *en el cuerpo sutil, se desarrolla la capacidad de interceptar la luz que emana del cuerpo antes de que llegue a los ojos del que lo mira. Así es como se vuelve invisible el cuerpo del yogui.*

III.22 De la misma manera que se describe en el sutra *anterior, es posible interceptar la manifestación externa de los sentidos del olfato, el gusto, el oído y el tacto, de tal forma que se vuelven indetectables para los demás.*

III.23 Al hacer samiama *sobre dos aspectos del karma (instantáneo y retardado), se nos revela el resultado de nuestras acciones así como el momento en que moriremos.*

III.24 Al hacer samiama *sobre la amabilidad y otras cualidades honestas, desarrollamos la capacidad de transmitírselas a los demás.*

III.25 Al hacer samiama *sobre la fuerza, experimentamos el vigor de los elefantes.*

III.26 Al hacer samiama *sobre la luz interior del corazón, se obtienen poderes de percepción muy refinada.*

III.27 Al hacer samiama *en el Sol, se obtienen conocimientos sobre los mundos internos y externos.*

III.28 Al hacer samiama *sobre la Luna, se obtienen conocimientos sobre las estrellas y las galaxias, así como sobre los aspectos sutiles de nuestra existencia.*

III.29 Al hacer samiama *sobre la estrella polar* (dhruva nakshatra) *se comprenden los movimientos celestiales y sus efectos sobre los acontecimientos de este mundo.*

III.30 Al hacer samiama *sobre el ombligo, se obtienen conocimientos sobre la constitución y el funcionamiento del cuerpo.*

III.31 Al hacer samiama *sobre la base de la garganta, se consigue eliminar la sensación de hambre y sed.*

III.32 Al hacer samiama *sobre la base de la garganta, se consigue que el cuerpo y la mente se mantengan firmes durante la meditación.*

III.33 Al hacer samiama *sobre la luz que se irradia desde el centro de la cabeza, se nos otorgan visiones de seres celestiales e iluminados.*

III.34 O todos estos poderes y los conocimientos que contienen pueden transmitirse a las personas que alcanzan la iluminación de forma espontánea gracias a la pureza de su vida.

III.35 Al hacer samiama *en el corazón espiritual* (hridaiam), *se nos revelan las intenciones y los contenidos de* chitta.

III.36 Samiama *nos sirve para discernir entre* chitta *y el Ser verdadero.*

III.37 Dicho conocimiento es de donde surgen todos los sentidos sobrenaturales, los cuales se corresponden con los físicos de la vista, el oído, el tacto, el gusto y el olfato.

III.38 Aunque se considera que es un gran logro desarrollar dichos sentidos ocultos, pueden constituir un obstáculo para alcanzar samadhi *y niveles superiores de consciencia.*

III.39 Al disminuir los vínculos del karma, se puede abandonar el cuerpo a voluntad o entrar en el de otra persona.

III.40 Al hacer samiama *sobre el elemento «aire», es posible levitar sobre cualquier objeto natural, incluso sobre el agua y la tierra. También otorga la capacidad de morir a voluntad.*

III.41 Al hacer samiama *sobre el plexo solar, que es donde se concentra el elemento «fuego», se consigue que* samana váiu *(el aire vital ecualizador) produzca una resplandeciente aura en torno al cuerpo.*

III.42 Al hacer samiama *sobre la relación entre el espacio y el sonido se adquiere el poder de oír sonidos lejanos y divinos y se puede desarrollar la clariaudiencia.*

III.43 Al hacer samiama *sobre la relación entre el cuerpo y el éter, se alcanza la ingravidez y la capacidad de levitar, así como la de viajar a través del espacio.*

III.44 Al hacer samiama *sobre la conciencia* (mahavideha), chitta *funciona con independencia del cuerpo físico y hace que se vuelva transparente el velo que recubre la luz interior del Ser.*

III.45 Al hacer samiama *sobre las características básicas y sutiles de los elementos naturales y de los* gunas *que los componen, se nos revela su propósito y se consigue dominarlos.*

III.46 Al conseguir dominar los elementos naturales, dejamos de estar sometidas a sus reglas y de estar limitadas por los obstáculos que le imponen a nuestro cuerpo físico, lo cual permite que se manifiesten los ocho poderes sobrenaturales.

III.47 Al conseguir dominarlos, el cuerpo físico adquiere belleza y gracilidad, a la vez que solidez y fuerza.

III.48 Al hacer samiama *sobre la transformación que experimentan los sentidos al entrar en contacto con los objetos y sobre la experiencia que le aportan al sujeto, se consigue dominarlos.*

III.49 Así se consigue que el cuerpo se mueva tan rápido como el pensamiento y que los sentidos alcancen más allá de los confines del cuerpo, lo cual permite dominar los aspectos de la naturaleza (Prákriti).

III.50 Al conseguir discernir entre chitta *y el auténtico Ser, se obtiene el conocimiento de todo lo que existe y de todo lo que se manifiesta en la naturaleza* (Prákriti).

III.51 Al renunciar a todos estos siddhis, *una vez adquiridos, y reconocer únicamente al Ser divino, se alcanza la liberación.*

III.52 Establecida en un estado de ecuanimidad, la yóguini *ni acepta ni rechaza la admiración que reciba de los demás, ni tan siquiera la de los seres celestiales. Así consigue mantener el corazón puro y dedicarse únicamente a la Divinidad.*

III.53 Al hacer samiama *sobre el instante más ínfimo, así como en la sucesión temporal de los instantes, se alcanza el conocimiento de la liberación suprema.*

III.54 Gracias a este sublime conocimiento, la yóguini *consigue percibir claramente hasta la diferencia más diminuta entre dos objetos similares.*

III.55 Este conocimiento intuitivo, capaz de abarcar simultáneamente todos los objetos en distintas condiciones, nos conduce a la liberación.

III.56 La liberación se produce cuando el corazón espiritual (hridaiam) alcanza el mismo nivel de pureza que el del Ser verdadero.

IV.1 Los siddhis *(poderes) se manifiestan como resultado de las prácticas espirituales realizadas en vidas anteriores o mediante el consumo de plantas, la repetición de mantras, el ascetismo o al entrar en* samadhi.

IV.2 Dado el poder transformador de las prácticas espirituales, la energía de la naturaleza fluye con tanta abundancia que colabora para que la evolución de la buscadora espiritual se reencarne en un nivel superior.

IV.3 Aunque las prácticas, de por sí, no influyen directamente sobre la transformación, sí que sirven para impedir que surjan obstáculos que impidan el flujo natural de la ener-

gía de la naturaleza que tan necesario es para alcanzar la liberación.

IV.4 *La identificación con el yo individual* (asmitá) *es el origen de* chitta *y de sus millares de pensamientos y sentimientos.*

IV.5 *En determinadas circunstancias, la consciencia se ramifica en forma de distintos tipos de pensamientos, sentimientos o acciones. La raíz de todo esto está en la errónea sensación de individualidad, pero no en la verdadera fuente de unicidad.*

IV.6 *Mediante la meditación profunda,* chitta *pierde toda su fuerza y nos liberamos del karma.*

IV.7 Dhiana *(meditación), neutraliza todas las acciones (karmas) de la yóguini, por lo que ya no son ni buenas ni malas. Sin embargo, los actos de todos los demás siguen calificándose como buenos, malos o mixtos.*

IV.8 *Cuando las condiciones resultan favorables para esos tres tipos de acciones (karmas), producen impresiones capaces de manifestarse en cualquier momento.*

IV.9 *Dado que la memoria se aferra a las impresiones del pasado, la cadena de causas y efectos (karma) se mantiene intacta al pasar de una vida a la siguiente, como si no existiera ninguna separación entre ambas reencarnaciones.*

IV.10 *La creación de impresiones pasadas no tiene principio ni fin, lo cual perpetúa el ciclo de muertes y reencarnaciones, así como el deseo de alcanzar la inmortalidad.*

IV.11 *Las impresiones y los deseos que se manifiestan a causa de los velos que cubren la luz interior (kleshas) están interco-*

nectados por la causa y el efecto. Cuando quedan reducidos a semillas, dejan de actuar.

IV.12 El pasado y el futuro existen simultáneamente en todo, aunque tengan características distintas debido a los cambios de la naturaleza (gunas).

IV.13 Las fluctuaciones de los gunas *son lo que produce el pasado, presente y futuro, ya sea a nivel manifiesto o sutil.*

IV.14 Cuando están desequilibrados, el juego de los gunas *produce modificaciones del objeto, pero cuando están equilibrados, la esencia y expresión únicas de dicho objeto no se ven alteradas.*

IV.15 Dadas las diferencias en la capacidad de comprensión de cada persona así como su percepción de los objetos y las acciones, es posible que cada cual tenga una visión distinta de un mismo objeto, según sea su percepción.

IV.16 Por lo tanto, un objeto no depende de la percepción de una persona, porque de lo contrario, podría decirse que dicho objeto no existe si dicha persona no lo percibe.

IV.17 Se conoce o desconoce la esencia de un objeto dependiendo de los condicionamientos o expectativas de la consciencia individual que lo perciba.

IV.18 Aquello que ve, el Ser omnisciente, observa los cambios y transformaciones que se producen en los pensamientos y las emociones.

IV.19 Aquello que ve es lo único capaz de experimentar el conocimiento y la percepción, dado que chitta *no brilla con luz propia.*

IV.20 Sin la luz interior, chitta *es incapaz de percibir el sujeto y el objeto simultáneamente.*

IV.21 Los distintos pensamientos y sensaciones que contiene chitta *son reflejos de una única consciencia omnisciente e inalterable.*

IV.22 Al proyectar su luz sobre chitta, *la consciencia pura simula sus propias características y reflejos, lo cual hace que* chitta *parezca tener consciencia.*

IV.23 Para conseguir distinguir un objeto perceptible, chitta *tiene que extraer conocimiento de esa consciencia única.*

IV.24 A pesar de sus innumerables deseos, chitta *no sólo intenta dar satisfacción a los sentidos, sino también favorecer la emancipación del alma.*

IV.25 Al incrementar el discernimiento, chitta *deja de presentársenos como Consciencia divina.*

IV.26 Entonces, seducido por el discernimiento, chitta *se lanza a por la liberación.*

IV.27 Si el discernimiento se relaja, pueden aparecer distracciones fruto de las impresiones del pasado.

IV.28 Pueden reconducirse dichas distracciones que nos alejan de la iluminación mediante prácticas de interiorización, de la misma forma que se eliminan los kleshas, *los velos que recubren la luz interior.*

IV.29 Al recibir la gracia de la Sabiduría intuitiva, ni tan siquiera nos interesan ya los poderes psíquicos, por lo que ascendemos a «la nube de la virtud» (Dharmamegha samadhi).

IV.30 Al alcanzar el supremo estado de Dharmamegha samadhi *(la nube de la virtud), desaparece cualquier tipo de sufrimiento y de karma.*

IV.31 Al tomar conciencia de dicho infinito conocimiento, la totalidad del universo, con todos sus objetos sensoriales incluidos, pierde todo su atractivo.

IV.32 Al haber cumplido con su función, los gunas *quedan totalmente incapacitados.*

IV.33 En las últimas fases de la liberación, cesa cualquier fluctuación de los gunas *y el tiempo carece totalmente de importancia.*

IV.34 Al reabsorberse dichos estériles gunas *en* Prákriti *(la naturaleza), se manifiesta* Káivalia *(liberación), lo cual permite que la consciencia exaltada resplandezca en forma de Luz divina.*

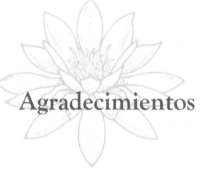

Agradecimientos

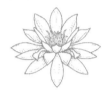

Con gratitud

Fueron las mujeres, tantas de ellas, las que, durante años, me animaron y, por qué no decirlo, las que a veces me engatusaron para que emprendiera este proyecto tan trascendental. Porque mi corazón quería conservar mi manera de ver las enseñanzas que atesoraba en mi interior. «Tienes que escribir ese libro para nosotras», me decían y, ahora que ya ha visto la luz, mi agradecimiento va por su entusiasmo por estos *sutras* que las representan «en su propio idioma».

Al empezar a expresar mi gratitud, cuya magnitud excede cualquier posibilidad de ser expresada con palabras, me vienen a la mente innumerables caras sin nombre. Es mi deseo que, al nombrar algunas pocas, también se reconozcan las demás.

Empezaré por mi madre, con su firme fe en mí y que, con la mirada y el corazón, me transmitió siempre su convencimiento de que yo podría hacer *lo que me propusiera*. Aunque el hecho de nacer mujer en su generación haya sido un obstáculo para *su* forma de vida, se aseguró de que ninguno de aquellos prejuicios me llegaran a convencer de que yo no podía hacer ciertas cosas. Mi padre, con su ejemplo, me enseñó que no siempre les gusta a los demás que uno siga los dictados del corazón, pero que ésa era la única forma de vivir.

Toda mi gratitud para los maestros y maestras, tanto los oficiales como los que no, que han ilustrado mi vida con las escrituras y, en especial, con los *Yoga sutras:* Sri Suami Satchidánandayi, el cual, con su estilo claro y sencillo, a la vez que profundo, me ayudó a asimilarlos de inmediato como una nueva forma de vida; así como Mátayi Indra Devi y demás maestros y maestras que siguen siendo, para mí, una fuente de inspiración, ya sea con sus escritos o con su ejemplo personal.

A todas mis alumnas que experimentaron la esencia de los *Yoga sutras;* que, luego, me trasladaban sus propias vivencias; y que, para darme ánimos, exclamaban: «¡Eres *tú* la que tiene que escribir este libro!».

Este proyecto también es el fruto de un gran apoyo masculino, tanto por parte de mis alumnos, que querían tener una versión distinta –desde el corazón– de los *sutras,* como por la de mi alma gemela, Bhaskar Deva, el cual se abrió a ser informado sobre los prejuicios y la represión ejercida sobre la energía femenina y que exclamó: «¿Tantas mujeres han sido perseguidas? ¡No tenía ni idea! ¡Eso es algo muy importante que tienes que incluir en tu libro!». Su amor inquebrantable es lo que me mantiene establecida en el corazón.

David Frawley *(Pándit* Vamadeva Shastri), un gran *pándit* contemporáneo que me animó a «describir los *sutras* desde el corazón», al afirmar que *chitta* significa «corazón» en lugar de «mente».

El agradecimiento místico resulta más difícil de expresar. Con el ordenador rodeado de todos los aspectos de la Divinidad femenina que he podido encontrar, he trabajado con el constante sonido de fondo del mantra de Sarásvati (diosa de la sabiduría y el conocimiento), y ha sido ella (junto con Vak, la diosa de la palabra y el habla) quien ha sido mi constante compañera y musa espiritual, con un impresionante derroche de amor. Sé perfectamente que, sin la gracia divina, este libro habría sido imposible de escribir.

Lee los *sutras.* Medita sobre ellos. Siente en tu interior su auténtico significado. Si lo haces con el corazón, tanto tu práctica del yoga como todo lo que hagas se verá inmensamente beneficiado.

¡Que todos vivamos en el amor y la dicha, y descubramos nuestra propia naturaleza divina! *Om shanti, shanti, shanti.*

Índice analítico

161-164, 166-167, 169,
171-172, 174, 177, 179,
182, 186, 188, 198, 205,
220, 226, 229-232,
242-243, 247, 265-267,
274, 283, 291-293, 297,
333, 343-344, 346,
348-350, 397, 405, 407,
415, 423-425, 428, 445,
461, 464, 468, 476, 483,
486, 490-491, 498
como esencia de todo el
conocimiento, sabiduría
y amor, 107, 115, 117,
119, 483
dolor, 15, 70, 168, 180, 182,
185, 245, 257-258, 299,
339, 469, 472
dormir, 83, 317, 379
dulzura, 54, 136, 183

E
ecuanimidad, 50, 129, 195,
360, 423-425, 498. *Véase*
también equilibrio
Edad de Hierro *(kali iuga)*,
25-26, 203, 230-231
Edad de Oro *(sat iuga)*, 25-26,
28, 203, 230-231, 242,
244, 296, 475
ego, 51, 96-98, 233
Einstein, Albert, 80, 149,
352-353, 451
ekágrata parinama, 356, 361,
493

el amor como auténtica
naturaleza, 65
el sujeto que ve y lo visto,
211
el Ser/el yo
Divino. *Véase* Ser divino
elefantes, 366, 382-383, 495
energía, 16, 23, 59, 61, 80,
101-102, 104, 114, 117,
123-124, 133, 151, 153,
171-172, 187-188,
190-191, 217, 225-229,
232, 250, 256-257,
260-269, 274, 283, 287,
292, 295-298, 300,
302-308, 310-311, 316,
325, 327, 333, 336,
339-340, 344, 347, 357,
360, 365, 370, 378,
382-383, 389-390,
393-396, 401, 407, 409,
420, 433, 436-438, 443,
446, 469, 476, 489, 491,
498
la energía de la naturaleza
fluye, 433, 436, 498
prana, 123, 225, 227, 295,
302-308, 310-311, 316,
344, 395, 407-408, 489,
491
ser clarisintiente, 372, 403,
420
sexual, 263, 265-266
energía vital (prana), 187,
217, 226, 229, 260-262,

intuición, 19, 30-31, 74-75,
96-98, 111-112, 152, 193,
209-210, 219, 288, 299,
304, 372-373, 400. *Véase*
también gñana yoga
intuición maternal, 373
íshvara pranidhana, 173-174,
229, 232-233, 274, 282,
284, 291-293, 491

J

Jefferson, Thomas, 253
Jesucristo, 118, 170, 243

K

«*Káivalia pada*: La liberación
suprema», 21, 27, 431
kali iuga (Edad de Hierro),
435
karma, 27, 121, 154, 161-162,
168, 174, 189-200,
202-205, 267, 347,
366, 376-377, 405-407,
441-445, 467, 469, 487,
494, 496, 499, 502
karma yoga, 27, 161-162, 168,
174, 189, 197-199, 202,
204-205, 267
King, Martin Luther, Jr., 136,
138, 196
kleshas (velos), 175-177, 186,
189-190, 193, 196-197,
200, 203, 406, 438, 442,
446-447, 463, 465-466,
486-487, 499, 501

kría yoga, 161-164, 174
Kübler-Ross, Elisabeth, 109,
209
kundalini, 303, 311

L

Lao-Tsé, 15
leer la mente, 369, 372
lenguaje, 19, 23, 101, 151,
230, 283, 289, 346,
370-371
levitación, 405-408, 412, 496
liberación, 11-12, 21, 26-27,
49, 161-163, 181, 208,
211, 214, 218-221, 260,
265, 325, 364, 419, 421,
423-425, 427-429, 431,
433, 437-438, 442, 447,
449, 461, 463-473, 486,
488, 497-499, 501, 502
libertad. *Véase* liberación
llaves y cerraduras, 129, 131
Logue, Christopher, 293
Luna, 103, 217, 297, 303-304,
314, 317, 387-388,
390-392, 402, 458, 470,
495
luz, 12, 50-51, 56-60, 64, 73,
93-95, 100-101, 103,
107, 112, 115, 118, 122,
126, 139-140, 148-151,
155, 164-165, 170-173,
175, 177, 184, 186, 188,
190-192, 209-210, 217,
220-221, 229-230, 242,

261, 273, 275, 282,
284-285, 289, 296-297,
301, 310-311, 314-315,
317-318, 330, 344-345,
348, 352-353, 357, 362,
366, 375, 377, 384-385,
388-389, 391, 396-398,
402, 406, 408-409,
412-413, 431, 436, 442,
446-447, 457-460, 463,
465-466, 472-474,
483-484, 491-492,
494-495, 497, 499-501,
503
interior, 107, 122, 126,
177, 186, 190, 217, 273,
282, 284-285, 296,
310-311, 314-315,
317-318, 345, 348,
366, 384-385, 398, 406,
412-413, 442, 446-447,
457-458, 463, 465-466,
483, 491-492, 495, 497,
499, 501

M

madre Teresa, 136, 170, 277
mahavideha, 406, 412-413,
497
Maia (espejismo), 208, 211,
214, 216, 461, 488
malentendido, 77-78
manana (reflejar), 29, 37-38
manas. *Véase* sentidos
Mandela, Nelson, 136

Mandukiópanishad, 122
manipura (plexo solar) *chakra*,
389, 393-394
mantras, 121, 123, 283, 364,
433-434, 436, 498. *Véase
también* plegaria
mar del *samsara*, 101
María, Virgen, 111, 118, 243,
317
maternidad, 111-112
Mead, Margaret, 200
meditación, 50, 62, 84, 131,
148, 228, 298, 310-311,
314-315, 328, 331, 333,
335-337, 339, 343-344,
346, 349, 351-353,
363-364, 388, 395-396,
441-443, 464, 479, 492,
495, 499
meditación *(dhiana)*, 352, 442
Mencken, H. L., 278
mente, 13, 15-16, 20, 24, 28,
32, 38, 47, 51, 54-58,
63, 66, 73, 76, 78-79,
82-83, 85, 89, 94,
101-103, 105, 121-124,
126, 131-133, 135, 138,
141, 145-148, 150, 154,
156-157, 162, 164-166,
168, 171-172, 177-178,
182, 185-186, 188, 197,
202, 209-210, 212, 217,
219, 223-224, 230,
234-238, 244-245,
250-251, 254, 257,

Acerca de la autora

NISCHALA JOY DEVI es una experimentada maestra y sanadora, reconocida mundialmente por su forma innovadora de instruir el yoga y de explicar cómo utilizarlo tanto para nuestro desarrollo espiritual como para obtener una sanación completa.

Durante veinticinco años fue discípula monacal del mundialmente conocido Yogiraj Sri Suami Satchidánandayi, del cual recibió instrucción y formación personalmente. Durante su estancia en el monasterio comenzó a combinar sus conocimientos de medicina occidental con el yoga y la meditación, gracias a lo cual colaboró con The Dean Ornish Program for Reversing Heart Disease, encargándose de la creación de la sección dedicada al yoga. Asimismo, fue cofundadora del Commonwealth Cancer Help Program.

Nischala Devi produjo la serie «*Abundant Well-Being Series*» en formato CD con el fin de que todas esas potentes técnicas del yoga para eliminar el estrés pudieran estar al alcance de más personas. Todas esas enseñanzas están también incluidas en su libro *The Healing Path of Yoga*.

Gracias a sus conocimientos del yoga y su experiencia de apoyo a personas con enfermedades graves fundó Yoga of the Heart, un curso de formación y certificación para profesores de yoga y profesionales de la salud en el que se adaptan las prácticas del yoga a las necesidades específicas de dichos pacientes.

Movida por su pasión por el aspecto terapéutico del yoga, fue una de las cofundadoras de la International Association of Yoga

Therapists, de cuyo consejo de administración sigue formando parte. Asimismo, y desde esa misma perspectiva, creó una serie de clases *online* para que las personas con deseos de formarse en el yoga y como terapeutas pudieran incrementar sus conocimientos de los distintos aspectos de la sanación.

Al percatarse de la necesidad de expresar más amor y compasión actualmente en el mundo, The Namaste Effect explora cómo utilizar los chakras místicos para que sea el corazón quien nos guíe en la vida.

Deseosa de plasmar su pasión por las enseñanzas más sutiles del yoga, su libro *Meditation in the Yoga Tradition* se propone ayudar a aquellas personas que deseen ahondar en su propia naturaleza espiritual.

Su más reciente libro: *El poder secreto del yoga: una visión femenina de la esencia y el espíritu de los Yoga sutras,* así como su audiolibro *Secret Power of Yoga Audiobook* (ganador del Nautilus Book Award), son un esfuerzo por reintroducir el principio de lo femenino en la espiritualidad y en las escrituras.

Más información sobre sus programas, formaciones y retiros en su página *web*: www.abundantwellbeing.com

Índice

PRIMERA PARTE

LOS *YOGA SUTRAS*: SABIDURÍA Y PRÁCTICAS